临床神经系统疾病诊疗研究

李艳华 等 主编

吉林科学技术出版社

图书在版编目（CIP）数据

临床神经系统疾病诊疗研究 / 李艳华等主编 .
长春 : 吉林科学技术出版社 , 2024. 8. -- ISBN 978-7
-5744-1861-5

Ⅰ. R741

中国国家版本馆 CIP 数据核字第 2024QB7583 号

临床神经系统疾病诊疗研究

主　　编　李艳华　等
出 版 人　宛　霞
责任编辑　孟　盟
封面设计　刘　雨
制　　版　刘　雨
幅面尺寸　185mm×260mm
开　　本　16
字　　数　313 千字
印　　张　14.5
印　　数　1~1500 册
版　　次　2024 年 8 月第 1 版
印　　次　2024 年12月第 1 次印刷

出　　版　吉林科学技术出版社
发　　行　吉林科学技术出版社
地　　址　长春市福祉大路5788 号出版大厦A 座
邮　　编　130118
发行部电话/传真　0431-81629529 81629530 81629531
81629532 81629533 81629534
储运部电话　0431-86059116
编辑部电话　0431-81629510
印　　刷　廊坊市印艺阁数字科技有限公司

书　　号　ISBN 978-7-5744-1861-5
定　　价　78.00元

前言

神经系统疾病对人们的生命和社会活动有着不可忽视的影响。神经系统疾病病种繁多，临床表现复杂，治疗难度较大，这对神经科医生提出了较高的要求，其不仅需要现代化的辅助诊断检测技术，还需要全面掌握神经科的基础知识和临床技能，只有这样才能及时、准确地诊断疾病，给予患者及时合理的治疗。

《临床神经系统疾病诊疗研究》简明扼要地介绍了神经系统常见病、多发病的诊断、治疗等内容。本书内容主要包括：脑卒中疾病、周围神经损害疾病、神经系统感染性疾病、肌肉疾病、睡眠障碍性疾病、脊神经根病和脊髓病、帕金森病、阿尔茨海默病、脑血管病。本书内容丰富，易查实用，适合神经科医师查阅。

尽管作者参阅了大量的文献，但由于学识有限，经验不足，难免挂一漏万，尚祈读者批评指正。

目 录

第一章 脑卒中疾病

第一节 腔隙性脑梗死

腔隙性脑梗死是指大脑半球深部白质和脑干等中线部位，由直径为 100 ～ 400μm 的穿支动脉血管闭塞导致的脑梗死。其所引起的病灶为 0.5 ～ 15.0mm³ 的梗死灶，大多由大脑前动脉、大脑中动脉、前脉络膜动脉和基底动脉的穿支动脉闭塞所引起，脑深部穿动脉闭塞导致相应灌注区脑组织缺血、坏死、液化，由吞噬细胞将该处组织移走而形成小腔隙。好发于基底节、丘脑、内囊、脑桥的大脑皮质贯通动脉供血区。反复发生多个腔隙性脑梗死，称多发性腔隙性脑梗死。临床引起相应的综合征，常见的有纯运动性轻偏瘫、纯感觉性卒中、构音障碍－手笨拙综合征、共济失调性轻偏瘫和感觉运动性卒中。高血压和糖尿病是主要原因，特别是高血压尤为重要。腔隙性脑梗死占脑梗死的 20% ～ 30%。

一、病因与发病机制

(一) 病因

真正的病因和发病机制尚未完全清楚，但与下列因素有关。

1. 高血压

长期高血压作用于小动脉及微小动脉壁，致脂质透明变性，管腔闭塞，产生腔隙性病变。舒张压增高是多发性腔隙性脑梗死的常见原因。

2. 糖尿病

糖尿病时血浆低密度脂蛋白及极低密度脂蛋白的浓度增高，引起脂质代谢障碍，促进胆固醇合成，从而加速、加重动脉硬化的形成。

3. 微栓子 (无动脉病变)

各种类型小栓子阻塞小动脉导致腔隙性脑梗死，如胆固醇、红细胞增多症、纤维蛋白等。

4. 血液成分异常

如红细胞增多症、血小板增多症和高凝状态，也可导致发病。

(二) 发病机制

腔隙性脑梗死的发病机制还不完全清楚。微小动脉粥样硬化被认为是症状性腔隙性脑梗死常见的发病机制。在慢性高血压患者中，在粥样硬化斑为 100 ～ 400μm 的小动脉中，也能发现动脉狭窄和闭塞。颈动脉粥样斑块，尤其是多发性斑块，可能会导致腔隙性脑梗死；脑深部穿动脉闭塞，导致相应灌注区脑组织缺血、坏死，由吞噬细胞将该处脑组织移走，遗留小腔，因而导致该部位神经功能缺损。

二、病理

腔隙性脑梗死灶呈不规则圆形、卵圆形或狭长形。累及管径在 100 ～ 400μm 的穿动脉，梗死部位主要在基底节（特别是壳核和丘脑）、内囊和脑桥的白质。大多数腔隙性脑梗死位于豆纹动脉分支、大脑后动脉的丘脑深穿支、基底动脉的旁中央支供血区。阻塞常发生在深穿支的前半部分，因而梗死灶均较小，大多数直径为 0.2 ～ 15mm。病变血管可见透明变性、玻璃样脂肪变、玻璃样小动脉坏死、血管壁坏死和小动脉硬化等。

三、治疗

（一）抗血小板聚集药物

抗血小板聚集药物是预防和治疗腔隙性脑梗死的有效药物。

1. 肠溶阿司匹林（或拜阿司匹林）

每次 100mg，每日 1 次，口服，可连用 6 ～ 12 个月。

2. 氯吡格雷

每次 50 ～ 75mg，每日 1 次，口服，可连用半年。

3. 西洛他唑

每次 50 ～ 100mg，每日 2 次，口服。

4. 曲克芦丁

每次 200mg，每日 3 次，口服；或每次 400 ～ 600mg 加入 5% 葡萄糖注射液或 0.9% 氯化钠注射液 500mL 中静脉滴注，每日 1 次，可连用 20 日。

（二）钙通道阻滞剂

1. 氟桂利嗪

每次 5 ～ 10mg，睡前口服。

2. 尼莫地平

每次 20 ～ 30mg，每日 3 次，口服。

3. 尼卡地平

每次 20mg，每日 3 次，口服。

（三）血管扩张药

1. 丁苯酞

每次 200mg，每日 3 次，口服。偶见恶心、腹部不适，有严重出血倾向者忌用。

2. 丁咯地尔

每次 200mg 加入 5% 葡萄糖注射液或 0.9% 氯化钠注射液 250mL 中静脉滴注，

每日 1 次，连用 10 ～ 14 天；或每次 200mg，每日 3 次，口服。可有头痛、头晕、恶心等不良反应。

3. 倍他司汀

每次 6 ～ 12mg，每日 3 次，口服。可有恶心、呕吐等不良反应。

（四）内科病的处理

有效控制高血压、糖尿病、高脂血症等，坚持药物治疗，定期检查血压、血糖、血脂、心电图和有关血液流变学指标。

四、预后与预防

（一）预后

Marie 和 Fisher 认为腔隙性脑梗死一般预后良好，下述几种情况影响本病的预后：

(1) 梗死灶的部位和大小，如腔隙性脑梗死发生在脑的重要部位——脑桥和丘脑，以及大的和多发性腔隙性脑梗死者预后不良。

(2) 有反复 TIA 发作，有高血压、糖尿病和严重心脏病（缺血性心脏病、心房颤动、心脏瓣膜病等），症状没有得到很好控制者预后不良。据报道，1 年内腔隙性脑梗死的复发率约为 10% ～ 18%；腔隙性脑梗死，特别是多发性腔隙性脑梗死半年后约有 23% 的患者发展为血管性痴呆。

（二）预防

控制高血压、防治糖尿病和 TIA 是预防腔隙性脑梗死发生和复发的关键。

(1) 积极处理危险因素。①血压的调控：长期高血压是腔隙性脑梗死主要的危险因素之一。在降血压药物方面无统一规定应用的药物。选用降血压药物的原则是既要有效和持久地降低血压，又不至于影响重要器官的血流量。可选用钙离子通道阻滞剂，如硝苯地平缓释片，每次 20mg，每日 2 次，口服；或尼莫地平，每次 30mg，每日 1 次，口服。也可选用血管紧张素转换酶抑制剂 (ACEI)，如卡托普利，每次 12.5 ～ 25mg，每日 3 次，口服；或贝拉普利，每次 5 ～ 10mg，每日 1 次，口服。②调控血糖：糖尿病也是腔隙性脑梗死主要的危险因素之一。③调控高血脂：可选用辛伐他汀 (Simvastatin，或舒降之)，每次 10 ～ 20mg，每日 1 次，口服；或洛伐他汀 (Lovastatin，又名美降之)，每次 20 ～ 40mg，每日 1 ～ 2 次，口服。④积极防治心脏病：要减轻心脏负荷，避免或慎用增加心脏负荷的药物，注意补液速度及补液量；对有心肌缺血、心肌梗死者应在心血管内科医师的协助下进行药物治疗。

(2) 可以较长时期应用抗血小板聚集药物，如阿司匹林、氯吡格雷和中药活血化瘀药物。

(3) 生活规律，心情舒畅，饮食清淡，适宜的体育锻炼。

第二节 血栓形成性脑梗死

血栓形成性脑梗死主要是脑动脉主干或皮质支动脉粥样硬化导致血管增厚、管腔狭窄闭塞和血栓形成；还可见于动脉血管内膜炎症、先天性血管畸形、真性红细胞增多症及血液高凝状态、血流动力学异常等，均可致血栓形成，引起脑局部血流减少或供血中断，脑组织缺血、缺氧导致软化坏死，出现局灶性神经系统症状和体征，如偏瘫、偏身感觉障碍和偏盲等。大面积脑梗死还有颅内高压症状，严重者可发生昏迷和脑疝。约 90% 的血栓形成性脑梗死是在动脉粥样硬化的基础上发生的，因此称动脉粥样硬化性血栓形成性脑梗死。

脑梗死的发病率约为 110/100000，约占全部脑卒中的 60% ～ 80%；其中血栓形成性脑梗死约占脑梗死的 60% ～ 80%。

一、病因与发病机制

（一）病因

1. 动脉壁病变

血栓形成性脑梗死最常见的病因为动脉粥样硬化，常伴高血压，与动脉粥样硬化互为因果。其次为各种原因引起的动脉炎、血管异常（如夹层动脉瘤、先天性动脉瘤）等。

2. 血液成分异常

血液黏度增高，以及真性红细胞增多症、血小板增多症、高脂血症等，都可使血液黏度增高，血液淤滞，引起血栓形成。如果没有血管壁的病变为基础，不会发生血栓。

3. 血流动力学异常

在动脉粥样硬化的基础上，当血压下降、血流缓慢、脱水、严重心律失常及心功能不全时，可导致灌注压下降，有利于血栓形成。

（二）发病机制

主要是动脉内膜深层的脂肪变性和胆固醇沉积，形成粥样硬化斑块及各种继发病变，使管腔狭窄甚至阻塞。病变逐渐发展，则内膜分裂，内膜下出血和形成内膜溃疡。内膜溃疡易发生血栓形成，使管腔进一步狭窄或闭塞。由于动脉粥样硬化好发于大动脉的分叉处及拐弯处，故脑血栓的好发部位为大脑中动脉、颈内动脉的虹吸部及起始部、椎动脉及基底动脉的中下段等。由于脑动脉有丰富的侧支循环，管腔狭窄需达到 80% 以上才会影响脑血流量。逐渐发生的动脉硬化斑块一般不会出现症状，当内膜损伤破裂形成溃疡后，血小板及纤维素等血中有形成分黏附、聚集、沉着形成血栓。当血压下降、血流缓慢、脱水等血液黏度增加，致供血减少或促进血栓形成的情况下，即出现急性缺血症状。

病理生理学研究发现，脑的耗氧量约为总耗氧量的20%，故脑组织缺血缺氧是以血栓形成性脑梗死为代表的缺血性脑血管疾病的核心发病机制。脑组织缺血缺氧将会引起神经细胞肿胀、变性、坏死、凋亡以及胶质细胞肿胀、增生等一系列继发反应。脑血流阻断1分钟后神经元活动停止，缺血缺氧4分钟即可造成神经元死亡。脑缺血的程度不同而神经元损伤的程度也不同。脑神经元损伤导致局部脑组织及其功能的损害。缺血性脑血管疾病的发病是多方面而且相当复杂的过程，脑缺血损害也是一个渐进的过程，神经功能障碍随缺血时间的延长而加重。目前的研究发现氧自由基的形成、钙离子超载、一氧化氮(NO)和一氧化氮合成酶的作用、兴奋性氨基酸毒性作用、炎症细胞因子损害、凋亡调控基因的激活、缺血半暗带功能障碍等方面参与了其发生机制。这些机制作用于多种生理、病理过程的不同环节，对脑功能演变和细胞凋亡给予调节，同时也受到多种基因的调节和制约，构成一种复杂的相互调节与制约的网络关系。

1. 氧自由基损伤

脑缺血时氧供应下降和ATP减少，导致过氧化氢、羟自由基以及起主要作用的过氧化物等氧自由基的过度产生和超氧化物歧化酶等清除自由基的动态平衡状态遭到破坏，攻击膜结构和DNA，破坏内皮细胞膜，使离子转运、生物能的产生和细胞器的功能发生一系列病理生理改变，导致神经细胞、胶质细胞和血管内皮细胞损伤，增加血－脑屏障通透性。自由基损伤可加重脑缺血后的神经细胞损伤。

2. 钙离子超载

研究认为，Ca^{2+}超载及其一系列有害代谢反应是导致神经细胞死亡的最后共同通路。细胞内Ca^{2+}超载有多种原因：①在蛋白激酶C等的作用下，兴奋性氨基酸(EAA)、内皮素和NO等物质释放增加，导致受体依赖性钙通道开放使大量Ca^{2+}内流。②细胞内Ca^{2+}浓度升高可激活磷脂酶、三磷酸酯醇等物质，使细胞内储存的Ca^{2+}释放，导致Ca^{2+}超载。③ATP合成减少，Na^+-K^+-ATP酶功能降低而不能维持正常的离子梯度，大量Na^+内流和K^+外流，细胞膜电位下降产生去极化，导致电压依赖性钙通道开放，大量Ca^{2+}内流。④自由基使细胞膜发生脂质过氧化反应，细胞膜通透性发生改变和离子运转，引起Ca^{2+}内流使神经细胞内Ca^{2+}浓度异常升高。⑤多巴胺、5-羟色胺和乙酰胆碱等水平升高，使Ca^{2+}内流和胞内Ca^{2+}释放。Ca^{2+}内流进一步干扰了线粒体氧化磷酸化过程，且大量激活钙依赖性酶类，如磷脂酶、核酸酶及蛋白酶，以及自由基形成、能量耗竭等一系列生化反应，最终导致细胞死亡。

3. 一氧化氮(NO)和一氧化氮合成酶的作用

有研究发现，NO作为生物体内重要的信使分子和效应分子，具有神经毒性和脑保护双重作用，即低浓度NO通过激活鸟苷酸环化酶使环鸟苷酸(cGMP)水平升高，扩张血管，抑制血小板聚集、白细胞－内皮细胞的聚集和黏附，阻断NMDA受体，减弱其介导的神经毒性作用起保护作用；而高浓度NO与超氧自由基作用形成过氧亚硝酸盐或者氧化产生亚硝酸阴离子，加强脂质过氧化，使ATP酶活性降低，细胞蛋白质损伤，且能使各种含铁硫的酶失活，从而阻断DNA复制及靶细胞内的能量合成和能量衰竭，亦可通过抑制线粒体呼吸功能实现其毒性作用而加重缺血脑组织的损害。

4. 兴奋性氨基酸毒性作用

兴奋性氨基酸(EAA)是广泛存在于哺乳动物中枢神经系统的正常兴奋性神经递质，参与传递兴奋性信息，同时又是一种神经毒素，以谷氨酸(Glu)和天冬氨酸(Asp)为代表。脑缺血使物质转化(尤其是氧和葡萄糖)发生障碍，使维持离子梯度所必需的能量衰竭和生成障碍。因为能量缺乏，膜电位消失，细胞外液中谷氨酸异常增高导致神经元、血管内皮细胞和神经胶质细胞持续去极化，并有谷氨酸从突触前神经末梢释放。胶质细胞和神经元对神经递质的再摄取一般均需耗能，神经末梢释放的谷氨酸发生转运和再摄取障碍，导致细胞间隙EAA异常堆积，产生神经毒性作用。EAA毒性可以直接导致急性细胞死亡，也可通过其他途径导致细胞凋亡。

5. 炎症细胞因子损害

脑缺血后炎症级联反应是一种缺血区内各种细胞相互作用的动态过程，是造成脑缺血后的第2次损伤。在脑缺血后，由于缺氧及自由基增加等因素均可通过诱导相关转录因子合成，淋巴细胞、内皮细胞、多形核白细胞和巨噬细胞、小胶质细胞以及星形胶质细胞等一些具有免疫活性的细胞均能产生细胞因子，如肿瘤坏死因子(TNF-α)、血小板活化因子(PAF)、白细胞介素(IL)系列、转化生长因子(TGF)-β等，细胞因子对白细胞又有趋化作用，诱导内皮细胞表达细胞间黏附分子(ICAM-1)、P-选择素等黏附分子，白细胞通过其毒性产物、巨噬细胞作用和免疫反应加重缺血性损伤。

6. 凋亡调控基因的激活

细胞凋亡是由体内外某种信号触发细胞内预存的死亡程序而导致的以细胞DNA早期降解为特征的主动性自杀过程。细胞凋亡在形态学和生化特征上表现为细胞皱缩、细胞核染色质浓缩、DNA片段化，而细胞的膜结构和细胞器仍完整。脑缺血后，神经元生存的内外环境均发生变化，多种因素如过量的谷氨酸受体的激活、氧自由基释放和细胞内Ca^{2+}超载等，通过激活与调控凋亡相关基因、启动细胞死亡信号转导通路，最终导致细胞凋亡。缺血性脑损伤所致的细胞凋亡可分3个阶段：信号传递阶段、中央调控阶段和结构改变阶段。

7. 缺血半暗带功能障碍

缺血半暗带(IP)是无灌注的中心(坏死区)和正常组织间的移行区。IP是不完全梗死，其组织结构存在，但有选择性神经元损伤。围绕脑梗死中心的缺血性脑组织的电活动中止，但保持正常的离子平衡和结构上的完整。假如再适当增加局部脑血流量，至少在急性阶段突触传递能完全恢复，即IP内缺血性脑组织的功能是可以恢复的。缺血半暗带是兴奋性细胞毒性、梗死周围去极化、炎症反应、细胞凋亡起作用的地方，功能障碍使该区迅速发展成梗死灶。缺血半暗带的最初损害表现为功能障碍，有独特的代谢紊乱，主要表现在葡萄糖代谢和脑氧代谢这两方面：①当血流速度下降时，蛋白质合成抑制，启动无氧糖酵解、神经递质释放和能量代谢紊乱。②急性脑缺血缺氧时，神经元和神经胶质细胞由于能量缺乏、K^+释放和谷氨酸在细胞外积聚而去极化，缺血中心区的细胞只去极化而不复极；而缺血半暗带的细胞以能量消耗为代价可复极，如果细胞外的K^+和谷氨酸增加，这些细胞也只去极化，随着去极化细胞数量的增大，梗死灶范围也不断扩大。

尽管对缺血性脑血管疾病一直进行着研究，但对其病理生理机制尚不够深入，希望随着中西医结合对缺血性脑损伤治疗的研究进展，其发病机制也随之更深入地阐明，从而更好地为临床和理论研究服务。

二、病理

动脉闭塞6小时以内脑组织改变尚不明显，属可逆性，8～48小时缺血最重的中心部位发生软化，并出现脑组织肿胀、变软，灰白质界限不清。如病变范围扩大、脑组织高度肿胀时，可向对侧移位，甚至形成脑疝。镜下见组织结构不清，神经细胞及胶质细胞坏死，毛细血管轻度扩张，周围可见液体和红细胞渗出，此期为坏死期。动脉阻塞2～3天后，特别是7～14天，脑组织开始液化，脑组织水肿明显，病变区明显变软，神经细胞消失，吞噬细胞大量出现，星形胶质细胞增生，此期为软化期。3～4周后液化的坏死组织被吞噬和移走，胶质增生，小病灶形成胶质瘢痕，大病灶形成中风囊，此期称恢复期，可持续数月至1～2年。上述病理改变称白色梗死。少数梗死区，由于血管丰富，于再灌流时可继发出血，呈现出血性梗死或称红色梗死。

三、治疗

欧洲脑卒中组织(ESO)缺血性脑卒中和短暂性脑缺血发作处理指南[欧洲脑卒中促进会(EUSI)，2008年]推荐所有急性缺血性脑卒中患者都应在卒中单元内接受以下治疗。

(一)溶栓治疗

理想的治疗方法是在缺血组织出现坏死之前，尽早清除栓子，早期使闭塞脑血管再开通和缺血区的供血重建，以减轻神经组织的损害，正因为如此，溶栓治疗脑梗死一直引起人们的广泛关注。国外早在1958年即有溶栓治疗脑梗死的报道，由于有脑出血等并发症，益处不大，溶栓疗法一度停止使用。近30多年来，由于溶栓治疗急性心肌梗死的患者取得了很大的成功，大大减少了心肌梗死的范围，死亡率下降20%～50%，溶栓治疗脑梗死又受到了很大的鼓舞。再者，CT扫描能及时排除颅内出血，可在早期或超早期进行溶栓治疗，因而提高了疗效和减少了脑出血等并发症。

1. 病例选择

(1) 临床诊断符合急性脑梗死。

(2) 头颅CT扫描排除颅内出血和大面积脑梗死。

(3) 治疗前收缩压不宜＞180mmHg，舒张压不宜＞110mmHg。

(4) 无出血素质或出血性疾病。

(5) 年龄＞18 岁及＜80 岁。

(6) 溶栓最佳时机为发病后 6 小时内，特别是在 3 小时内。

(7) 获得患者家属的书面知情同意。

2. 禁忌证

(1) 病史和体检符合蛛网膜下腔出血。

(2) CT 扫描有颅内出血、肿瘤、动静脉畸形或动脉瘤。

(3) 两次降压治疗后血压仍＞180/110mmHg。

(4) 过去 30 天内有手术史或外伤史，3 个月内有脑外伤史。

(5) 病史有血液疾病、出血素质、凝血功能障碍或使用抗凝药物史，凝血酶原时间 (PT)＞15s，部分凝血活酶时间 (APTT)＞40s，国际标准化比值 (INR)＞1.4，血小板计数＜100×10^9/L。

(6) 脑卒中发病时有癫痫发作的患者。

3. 治疗时间窗

前循环脑卒中的治疗时间窗一般认为在发病后 6 小时内 (使用阿替普酶为 3 小时内)，后循环闭塞时的治疗时间窗适当放宽到 12 小时。这一方面是因为脑干对缺血耐受性更强，另一方面是由于后循环闭塞后预后较差，更积极的治疗有可能挽救患者的生命。许多研究者尝试放宽治疗时限，有认为脑梗死 12～24 小时内早期溶栓治疗有可能对少部分患者有效。但美国脑卒中协会 (ASA) 和欧洲脑卒中促进会 (EUSI) 都赞同认真选择在缺血性脑卒中发作后 3 小时内早期恢复缺血脑的血流灌注，才可获得良好的转归。两个指南也讨论了超过治疗时间窗溶栓的效果，EUSI 的结论是目前仅能作为临床试验的组成部分。对于不能可靠地确定脑卒中发病时间的患者，包括睡眠觉醒时发现脑卒中发病的病例，两个指南均不推荐进行静脉溶栓治疗。

4. 溶栓药物

(1) 尿激酶 (urokinase)：是从健康人新鲜尿液中提取分离，然后再进行高度精制而得到的蛋白质，没有抗原性，不引起变态反应。其溶栓特点为不仅溶解血栓表面，而且深入栓子内部，但对陈旧性血栓则难起作用。尿激酶是非特异性溶栓药，与纤维蛋白的亲和力差，常易引起出血并发症。尿激酶的剂量和疗程目前尚无统一标准，剂量波动范围也大。

①静脉滴注法：尿激酶每次 100 万～150 万 U 溶于 0.9% 氯化钠注射液 500～1000mL，静脉滴注，仅用 1 次。另外，还可每次尿激酶 20 万～50 万 U 溶于 0.9% 氯化钠注射液 500mL 中静脉滴注，每日 1 次，可连用 7～10 天。

②动脉滴注法：选择性动脉给药有两种途径，一是超选择性脑动脉注射法，即经股动脉或肘动脉穿刺后，先进行脑血管造影，明确血栓所在的部位，再将导管插至颈动脉或椎－基底动脉的分支，直接将药物注入血栓所在的动脉或直接注入血栓处，达到较准确的选择性溶栓作用。在注入溶栓药后，还可立即再进行血管造影了解溶栓的效果。二

是采用颈动脉注射法，常规颈动脉穿刺后，将溶栓药注入发生血栓的颈动脉，起到溶栓的效果。动脉溶栓尿激酶的剂量一般是10万～30万U，有学者报道药物剂量还可适当加大。但急性脑梗死取得疗效的关键是掌握最佳的治疗时间窗，才会取得更好的效果，治疗时间窗比给药途径更重要。

(2) 阿替普酶 (rt-PA)：rt-PA 是第一种获得美国食品药品监督管理局 (FDA) 批准的溶栓药，特异性作用于纤溶酶原，激活血块上的纤溶酶原，而对血循环中的纤溶酶原亲和力小。因纤溶酶赖氨酸结合部位已被纤维蛋白占据，血栓表面的 α_2- 抗纤溶酶作用很弱，但血中的纤溶酶赖氨酸结合部位未被占据，故可被 α_2- 抗纤溶酶很快灭活。因此，rt-PA 优点为局部溶栓，很少产生全身抗凝、纤溶状态，而且无抗原性。但 rt-PA 半衰期短 (3 ～ 5 分钟)，而且血循环中纤维蛋白原激活抑制物的活性高于 rt-PA，会有一定的血管再闭塞，故临床溶栓必须用大剂量连续静脉滴注。rt-PA 治疗剂量是 0.85 ～ 0.90mg/kg，总剂量＜ 90mg，10% 的剂量先予静脉推注，其余 90% 的剂量在 24 小时内静脉滴注。

美国 (美国脑卒中学会、美国心脏病协会分会，2007) 更新的《急性缺血性脑卒中早期治疗指南》指出，早期治疗的策略性选择，发病接诊的当时第一阶段医师能做的就是 3 件事：①评价患者；②诊断、判断缺血的亚型；③分诊、介入、外科或内科，0 ～ 3 小时的治疗只有一个就是静脉溶栓，而且推荐使用 rt-PA。

《中国脑血管病防治指南》(卫健委疾病控制司、中华医学会神经病学分会，2004 年) 建议：①对经过严格选择的发病 3 小时内的急性缺血性脑卒中患者，应积极采用静脉溶栓治疗，首选阿替普酶 (rt-PA)，无条件采用 rt-PA 时，可用尿激酶替代。②发病 3～6 小时的急性缺血性脑卒中患者，可应用静脉尿激酶溶栓治疗，但选择患者应更严格。③对发病 6 小时以内的急性缺血性脑卒中患者，在有经验和有条件的单位，可以考虑进行动脉内溶栓治疗研究。④基底动脉血栓形成的溶栓治疗时间窗和适应证，可以适当放宽。⑤超过时间窗溶栓，不会提高治疗效果，且会增加再灌注损伤和出血并发症，不宜溶栓，恢复期患者应禁用溶栓治疗。

美国《急性缺血性脑卒中早期处理指南》(美国脑卒中学会、美国心脏病协会分会，2007)I 级建议：MCA 梗死小于 6 小时的严重脑卒中患者，动脉溶栓治疗是可以选择的，或可选择静脉内滴注 rt-PA；治疗要求患者处于一个有经验、能够立刻进行脑血管造影，且提供合格的介入治疗的脑卒中中心。鼓励相关机构界定遴选能进行动脉溶栓的个人标准。II 级建议：对于具有使用静脉溶栓禁忌证，诸如近期手术的患者，动脉溶栓是合理的。III级建议：动脉溶栓的可获得性不应该一般地排除静脉内给 rt-PA。

(二) 降纤治疗

降纤治疗可以降解血栓蛋白质，增加纤溶系统的活性，抑制血栓形成或促进血栓溶解。此类药物亦应早期应用，最好是在发病后 6 小时内，但没有溶栓药物严格，特别适应于合并高纤维蛋白原血症者。

目前，国内纤溶药物种类很多，现介绍下面几种。

1. 巴曲酶

巴曲酶又名东菱克栓酶，能分解纤维蛋白原，抑制血栓形成，促进纤溶酶的生成，而纤溶酶是溶解血栓的重要物质。巴曲酶的剂量和用法：第 1 日 10BU，第 3 日和第 5 日各为 5 ～ 10BU 稀释于 100 ～ 250mL0.9% 氯化钠注射液中，静脉滴注 1 小时以上。对治疗前纤维蛋白原在 4g/L 以上和突发性耳聋 (内耳卒中) 的患者，首次剂量为 15 ～ 20BU，以后隔日 5BU，疗程 1 周，必要时可增至 3 周。

2. 精纯链激酶

精纯链激酶又名注射用降纤酶，是以我国尖吻蝮蛇 (又名五步蛇) 的蛇毒为原料，经现代生物技术分离、纯化而精制的蛇毒制剂。本品为缬氨酸蛋白水解酶，能直接作用于血中的纤维蛋白 α- 链释放出肽 A。此时生成的肽 A 血纤维蛋白体的纤维系统，诱发 t-PA 的释放，增加 t-PA 的活性，促进纤溶酶的生成，使已形成的血栓得以迅速溶解。本品不含出血毒素，因此很少引起出血并发症。剂量和用法：

首次 10U 稀释于 100mL0.9% 氯化钠注射液中缓慢静脉滴注，第 2 天 10U，第 3 天 5 ～ 10U。必要时可适当延长疗程，1 次 5 ～ 10U，隔日静脉滴注 1 次。

3. 降纤酶

降纤酶曾用名蝮蛇抗栓酶、精纯抗栓酶和去纤酶，取材于东北白眉蝮蛇蛇毒，是单一成分蛋白水解酶。剂量和用法：急性缺血性脑卒中，首次 10U 加入 0.9% 氯化钠注射液 100 ～ 250mL 中静脉滴注，以后每日或隔日 1 次，连用 2 周。

4. 注射用纤溶酶

从蝮蛇蛇毒中提取纤溶酶并制成制剂，其原理是利用抗体最重要的生物学特性——抗体与抗原能特异性结合，即抗体分子只与其相应的抗原发生结合。纤溶酶单克隆抗体纯化技术，就是用纤溶酶抗体与纤溶酶进行特异性结合，从而分离纯化纤溶酶，同时去除蛇毒中的出血毒素和神经毒。剂量和用法：对急性脑梗死 (发病后 72 小时内) 第 1 ～ 3 天每次 300U 加入 5% 葡萄糖注射液或 0.9% 氯化钠注射液 250mL 中静脉滴注，第 4 ～ 14 天每次 100 ～ 300U。

5. 安康乐得

安康乐得是马来西亚一种蝮蛇毒液的提纯物，是一种蛋白水解酶，能迅速有效地降低血纤维蛋白原，并可裂解纤维蛋白肽 A，导致低纤维蛋白血症。剂量和用法：2 ～ 5AU/kg，溶于 250 ～ 500mL0.9% 氯化钠注射液中，6 ～ 8 小时静脉滴注完，每日 1 次，连用 7 天。

《中国脑血管病防治指南》建议：①脑梗死早期 (特别是 12 小时以内) 可选用降纤治疗，高纤维蛋白血症更应积极降纤治疗。②应严格掌握适应证和禁忌证。

(三) 抗血小板聚集药

抗血小板聚集药又称血小板功能抑制剂。随着对血栓性疾病发生机制认识的加深，发现血小板在血栓形成中起着重要的作用。近年来，抗血小板聚集药在预防和治疗脑梗死方面越来越引起人们的重视。

抗血小板聚集药主要包括血栓烷 A_2 抑制剂（阿司匹林）、ADP 受体拮抗剂（噻氯匹定、氯吡格雷）、磷酸二酯酶抑制剂（双嘧达莫）、糖蛋白 (GP) Ⅱ b/ Ⅲ a 受体拮抗剂和其他抗血小板药物。

1. 阿司匹林

阿司匹林是一种强效的血小板聚集抑制剂。阿司匹林抗栓作用的机制，主要是基于对环氧化酶的不可逆性抑制，使血小板内花生四烯酸转化为血栓烷 $A_2(TXA_2)$ 受阻，因为 TXA_2 可使血小板聚集和血管平滑肌收缩。在脑梗死发生后，TXA_2 可增加脑血管阻力、促进脑水肿形成。小剂量阿司匹林，可以最大限度地抑制 TXA_2 和最低限度地影响前列环素 (PGI_2)，从而达到比较理想的效果。国际脑卒中实验协作组和 CAST 协作组两项非盲法随机干预研究表明，脑卒中发病后 48 小时内应用阿司匹林是安全有效的。

阿司匹林预防和治疗缺血性脑卒中效果的不恒定，可能与用药剂量有关。有些研究者认为每日给 75 ～ 325mg 最为合适。有学者分别给患者口服阿司匹林每日 50mg、100mg、325mg 和 1000mg 进行比较，发现 50mg/d 即可完全抑制 TXA_2 生成，出血时间从 5.03 分钟延长到 6.96 分钟，100mg/d 出血时间 7.78 分钟，但 1000mg/d 反而缩减至 6.88 分钟。也有人观察到口服阿司匹林 45mg/d，尿内 TXA_2 代谢产物能被抑制 95%，而尿内 PGI_2 代谢产物基本不受影响；每日 100mg，则尿内 TXA_2 代谢产物完全被抑制，而尿内 PGI_2 代谢产物保持基线的 25% ～ 40%；若用 1000mg/d，则上述两项代谢产物完全被抑制。根据以上实验结果和临床体会提示，阿司匹林每日 100 ～ 150mg 最为合适，既能达到预防和治疗的目的，又能避免发生不良反应。

《中国脑血管病防治指南》建议：①多数无禁忌证的未溶栓患者，应在脑卒中后尽早（最好 48 小时内）开始使用阿司匹林。②溶栓患者应在溶栓 24 小时后使用阿司匹林，或阿司匹林与双嘧达莫缓释剂的复合制剂。③阿司匹林的推荐剂量为 150 ～ 300mg/d，分 2 次服用，2 ～ 4 周后改为预防剂量 (50 ～ 150mg/d)。

2. 氯吡格雷

由于噻氯匹定有明显的不良反应，已基本被淘汰，被第 2 代 ADP 受体拮抗剂氯吡格雷所取代。氯吡格雷和噻氯匹定一样对 ADP 诱导的血小板聚集有较强的抑制作用，对花生四烯酸、胶原、凝血酶、肾上腺素和血小板活化因子诱导的血小板聚集也有一定的抑制作用。与阿司匹林不同的是，它们对 ADP 诱导的血小板第Ⅰ相和第Ⅱ相的聚集均有抑制作用，且有一定的解聚作用。它还可以与红细胞膜结合，降低红细胞在低渗溶液中的溶解倾向，改变红细胞的变形能力。

氯吡格雷和阿司匹林均可作为治疗缺血性脑卒中的一线药物，多项研究都说明氯吡格雷的效果优于阿司匹林。氯吡格雷与阿司匹林合用防治缺血性脑卒中，比单用效果更好。氯吡格雷可用于预防颈动脉粥样硬化高危患者急性缺血事件。有文献报道 23 例颈动脉狭窄患者，在颈动脉支架置入术前常规服用阿司匹林 100mg/d，介入治疗前晚给予负荷剂量氯吡格雷 300mg，术后服用氯吡格雷 75mg/d，3 个月后经颈动脉彩超发现，新生血管内皮已完全覆盖支架，无血管闭塞和支架内再狭窄。

氯吡格雷的使用剂量为每次 50 ～ 75mg，每日 1 次。它的不良反应与阿司匹林比较，发生胃肠道出血的风险明显降低，发生腹泻和皮疹的风险略有增加，但明显低于噻氯匹定。主要不良反应有头昏、头胀、恶心、腹泻，偶有出血倾向。氯吡格雷禁用于对本品过敏者及近期有活动性出血者。

3. 双嘧达莫

双嘧达莫又名潘生丁，通过抑制磷酸二酯酶活性，阻止环腺苷酸 (cAMP) 的降解，提高血小板 cAMP 的水平，具有抗血小板黏附聚集的能力。双嘧达莫已作为预防和治疗冠心病、心绞痛的药物使用，而用于防治缺血性脑卒中的效果仍有争议。欧洲脑卒中预防研究 (ESPS) 大宗 RCT 研究认为双嘧达莫与阿司匹林联合防治缺血性脑卒中，疗效是单用阿司匹林或双嘧达莫的 2 倍，并不会导致更多的出血不良反应。

美国 FDA 批准了阿司匹林和双嘧达莫复方制剂用于预防脑卒中。这一复方制剂每片含阿司匹林 50mg 和缓释双嘧达莫 400mg。一项单中心大规模随机试验发现，与单用小剂量阿司匹林比较，这种复方制剂可使脑卒中发生率降低 22%，但这项资料的价值仍有争论。

双嘧达莫的不良反应轻而短暂，长期服用可有头痛、头晕、呕吐、腹泻、面红、皮疹和皮肤瘙痒等。

4. 血小板糖蛋白 (glycoprotein，GP) Ⅱ b/ Ⅲ a 受体拮抗剂

GP Ⅱ b/ Ⅲ a 受体拮抗剂是一种新型抗血小板药，其通过阻断 GP Ⅱ b/ Ⅲ a 受体与纤维蛋白原配体的特异性结合，有效抑制各种血小板激活剂诱导的血小板聚集，进而防止血栓形成。GP Ⅱ b/ Ⅲ a 受体是一种血小板膜蛋白，是血小板活化和聚集反应的最后通路。GP Ⅱ b/ Ⅲ a 受体拮抗剂能完全抑制血小板聚集反应，是作用最强的抗血小板药。

GP Ⅱ b/ Ⅲ a 受体拮抗剂分 3 类，即抗体类如阿昔单抗、肽类如依替巴肽和非肽类如替罗非班。这三种药物均获美国 FDA 批准应用。

该药还能抑制动脉粥样硬化斑块的其他成分，对预防动脉粥样硬化和修复受损血管壁起重要作用。GP Ⅱ b/ Ⅲ a 受体拮抗剂在缺血性脑卒中二级预防中的剂量、给药途径、时间、监护措施以及安全性等目前仍在探讨之中。

有报道对于阿替普酶 (rt-PA) 溶栓和球囊血管成形术机械溶栓无效的大血管闭塞和急性缺血性脑卒中患者，GP Ⅱ b/ Ⅲ a 受体拮抗剂能够提高治疗效果。阿昔单抗的抗原性虽已减低，但仍有部分患者可引起变态反应。

5. 西洛他唑

西洛他唑又名培达，可抑制磷酸二酯酶 (PDE)，特别是 PDE Ⅲ，提高 cAMP 水平，从而起到扩张血管和抗血小板聚集的作用，常用剂量为每次 50 ～ 100mg，每日 2 次。

为了检测西洛他唑对颅内动脉狭窄进展的影响，Kwan 进行了一项多中心双盲随机与安慰剂对照研究，将 135 例大脑中动脉 M1 段或基底动脉狭窄有急性症状者随机分为两组，一组接受西洛他唑 200mg/d 治疗，另一组给予安慰剂治疗，所有患者均口服阿司匹林 100mg/d，在进入试验和 6 个月后分别做 MRA 和 TCD 对颅内动脉狭窄程度进行评价。主要转归指标为 MRA 上有症状颅内动脉狭窄的进展，次要转归指标为临床事件和 TCD 的狭窄进展。西洛他唑组，45 例有症状颅内动脉狭窄者中有 3 例 (6.7%) 进展、11 例 (24.4%) 缓解；而安慰剂组 15 例 (28.8%) 进展、8 例 (15.4%) 缓解，两组差异有显著性意义。

有症状颅内动脉狭窄是一个动态变化的过程，西洛他唑有可能防止颅内动脉狭窄的进展。西洛他唑的不良反应可有皮疹、头晕、头痛、心悸、恶心、呕吐，偶有消化道出血、尿路出血等。

6. 三氟柳

三氟柳的抗血栓形成作用是通过干扰血小板聚集的多种途径实现的，如不可逆性抑制环氧化酶 (CoX) 和阻断血栓素 $A_2(TXA_2)$ 的形成。三氟柳抑制内皮细胞 CoX 的作用极弱，不影响前列腺素合成。另外，三氟柳及其代谢产物 2- 羟基 -4- 三氟甲基苯甲酸可抑制磷酸二酯酶，增加血小板和内皮细胞内 cAMP 的浓度，增强血小板的抗聚集效应，该药应用于人体时不会延长出血时间。

有研究将 2113 例 TIA 或脑卒中患者随机分组，进行三氟柳 (600mg/d) 或阿司匹林 (325mg/d) 治疗，平均随访 30.1 个月，主要转归指标为非致死性缺血性脑卒中、非致死性心肌梗死和血管性疾病死亡的联合终点，结果两组联合终点发生率、各个终点事件发生率和存活率均无明显差异，三氟柳组出血性事件发生率明显低于阿司匹林组。

7. 沙格雷酯

沙格雷酯又名安步乐克，是 5-HT_2 受体阻滞剂，具有抑制由 5-HT 增强的血小板聚集的作用和由 5-HT 引起的血管收缩的作用，增加被减少的侧支循环血流量，改善周围循环障碍等。口服沙格雷酯后 1 ～ 5 小时即有抑制血小板的聚集作用，可持续 4 ～ 6 小时。口服每次 100mg，每日 3 次。不良反应较少，可有皮疹、恶心、呕吐和胃部灼热感等。

8. 曲克芦丁

曲克芦丁又名维脑路通，能抑制血小板聚集，防止血栓形成，同时能对抗 5-HT、缓激肽引起的血管损伤，增加毛细血管抵抗力，降低毛细血管通透性等。每次 200mg，每日 3 次，口服；或每次 400 ～ 600mg 加入 5% 葡萄糖注射液或 0.9% 氯化钠注射液 250 ～ 500mL 中静脉滴注，每日 1 次，可连用 15 ～ 30 天。不良反应较少，偶有恶心和便秘。

（四）扩血管治疗

扩张血管药目前仍然是广泛应用的药物，但脑梗死急性期不宜使用，因为脑梗死病灶后的血管处于血管麻痹状态，此时应用血管扩张药，能扩张正常血管，对病灶区的血管不但不能扩张，还要从病灶区盗血，称“偷漏现象”。因此，血管扩张药应在脑梗死发病 2 周后才应用。常用的扩张血管药如下。

1. 丁苯酞

每次 200mg，每日 3 次，口服。偶见恶心、腹部不适，有严重出血倾向者忌用。

2. 倍他司汀

每次 20mg 加入 5% 葡萄糖注射液 500mL 中静脉滴注，每日 1 次，连用 10 ～ 15 天；或每次 8mg，每日 3 次，口服。有些患者会出现恶心、呕吐和皮疹等不良反应。

3. 盐酸法舒地尔注射液

每次 60mg(2 支) 加入 5% 葡萄糖注射液或 0.9% 氯化钠注射液 250mL 中静脉滴注，每日 1 次，连用 10 ～ 14 天。可有一过性颜面潮红、低血压和皮疹等不良反应。

4. 丁咯地尔

每次 200mg 加入 5% 葡萄糖注射液或 0.9% 氯化钠注射液 250 ～ 500mL 中，缓慢静脉滴注，每日 1 次，连用 10 ～ 14 天。可有头痛、头晕、肠胃道不适等不良反应。

5. 银杏达莫注射液

每次 20mL 加入 5% 葡萄糖注射液或 0.9% 氯化钠注射液 500mL 中静脉滴注，每日 1 次，可连用 14 天。偶有头痛、头晕、恶心等不良反应。

6. 葛根素注射液

每次 500mg 加入 5% 葡萄糖注射液或 0.9% 氯化钠注射液 500mL 中静脉滴注，每日 1 次，连用 14 天。少数患者可出现皮肤瘙痒、头痛、头昏、皮疹等不良反应，停药后可自行消失。

7. 灯盏花素注射液

每次 20mL(含灯盏花乙素 50g) 加入 5% 葡萄糖注射液或 0.9% 氯化钠注射液 250mL 中静脉滴注每日 1 次，连用 14 天。偶有头痛、头昏等不良反应。

(五) 钙通道阻滞剂

钙通道阻滞剂是继 β 受体阻滞剂之后，脑血管疾病治疗中最重要的进展之一。正常时细胞内钙离子浓度为 10°mmol/L，细胞外钙离子浓度比细胞内大 10000 倍。在病理情况下，钙离子迅速内流到细胞内，使原有的细胞内外钙离子平衡破坏，结果造成：①由于血管平滑肌细胞内钙离子增多，导致血管痉挛，加重缺血、缺氧。②由于大量钙离子激活 ATP 酶，使 ATP 酶加速消耗，结果细胞内能量不足，多种代谢无法维持。③由于大量钙离子破坏了细胞膜的稳定性，使许多有害物质释放出来。④由于神经细胞内钙离子陡增，可加速已经衰竭的细胞死亡。使用钙通道阻滞剂的目的在于阻止钙离子内流到细胞内，阻断上述病理过程。

钙通道阻滞剂改善脑缺血和解除脑血管痉挛的机制可能是：①解除缺血灶中的血管痉挛。②抑制肾上腺素能受体介导的血管收缩，增加脑组织葡萄糖利用率，继而增加脑血流量。③有梗死的半球内血液重新分布，缺血区脑血流量增加，高血流区血流量减少，对临界区脑组织有保护作用。几种常用的钙通道阻滞剂如下。

1. 尼莫地平

尼莫地平为选择性扩张脑血管作用最强的钙通道阻滞剂。口服，每次 40mg，每日 3 ～ 4 次。注射液，每次 24mg，溶于 5% 葡萄糖注射液 1500mL 中静脉滴注，开始注射时，1mg/h，若患者能耐受，1 小时后增至 2mg/h，每日 1 次，连续用药 10 天，以后改用口服。德国 Bayer 药厂生产的尼莫同 (Nimotop)，每次口服 30 ～ 60mg，每日 3 次，可连用 1 个月。注射液开始 2 小时可按照 0.5mg/h 静脉滴注，如果耐受性良好，尤其血压无明显下降时，可增至 1mg/h，连用 7 ～ 10 天后改为口服。该药规格为尼莫同注射液 50mL 含尼莫地平 10mg，一般每日静脉滴注 10mg。不良反应比较轻微，口服时可有一过性消化道不适、头晕、嗜睡和皮肤瘙痒等。静脉给药可有血压下降 (尤其是治疗前有高血压者)、头痛、头晕、皮肤潮红、多汗、心率减慢或心率加快等。

2. 尼卡地平

尼卡地平对脑血管的扩张作用强于外周血管的作用。每次口服 20mg，每日 3 ～ 4 次，连用 1 ～ 2 个月。可有胃肠道不适、皮肤潮红等不良反应。

3. 氟桂利嗪

氟桂利嗪又名西比灵，每次 5 ～ 10mg，睡前服。有嗜睡、乏力等不良反应。

4. 桂利嗪

桂利嗪又名脑益嗪，每次口服 25mg，每日 3 次。有嗜睡、乏力等不良反应。

(六) 防治脑水肿

大面积脑梗死、出血性梗死的患者多有脑水肿，应给予降低颅压处理，如床头抬高 30° 角，避免有害刺激、解除疼痛、适当吸氧和恢复正常体温等基本处理；有条件行颅内压测定者，脑灌注压应保持在 70mmHg 以上；避免使用低渗和含糖溶液，如脑水肿明显者应快速给予降颅压处理。

1. 甘露醇

甘露醇对缩小脑梗死面积与减轻病残有一定的作用。甘露醇除降低颅内压外，还可降低血液黏度、增加红细胞变形性、减少红细胞聚集、减少脑血管阻力、增加灌注压、提高灌注量、改善脑的微循环。同时，它还可提高心输出量。每次 125 ～ 250mL 静脉滴注，6 小时 1 次，连用 7 ～ 10 天。甘露醇治疗脑水肿疗效快、效果好。不良反应：降颅压有反跳现象，可能引起心力衰竭、肾功能损害、电解质紊乱等。

2. 复方甘油注射液

复方甘油注射液能选择性脱出脑组织中的水分，可减轻脑水肿；在体内参加三羧酸循环代谢后转换成能量，供给脑组织，增加脑血流量，改善脑循环，因而有利于脑缺血病灶的恢复。每日 500mL 静脉滴注，每日 2 次，可连用 15 ～ 30 天。静脉滴注速度应控制在 2mL/min，以免发生溶血反应。由于要控制静脉滴速，并不能用于急救。有大面积脑梗死的患者，有明显脑水肿甚至发生脑疝，一定要应用足量的甘露醇，或甘露醇与复方甘油同时或交替用药，这样可以维持恒定的降颅压作用和减少甘露醇的用量，从而减少甘露醇的不良反应。

3. 七叶皂苷钠注射液

此药有抗渗出、消水肿、增加静脉张力、改善微循环和促进脑功能恢复的作用。每次 25mg 加入 5% 葡萄糖注射液或 0.9% 氯化钠注射液 250 ~ 500mL 中静脉滴注，每日 1 次，连用 10 ~ 14 天。

4. 手术减压治疗

手术减压治疗主要适用于恶性大脑中动脉 (MCA) 梗死和小脑梗死。

（七）提高血氧和辅助循环

高压氧是有价值的辅助疗法，在脑梗死的急性期和恢复期都有治疗作用。最近研究提示，脑广泛缺血后，纠正脑的乳酸中毒或脑代谢产物积聚，可恢复神经功能。高压氧向脑缺血区域弥散，可使这些区域的细胞在恢复正常灌注前得以生存，从而减轻缺血缺氧后引起的病理改变，保护受损的脑组织。

（八）神经细胞活化剂

据一些药物实验研究报告，这类药物有一定的营养神经细胞和促进神经细胞活化的作用，但确切的效果尚待进一步大宗临床验证和评价。

1. 胞磷胆碱

胞磷胆碱参与体内卵磷脂的合成，有改善脑细胞代谢的作用，可促进意识的恢复。每次 750mg 加入 5% 葡萄糖注射液 250mL 中静脉滴注，每日 1 次，连用 15 ~ 30 天。

2. 三磷酸胞苷二钠

三磷酸胞苷二钠主要药效成分是三磷酸胞苷，该物质不仅能直接参与磷脂与核酸的合成，而且还间接参与磷脂与核酸合成过程中的能量代谢，有神经营养、调节物质代谢和抗血管硬化的作用。每次 60 ~ 120mg 加入 5% 葡萄糖注射液 250mL 中静脉滴注，每日 1 次，可连用 10 ~ 14 天。

3. 小牛血去蛋白提取物

小牛血去蛋白提取物又名爱维治，是一种小分子肽、核苷酸和寡糖类物质，不含蛋白质和致热原。爱维治可促进细胞对氧和葡萄糖的摄取和利用，使葡萄糖的无氧代谢转向为有氧代谢，使能量物质生成增多，延长细胞生存时间，促进组织细胞代谢、功能恢复和组织修复。每次 1200 ~ 1600mg 加入 5% 葡萄糖注射液 500mL 中静脉滴注，每日 1 次，可连用 15 ~ 30 天。

4. 依达拉奉

依达拉奉是一种自由基清除剂，有抑制脂自由基的生成、抑制细胞膜脂质过氧化连锁反应及抑制自由基介导的蛋白质、核酸不可逆的破坏作用，是一种脑保护药物。每次30mg 加入 5% 葡萄糖注射液 250mL 中静脉滴注，每日 2 次，连用 14 天。

(九) 其他内科治疗

1. 调节和稳定血压

急性脑梗死患者的血压检测和治疗是一个存在争议的领域。因为血压偏低会减少脑血流灌注，加重脑梗死。在急性期，患者会出现不同程度的血压升高。原因是多方面的，如脑卒中后的应激反应、膀胱充盈、疼痛及机体对脑缺氧和颅内压升高的代偿反应等，且其升高的程度与脑梗死病灶大小和部位、疾病前是否患高血压有关。脑梗死早期的高血压处理取决于血压升高的程度及患者的整体情况。美国脑卒中学会 (ASA) 和欧洲脑卒中促进会 (EUSI) 都赞同：收缩压超过 220mmHg 或舒张压超过 120mmHg 以上，则应给予谨慎缓慢降压治疗，并严密观察血压变化，防止血压降得过低。然而有一些脑血管治疗中心，主张只有在出现下列情况才考虑降压治疗，如合并夹层动脉瘤、肾衰竭、心脏衰竭及高血压脑病时。但在溶栓治疗时，需及时降压治疗，应避免收缩压＞ 185mmHg，以防止继发性出血。降压推荐使用微输液泵静脉注射硝普钠，可迅速、平稳地降低血压至所需水平，也可用利喜定 (压宁定)、卡维地洛等。血压过低对脑梗死不利，应适当提高血压。

2. 控制血糖

糖尿病是脑卒中的危险因素之一，并可加重急性脑梗死和局灶性缺血再灌注损伤。欧洲脑卒中组织 (ESO)《缺血性脑卒中和短暂性脑缺血发作处理指南》[欧洲脑卒中促进会 (EUSI)，2008 年] 指出，已证实急性脑卒中后高血糖与大面积脑梗死、皮质受累及其功能转归不良有关，但积极降低血糖能否改善患者的临床转归，尚缺乏足够证据。如果过去没有糖尿病史，只是急性脑卒中后血糖应激性升高，则不必应用降糖措施，只需输液中尽量不用葡萄糖注射液，它可降低血糖水平；有糖尿病史的患者必须同时应用降糖药适当控制高血糖；血糖超过 10mmol/L(180mg/dL) 时需降糖处理。

3. 心脏疾病的防治

对并发心脏疾病的患者要采取相应防治措施，如果要应用甘露醇脱水治疗，则必须加用呋塞米以减少心脏负荷。

4. 防治感染

有吞咽困难或意识障碍的脑梗死患者常常容易合并肺部感染，应给予相应抗生素和止咳化痰药物，必要时行气管切开，有利吸痰。

5. 保证营养和水、电解质的平衡

患者，特别是对有吞咽困难和意识障碍的患者，应采用鼻饲，保证营养、水与电解质的补充。

6. 体温管理

在实验室脑卒中模型中，发热与脑梗死体积增大和转归不良有关。体温升高可能是中枢性高热或继发感染的结果，均与临床转归不良有关。应积极迅速找出感染灶并予以适当治疗，并可使用乙酰氨基酚进行退热治疗。

（十）康复治疗

脑梗死患者只要生命体征稳定，应尽早开始康复治疗，主要目的是促进神经功能的恢复。早期进行瘫痪肢体的功能锻炼和语言训练，防止关节挛缩和足下垂，可采用针灸、按摩、理疗和被动运动等措施。

四、预后与预防

（一）预后

(1) 如果得到及时的治疗，特别是能及时在卒中单元获得早期溶栓疗法等系统规范的中西医结合治疗，可提高疗效，减少致残率，约 30% ～ 50% 以上的患者能自理生活，甚至恢复工作能力。

(2) 脑梗死国外病死率为 6.9% ～ 20%，其中颈内动脉系梗死为 17%，椎 - 基底动脉系梗死为 18%。秦震等观察随访经 CT 证实的脑梗死 1 ～ 7 年的预后，发现：①累计生存率，6 个月为 96.8%，12 个月为 91%，2 年为 81.7%，3 年为 81.7%，4 年为 76.5%，5 年为 76.5%，6 年为 71%，7 年为 71%。急性期病死率为 22.3%，其中颈内动脉系 22%，椎 - 基底动脉系 25%。意识障碍、肢体瘫痪和继发肺部感染是影响预后的主要因素。②累计病死率在开始半年内迅速上升，一年半达高峰，说明发病后一年半不能恢复自理者，继续恢复的可能性较小。

（二）预防

1. 一级预防

一级预防是指发病前的预防，即通过早期改变不健康的生活方式，积极主动地控制危险因素，从而达到使脑血管疾病不发生或发病年龄推迟的目的。从流行病学角度看，只有一级预防才能降低人群发病率，所以对于病死率及致残率很高的脑血管疾病来说，重视并加强开展一级预防的意义远远大于二级预防。

对血栓形成性脑梗死的危险因素及其干预管理有下述几方面：服用降血压药物，有效控制高血压，防治心脏病，冠心病患者应服用小剂量阿司匹林，定期监测血糖和血脂，合理饮食和应用降糖药物和降脂药物，不抽烟、不酗酒，对动脉狭窄患者及无症状颈内动脉狭窄患者一般不推荐手术治疗或血管内介入治疗，对重度颈动脉狭窄 (≥ 70%) 的患者在有条件的医院可以考虑行颈动脉内膜切除术或血管内介入治疗。

2. 二级预防

脑卒中首次发病后应尽早开展二级预防工作，可预防或降低再次发生率。二级预防有下述几个方面首先要对第1次发病机制正确评估，管理和控制血压、血糖、血脂和心脏病，应用抗血小板聚集药物，颈内动脉狭窄的干预同一级预防，有效降低同型半胱氨酸水平等。

第三节　脑栓塞

脑栓塞以前称栓塞性脑梗死，是指来自身体各部位的栓子，经颈动脉或椎动脉进入颅内，阻塞脑部血管，中断血流，导致该动脉供血区域的脑组织缺血缺氧而软化坏死及相应的脑功能障碍。临床表现出相应的神经系统功能缺损症状和体征，如急骤起病的偏瘫、偏身感觉障碍和偏盲等。大面积脑梗死还有颅内高压症状，严重时可发生昏迷和脑疝。脑栓塞约占脑梗死的10%。

一、病因与发病机制

（一）病因

脑栓塞按其栓子来源不同，可分为心源性脑栓塞、非心源性脑栓塞及来源不明的脑栓塞。心源性栓子约占脑栓塞的60%～75%。

1. 心源性

风湿性心脏病引起的脑栓塞，占整个脑栓塞的50%以上。二尖瓣狭窄或二尖瓣狭窄合并闭锁不全者最易发生脑栓塞，因二尖瓣狭窄时，左心房扩张，血流缓慢瘀滞，又有涡流，易于形成附壁血栓，血流的不规则更易使之脱落成栓子，左心房颤动时更易发生脑栓塞。慢性心房颤动是脑栓塞形成最常见的原因。其他还有心肌梗死、心肌病的附壁血栓，以及细菌性心内膜炎时瓣膜上的炎性赘生物脱落、心脏黏液瘤和心脏手术等病因。

2. 非心源性

主动脉以及发出的大血管粥样硬化斑块和附着物脱落引起的血栓栓塞也是脑栓塞的常见原因。另外，还有炎症的脓栓、骨折的脂肪栓、人工气胸和气腹的空气栓、癌栓、虫栓和异物栓等。还有来源不明的栓子等。

（二）发病机制

各个部位的栓子通过颈动脉系统或椎动脉系统时，栓子阻塞血管的某一分支，造成缺血、梗死和坏死，产生相应的临床表现；还有栓子造成远端的急性供血中断，该区脑组织发生缺血性变性、坏死及水肿；另外，由于栓子的刺激，该段动脉和周围小动脉反射性痉挛，结果不仅造成该栓塞的动脉供血区的缺血，同时因其周围的动脉痉挛，进一步加重脑缺血损害的范围。

二、病理

脑栓塞的病理改变与脑血栓形成基本相同。但是，有以下几点不同：①脑栓塞的栓子与动脉壁不粘连，而脑血栓形成是在动脉壁上形成的，所以栓子与动脉壁粘连不易分开。②脑栓塞的栓子可以向远端移行，而脑血栓形成的栓子不能。③脑栓塞所致的梗死灶，有 60% 以上合并出血性梗死；脑血栓形成所致的梗死灶合并出血性梗死较少。④脑栓塞往往为多发病灶，脑血栓形成常为一个病灶。另外，炎性栓子可见局灶性脑炎或脑脓肿，寄生虫栓子在栓塞处可发现虫体或虫卵。

三、治疗

（一）抗凝治疗

对抗凝治疗预防心源性脑栓塞复发的利弊，仍存在争议。有的学者认为脑栓塞容易发生出血性脑梗死和大面积脑梗死，可有明显的脑水肿，所以在急性期不主张应用较强的抗凝药物，以免引起出血性梗死，或并发脑出血及加重脑水肿。也有学者认为，抗凝治疗是预防随后再发栓塞性脑卒中的重要手段。心房颤动或有再栓塞风险的心源性病因、动脉夹层或动脉高度狭窄的患者，可应用抗凝药物预防再栓塞。

栓塞复发的高风险可完全抵消发生出血的风险。常用的抗凝药物有以下几种。

1. 肝素

有妨碍凝血活酶的形成作用；能增强抗凝血酶、中和活性凝血因子及纤溶酶；还有消除血小板的凝集作用，通过抑制透明质酸酶的活性而发挥抗凝作用。肝素每次 12500 ～ 25000U(100 ～ 200mg) 加入 5% 葡萄糖注射液或 0.9% 氯化钠注射液 1000mL 中，缓慢静脉滴注或微泵注入，以每分钟 10 ～ 20 滴为宜，维持 48 小时，同时第 1 日开始口服抗凝药。

有颅内出血、严重高血压、肝肾功能障碍、消化道溃疡、急性细菌性心内膜炎和出血倾向者禁用。根据部分凝血活酶时间 (APTT) 调整剂量，维持治疗前 APTT 值的 1.5 ～ 2.5 倍，及时检测凝血活酶时间及活动度。用量过大，可导致严重自发性出血。

2. 那曲肝素钙

那曲肝素钙又名低分子肝素钙，是一种由普通肝素通过硝酸分解纯化而得到的低分子肝素钙盐，其平均分子量为 4500。目前认为低分子肝素钙是通过抑制凝血酶的生长而发挥作用。另外，它还可溶解血栓和改善血流动力学，对血小板的功能影响明显小于肝素，很少引起出血并发症。因此，那曲肝素钙是一种比较安全的抗凝药。每次 4000 ～ 5000U，腹部脐下外侧皮下垂直注射，每日 1 ～ 2 次，连用 7 ～ 10 天，注意不能用于肌内注射。可能引起注射部位出血性瘀斑、皮下瘀血、血尿和过敏性皮疹。

3. 华法林

华法林为香豆素衍生物钠盐，通过拮抗维生素 K 的作用，使凝血因子Ⅱ、Ⅶ、Ⅸ和Ⅹ的前体物质不能活化，在体内发挥竞争性的抑制作用，为一种间接性的中效抗凝剂。

第 1 日给予 5 ～ 10mg 口服，第 2 日半量，第 3 日根据复查的凝血酶原时间及活动度结果调整剂量，凝血酶原活动度维持在 25% ～ 40% 给予维持剂量，一般维持量为每日 2.5 ～ 5mg，可用 3 ～ 6 个月。不良反应可有牙龈出血、血尿、发热、恶心、呕吐、腹泻等。

（二）脱水降颅压药物

脑栓塞患者常为大面积脑梗死、出血性脑梗死，常有明显脑水肿，甚至发生脑疝的危险，对此必须立即应用降颅压药物。心源性脑栓塞应用甘露醇可增加心脏负荷，有引起急性肺水肿的风险。20% 甘露醇每次只能给 125mL 静脉滴注，每日 4 ～ 6 次。为增强甘露醇的脱水力度，同时必须加用呋塞米，每次 40mg 静脉注射，每日 2 次，可减轻心脏负荷，达到保护心脏的作用，保证甘露醇的脱水治疗；甘油果糖每次 250 ～ 500mL 缓慢静脉滴注，每日 2 次。

（三）扩张血管药物

1. 丁苯酞

每次 200mg，每日 3 次，口服。

2. 葛根素注射液

每次 500mg 加入 5% 葡萄糖注射液或 0.9% 氯化钠注射液 250mL 中静脉滴注，每日 1 次，可连用 10 ～ 14 天。

3. 复方丹参注射液

每次 2 支 (4mL) 加入 5% 葡萄糖注射液或 0.9% 氯化钠注射液 250mL 中静脉滴注，每日 1 次，可连用 10 ～ 14 天。

4. 川芎嗪注射液

每次 100mg 加入 5% 葡萄糖注射液或 0.9% 氯化钠注射液 250mL 中静脉滴注，每日 1 次，可连用 10 ～ 15 天，有脑水肿和出血倾向者忌用。

（四）抗血小板聚集药物

早期暂不应用，特别是已有出血性梗死者急性期不宜应用。当急性期过后，为预防血栓栓塞的复发，可较长期应用阿司匹林或氯吡格雷。

（五）原发病治疗

对感染性心内膜炎（亚急性细菌性心内膜炎），在病原菌未培养出来时，给予青霉素每次 320 万～ 400 万 U 加入 5% 葡萄糖注射液或 0.9% 氯化钠注射液 250mL。中静脉滴注，每日 4 ～ 6 次；已知病原微生物，对青霉素敏感的首选青霉素，对青霉素不敏感者选用头孢曲松钠，每次 2g 加入 5% 葡萄糖注射液 250 ～ 500mL 中静脉滴注，12 小时滴完，每日 2 次。对青霉素过敏和过敏体质者慎用，对头孢菌素类药物过敏者禁用。对青霉素和头孢菌素类抗生素不敏感者可应用去甲万古霉素，30mg/(kg·d)，分 2 次静脉滴注，每 0.8g 药物至少加 200mL 液体，在 1h 以上时间内缓慢滴入，可用 4 ～ 6 周，24 小时内最大剂量不超过 2g，此药有明显的耳毒性和肾毒性。

四、预后与预防

（一）预后

脑栓塞急性期病死率为 5% ～ 15%，多死于严重脑水肿、脑疝。心肌梗死引起的脑栓塞预后较差，多遗留严重的后遗症。如栓子来源不消除，半数以上患者可能复发，约 2/3 在 1 年内复发，复发的病死率更高。10% ～ 20% 的脑栓塞患者可能在病后 10 天内发生第 2 次栓塞，病死率极高。栓子较小、症状较轻、及时治疗的患者，神经功能障碍可以部分或完全缓解。

（二）预防

最重要的是预防脑栓塞的复发。目前认为对于心房颤动、心肌梗死、二尖瓣脱垂患者可首选华法林作为二级预防的药物，阿司匹林也有效，但效果低于华法林。华法林的剂量一般为每日 2.5 ～ 3.0mg，老年人每日 1.5 ～ 2.5mg，并可采用国际标准化比值 (INR) 为标准进行治疗，既可获效，又可减少出血的危险性。1993 年，欧洲 13 个国家 108 个医疗中心联合进行了一组临床试验，共入选 1007 例非风湿性心房颤动发生 TIA 或小卒中的患者，分为 3 组，一组应用香豆素，一组用阿司匹林，另一组用安慰剂，随访 2 ～ 3 年，计算脑卒中或其他部位栓塞的发生率。结果发现应用香豆素组每年可减少 9% 脑卒中发生率，阿司匹林组减少 4%。前者出血发生率为 2.8%(每年)，后者为 0.9%(每年)。

关于脑栓塞发生后何时开始应用抗凝剂仍有不同看法。有的学者认为过早应用可增加出血的危险性，因此建议发病后数周再开始应用抗凝剂比较安全。据临床研究结果表明，高血压是引起出血的主要危险因素，如能严格控制高血压，华法林的剂量强度控制在 INR2.0 ～ 3.0，则其出血发生率可以降低。

因此，目前认为华法林可以作为某些心源性脑栓塞的预防药物。

第四节　脑出血

脑出血 (ICH) 也称脑溢血，系指原发性非外伤性脑实质内出血，故又称原发性或自发性脑出血。脑出血系脑内的血管病变破裂而引起的出血，绝大多数是高血压伴发小动脉微动脉瘤在血压骤升时破裂所致，称为高血压性脑出血。其主要病理特点为局部脑血流变化、炎症反应，以及脑出血后脑血肿的形成和血肿周边组织受压、水肿、神经细胞凋亡。80% 的脑出血发生在大脑半球，20% 发生在脑干和小脑。脑出血起病急骤，临床表现为头痛、呕吐、意识障碍、偏瘫、偏身感觉障碍等。

在所有脑血管疾病患者中，脑出血占 20% ～ 30%，年发病率为 60/100000 ～ 80/100000，急性期病死率为 30% ～ 40%，是病死率和致残率很高的常见疾病。该病常发生于 40 ～ 70 岁，其中＞ 50 岁的人群发病率最高，达 93.6%，但近年来发病年龄有愈来愈年轻的趋势。

一、病因与发病机制

（一）病因

高血压及高血压合并小动脉硬化是 ICH 的最常见病因，约 95% 的 ICH 患者患有高血压。其他病因有先天性动静脉畸形或动脉瘤破裂、脑动脉炎血管壁坏死、脑瘤出血、血液病并发脑内出血、Moyamoya 病，脑淀粉样血管病变、梗死性脑出血、药物滥用、抗凝或溶栓治疗等。

（二）发病机制

尚不完全清楚，与下列因素相关。

1. 高血压

持续性高血压引起脑内小动脉或深穿支动脉壁脂质透明样变性和纤维蛋白样坏死，使小动脉变脆，血压持续升高引起动脉壁疝或内膜破裂，导致微小动脉瘤或微夹层动脉瘤。血压骤然升高时血液自血管壁渗出或动脉瘤壁破裂，血液进入脑组织形成血肿。此外，高血压引起远端血管痉挛，导致小血管缺氧坏死、血栓形成、斑点状出血及脑水肿，继发脑出血，可能是子痫时高血压脑出血的主要机制。脑动脉壁中层肌细胞薄弱，外膜结缔组织少且缺乏外层弹力层，豆纹动脉等穿动脉自大脑中动脉近端呈直角分出，受高血压血流冲击易发生粟粒状动脉瘤，使深穿支动脉成为脑出血的主要好发部位，故豆纹动脉外侧支称为出血动脉。

2. 淀粉样脑血管病

它是老年人原发性非高血压性脑出血的常见病因，好发于脑叶，易反复发生，常表现为多发性脑出血。发病机制不清，可能为：血管内皮异常导致渗透性增加，血浆成分包括蛋白酶侵入血管壁，形成纤维蛋白样坏死或变性，导致内膜透明样增厚，淀粉样蛋白沉积，使血管中膜、外膜被淀粉样蛋白取代，弹性膜及中膜平滑肌消失，形成蜘蛛状微血管瘤扩张，当情绪激动或活动诱发血压升高时血管瘤破裂引起出血。

3. 其他因素

血液病如血友病、白血病、血小板减少性紫癜、红细胞增多症、镰状细胞病等可因凝血功能障碍引起大片状脑出血。肿瘤内异常新生血管破裂或侵蚀正常脑血管也可导致脑出血。维生素 B_1、维生素 C 缺乏或毒素（如砷）可引起脑血管内皮细胞坏死，导致脑出血，出血灶特点通常为斑点状而非融合成片。结节性多动脉炎、病毒性和立克次体性疾病等可引起血管床炎症，炎症致血管内皮细胞坏死、血管破裂发生脑出血。脑内小动、静脉畸形破裂可引起血肿，脑内静脉循环障碍和静脉破裂亦可导致出血。

血液病、肿瘤、血管炎或静脉窦闭塞性疾病等所致脑出血亦常表现为多发性脑出血。

（三）脑出血后脑水肿的发生机制

脑出血后机体和脑组织局部发生一系列病理生理反应，其中自发性脑出血后最重要的继发性病理变化之一是脑水肿。由于血肿周围脑组织形成水肿带，继而引起神经细胞及其轴突的变性和坏死，成为患者病情恶化和死亡的主要原因之一。目前认为，ICH 后脑水肿与占位效应、血肿内血浆蛋白渗出和血凝块回缩、血肿周围继发缺血、血肿周围组织炎症反应、水通道蛋白 -4(AQP-4) 及自由基级联反应等有关。

1. 占位效应

占位效应主要是通过机械性压力和颅内压增高引起。巨大血肿可立即产生占位效应，造成周围脑组织损害，并引起颅内压持续增高。早期主要为局灶性颅内压增高，随后发展为弥漫性颅内压增高，而颅内压的持续增高可引起血肿周围组织广泛性缺血，并加速缺血组织的血管通透性改变，引发脑水肿形成。同时，脑血流量降低、局部组织压力增加可促发血管活性物质从受损的脑组织中释放，破坏血脑屏障，引发脑水肿形成。因此，血肿占位效应虽不是脑水肿形成的直接原因，但可通过影响脑血流量、周围组织压力以及颅内压等因素，间接地在脑出血后脑水肿形成机制中发挥作用。

2. 血肿内血浆蛋白渗出和血凝块回缩

血肿内血液凝结是脑出血超急性期血肿周围组织脑水肿形成的首要条件。在正常情况下，脑组织细胞间隙中的血浆蛋白含量非常低，但在血肿周围组织细胞间隙中却可见血浆蛋白和纤维蛋白聚积，这可导致细胞间隙胶体渗透压增高，使水分渗透到脑组织内形成水肿。此外，血肿形成后由于血凝块回缩，使血肿腔静水压降低，这也将导致血液中的水分渗透到脑组织间隙形成水肿。凝血连锁反应激活、血凝块回缩（血肿形成后血块分离成 1 个红细胞中央块和 1 个血清包绕区）以及纤维蛋白沉积等，在脑出血后血肿周围组织脑水肿形成中发挥着重要作用。血凝块形成是脑出血血肿周围组织脑水肿形成的必经阶段，而血浆蛋白（特别是凝血酶）则是脑水肿形成的关键因素。

3. 血肿周围继发缺血

脑出血后血肿周围局部脑血流量显著降低，而脑血流量的异常降低可引起血肿周围组织缺血。一般脑出血后 6 ～ 8 小时，血红蛋白和凝血酶释出细胞毒性物质，兴奋性氨基酸释放增多等，细胞内钠聚集，则引起细胞毒性水肿；出血后 4 ～ 12 小时，血 - 脑屏障开始破坏，血浆成分进入细胞间液，则引起血管源性水肿。同时，脑出血后形成的血肿在降解过程中产生的渗透性物质和缺血的代谢产物，也使组织间渗透压增高，促进或加重脑水肿，从而形成血肿周围半暗带。

4. 血肿周围组织炎症反应

脑出血后血肿周围中性粒细胞、巨噬细胞和小胶质细胞活化，血凝块周围活化的小胶质细胞和神经元中白细胞介素 -1(IL-1)、白细胞介素 -6(IL-6)、细胞间黏附因子 -1(ICAM-1) 和肿瘤坏死因子 -α(TNF-α) 表达增加。临床研究采用双抗夹心酶联免疫吸附试验检测 41 例脑出血患者脑脊液 IL-I 和 S-100 蛋白含量发现，急性患者脑脊液 IL-1 水平显著高于对照组，提示 IL-1 可能促进了脑水肿和脑损伤的发展。ICAM-1 在中枢神经系统中分布广泛。Gong 等的研究证明，脑出血后 12 小时神经细胞开始表达 ICAM-1，3 天达高峰，持续 10 天逐渐下降；脑出血后 1 天时血管内皮开始表达 ICAM-1，7 天达高峰，持续 2 周。表达 ICAM-1 的白细胞活化后能产生大量蛋白水解酶，特别是基质金属蛋白酶 (MMP)，促使血脑屏障通透性增加，血管源性脑水肿形成。

5. 水通道蛋白 -4(AQP-4) 与脑水肿

过去一直认为水的跨膜转运是通过被动扩散实现的，而水通道蛋白 (aquaporin，AQP) 的发现完全改变了这种认识。现在认为，水的跨膜转运实际上是一个耗能的主动过程，是通过 AQP 实现的。AQP 在脑组织中广泛存在，可能是脑脊液重吸收、渗透压调节、脑水肿形成等生理、病理过程的分子生物学基础。迄今已发现的 AQP 至少存在 10 种亚型，其中 AQP-4 和 AQP-9 可能参与血肿周围脑组织水肿的形成。实验研究脑出血后不同时间点大鼠脑组织 AQP-4 的表达分布发现，对照组和实验组未出血侧 AQP-4 在各时间点的表达均为弱阳性，而水肿区从脑出血后 6 小时开始表达增强，3 天时达高峰，此后逐渐回落，1 周后仍明显高于正常组。另外，随着出血时间的推移，出血侧 AQP-4 表达范围不断扩大，表达强度不断增强，并且与脑水肿严重程度呈正相关。以上结果提示，脑出血能导致细胞内外水和电解质失衡，细胞内外渗透压发生改变，激活位于细胞膜上的 AQP-4，进而促进水和电解质通过 AQP-4 进入细胞内导致细胞水肿。

6. 自由基级联反应

脑出血后脑组织缺血缺氧发生一系列级联反应造成自由基浓度增加。自由基通过攻击脑内细胞膜磷脂中多聚不饱和脂肪酸和脂肪酸的不饱和双键，直接造成脑损伤发生脑水肿；同时引起脑血管通透性增加，亦加重脑水肿，从而加重病情。

二、病理

肉眼所见：脑出血病例尸检时脑外观可见到明显动脉粥样硬化，出血侧半球膨隆肿胀，脑回宽、脑沟窄，有时可见少量蛛网膜下腔积血，颞叶海马与小脑扁桃体处常可见脑疝痕迹，出血灶一般在 2 ～ 8cm 左右，绝大多数为单灶，仅 1.8% ～ 2.7% 为多灶。常见的出血部位为壳核出血，出血向内发展可损伤内囊，出血量大时可破入侧脑室。丘脑出血时，血液常穿破第三脑室或侧脑室，向外可损伤内囊。脑桥和小脑出血时，血液可穿破第四脑室，甚至可经中脑导水管逆行进入侧脑室。原发性脑室出血，出血量小时只侵及单个脑室或多个脑室的一部分；大量出血时全部脑室均可被血液充满，脑室扩张积血形成铸型。脑出血血肿周围脑组织受压，水肿明显，颅内压增高，脑组织可移位。幕上半球出血，血肿向下破坏或挤压丘脑下部和脑干，使其变形、移位和继发出血，并常出现小脑幕疝；如中线部位下移可形成中心疝；颅内压增高明显或小脑出血较重时均易发生枕骨大孔疝，这些都是导致患者死亡的直接原因。急性期后，血块溶解，含铁血黄素和破坏的脑组织被吞噬细胞清除，胶质增生，小出血灶形成胶质瘢痕，大者形成囊腔，称为中风囊，腔内可见黄色液体。

显微镜观察可分为三期：①出血期：可见大片出血，红细胞多新鲜。出血灶边缘多出现坏死。软化的脑组织，神经细胞消失或呈局部缺血改变，常有多形核白细胞浸润。②吸收期：出血 24 ～ 36 小时即可出现胶质细胞增生，小胶质细胞及来自血管外膜的细胞形成格子细胞，少数格子细胞含铁血黄素。星形胶质细胞增生及肥胖变性。③修复期：血液及坏死组织渐被清除，组织缺损部分由胶质细胞、胶质纤维及胶原纤维代替，形成瘢痕。出血灶较小可完全修复，较大则遗留囊腔。血红蛋白代谢产物长久残存于瘢痕组织中，呈现棕黄色。

三、治疗

急性期的主要治疗原则是：保持安静，防止继续出血；积极抗脑水肿，降低颅内压；调整血压；改善循环；促进神经功能恢复；加强护理，防治并发症。

（一）一般治疗

1. 保持安静

(1) 卧床休息 3 ～ 4 周，脑出血发病后 24 小时内，特别是 6 小时内可有活动性出血或血肿继续扩大，应尽量减少搬运，就近治疗。重症需严密观察体温、脉搏、呼吸、血压、瞳孔和意识状态等生命体征变化。

(2) 保持呼吸道通畅，头部抬高 15° ～ 30° 角，切忌无枕仰卧；疑有脑疝时应床脚抬高 45° 角，意识障碍患者应将头歪向一侧，以利于口腔、气道分泌物及呕吐物流出；痰稠不易吸出，则要行气管切开，必要时吸氧，以使动脉血氧饱和度维持在 90% 以上。

(3) 意识障碍或消化道出血者宜禁食 24 ～ 48 小时，发病后 3 天仍不能进食者，应鼻饲以确保营养。过度烦躁不安的患者可适量用镇静药。

(4) 注意口腔护理，保持大便通畅，留置尿管的患者应做膀胱冲洗以预防尿路感染。加强护理，经常翻身，预防压疮，保持肢体功能位置。

(5) 注意水、电解质平衡，加强营养。注意补钾，液体量应控制在 2000mL/d 左右，或以尿量加 500mL 来估算，不能进食者鼻饲各种营养品。对于频繁呕吐、胃肠道功能减弱或有严重的应激性溃疡者，应考虑给予肠外营养。如有高热、多汗、呕吐或腹泻者，可适当增加入液量，或 10% 脂肪乳 500mL 静脉滴注，每日 1 次。如需长期采用鼻饲，应考虑胃造瘘术。

(6) 脑出血急性期血糖含量增高可以是原有糖尿病的表现或者应激反应。高血糖和低血糖都能加重脑损伤。当患者血糖含量增高超过 11.1mmol/L 时，应立即给予胰岛素治疗，将血糖控制在 8.3mmol/L 以下。同时应监测血糖，若发生低血糖，可用葡萄糖口服或注射纠正低血糖。

2. 亚低温治疗

亚低温治疗能够减轻脑水肿，减少自由基的产生，促进神经功能缺损恢复，改善患者预后。降温方法：立即行气管切开，静脉滴注冬眠肌松合剂 (0.9% 氯化钠注射液 500mL+ 氯丙嗪 100mg+ 异丙嗪 100mg)，同时冰毯机降温。行床旁监护仪连续监测体温 (T)、心率 (HR)、血压 (BP)、呼吸 (R)、脉搏 (P)、血氧饱和度 (SPO_2)、颅内压 (ICP)。直肠温度 (RT) 维持在 34 ～ 36℃，持续 3 ～ 5 天。冬眠肌松合剂用量和速度根据患者 T、HR、BP、肌张力等调节。保留自主呼吸，必要时应用同步呼吸机辅助呼吸，维持 SPO_2 在 95% 以上，10 ～ 12 小时将 RT 降至 34 ～ 36℃。当 ICP 降至正常后 72 小时，停止亚低温治疗。采用每日恢复 1 ～ 2℃，复温速度不超过 0.1℃ /h。在 24 ～ 48 小时内，将患者 RT 复温至 36.5 ～ 37℃。局部亚低温治疗实施越早，效果越好，建议在脑出血发病 6 小时内使用，治疗时间最好持续 48 ～ 72 小时。

（二）调控血压和防止再出血

脑出血患者一般血压都高，甚至比平时更高，这是因为颅内压增高时机体保证脑组织供血的代偿性反应，当颅内压下降时血压亦随之下降，因此一般不应使用降血压药物，尤其是注射利血平等强有力降压剂。目前理想的血压控制水平还未确定，主张采取个体化原则，应根据患者年龄、病前有无高血压、病后血压情况等确定适宜血压水平。但血压过高时，容易增加再出血的危险性，则应及时控制高血压。一般来说，收缩压≥ 200mmHg，舒张压≥ 115mmHg 时，应降血压治疗，使血压控制于治疗前原有血压水平或略高水平。收缩压≤ 180mmHg 或舒张压≤ 115mmHg 时，或平均动脉压≤ 130mmHg 时可暂不使用降压药，但需密切观察。收缩压在 180 ～ 230mmHg 或舒张压在 105 ～ 140mmHg 宜口服卡托普利、美托洛尔等降压药，收缩压 180mmHg 以内或舒张压 105mmHg 以内，可观察而不用降压药。急性期过后（约 2 周），血压仍持续过高时可系统使用降压药，急性期血压急骤下降表明病情严重，应给予升压药物以保证足够的脑供血量。

止血剂及凝血剂对脑出血并无效果，但如合并消化道出血或有凝血障碍时仍可使用。消化道出血时，还可经胃管鼻饲或口服云南白药、三七粉、氢氧化铝凝胶和（或）冰牛奶、冰盐水等。

（三）控制脑水肿

脑出血后 48 小时水肿达到高峰，维持 3 ～ 5 天或更长时间后逐渐消退。脑水肿可使 ICP 增高和导致脑疝，是影响功能恢复的主要因素和导致早期死亡的主要死因。积极控制脑水肿、降低 ICP 是脑出血急性期治疗的重要环节，必要时可行 ICP 监测。治疗目标是使 ICP 降至 20mmHg 以下，脑灌注压大于 70mmHg，应首先控制可加重脑水肿的因素，保持呼吸道通畅，适当给氧，维持有效脑灌注，限制液体和盐的入量等。应用皮质类固醇减轻脑出血后脑水肿和降低 ICP，其有效证据不充分；脱水药只有短暂作用，常用 20% 甘露醇、利尿药如呋塞米等。

1. 20% 甘露醇

20% 甘露醇为渗透性脱水药，可在短时间内使血浆渗透压明显升高，形成血与脑组织间渗透压差，使脑组织间液水分向血管内转移，经肾脏排出，每 8g 甘露醇可由尿带出水分 100mL，用药后 20 ～ 30 分钟开始起效，2 ～ 3 小时作用达峰。常用剂量 125 ～ 250mL，1 次 /6 ～ 8 小时，疗程 7 ～ 10 天。如患者出现脑疝征象可快速加压经静脉或颈动脉推注，可暂时缓解症状，为术前准备赢得时间。冠心病、心肌梗死、心力衰竭和肾功能不全者慎用，注意用药不当可诱发肾衰竭和水盐及电解质失衡。因此，在应用甘露醇脱水时，一定要严密观察患者尿量、血钾和心肾功能，一旦出现尿少、血尿、无尿时应立即停用。

2. 利尿剂

呋塞米注射液较常用，脱水作用不如甘露醇，但可抑制脑脊液产生，用于心肾功能不全不能用甘露醇的患者，常与甘露醇合用，减少甘露醇用量。每次 20 ～ 40mg，每日 2 ～ 4 次，静脉注射。

3. 甘油果糖氯化钠注射液

该药为高渗制剂，通过高渗透性脱水，能使脑水分含量减少，降低颅内压。本品降低颅内压作用起效较缓，持续时间较长，可与甘露醇交替使用。推荐剂量为每次 250 ～ 500mL，每日 1 ～ 2 次，静脉滴注，连用 7 天左右。

4. 10% 人血清蛋白

10% 人血清蛋白通过提高血浆胶体渗透压发挥对脑组织脱水降颅压作用，改善病灶局部脑组织水肿，作用持久。其适用于低蛋白血症的脑水肿伴高颅压的患者。推荐剂量每次 10 ～ 20g，每日 1 ～ 2 次，静脉滴注。该药可增加心脏负担，心功能不全者慎用。

5. 地塞米松

该药可防止脑组织内星形胶质细胞肿胀，降低毛细血管通透性，维持血脑屏障功能。抗脑水肿作用起效慢，用药后 12 ～ 36 小时起效。剂量每日 10 ～ 20mg，静脉滴注。由于易并发感染或使感染扩散，可促进或加重应激性上消化道出血，影响血压和血糖控制等，临床不主张常规使用，病情危重、不伴上消化道出血者可早期短时间应用。

若药物脱水、降颅压效果不明显，出现颅高压危象时可考虑转外科手术开颅减压。

（四）控制感染

发病早期或病情较轻时通常不需使用抗生素，老年患者合并意识障碍易并发肺部感染，合并吞咽困难易发生吸入性肺炎，尿潴留或导尿易合并尿路感染，可根据痰液或尿液培养、药物敏感试验等选用抗生素治疗。

（五）维持水电解质平衡

患者液体的输入量最好根据其中心静脉压(CVP)和肺毛细血管楔压(PCWP)来调整，CVP保持在5～12mmHg或者PCWP维持在10～14mmHg。无此条件时每日液体输入量可按前1天尿量+500mL估算。每日补钠50～70mmol/L，补钾40～50mmol/L，糖类13.5～18g。使用液体种类应以0.9%氯化钠注射液或复方氯化钠注射液(林格液)为主，避免用高渗糖水，若用糖时可按每4g糖加1U胰岛素后再使用。由于患者使用大量脱水药、进食少、合并感染等原因，极易出现电解质紊乱和酸碱失衡，应加强监护和及时纠正，意识障碍患者可通过鼻饲管补充足够热量的营养和液体。

（六）对症治疗

1. 中枢性高热

宜先行物理降温，如头部、腋下及腹股沟区放置冰袋，戴冰帽或睡冰毯等。效果不佳可用多巴胺受体激动剂如溴隐亭3.75mg/d，逐渐加量至7.5～15.0mg/d，分次服用。

2. 痫性发作

可静脉缓慢推注(注意患者呼吸)地西泮10～20mg，控制发作后可予卡马西平片，每次100mg，每日2次。

3. 应激性溃疡

丘脑、脑干出血患者常合并应激性溃疡和引起消化道出血，机制不明，可能是出血影响边缘系统、丘脑、丘脑下部及下行自主神经纤维，使肾上腺皮质激素和胃酸分泌大量增加，黏液分泌减少及屏障功能削弱。常在病后第2～14天突然发生，可反复出现，表现呕血及黑便，出血量大时常见烦躁不安、口渴、皮肤苍白、湿冷、脉搏细速、血压下降、尿量减少等外周循环衰竭表现。可采取抑制胃酸分泌和加强胃黏膜保护治疗，用H_2受体阻滞剂如：①雷尼替丁，每次150mg，每日2次，口服。②西咪替丁，0.4～0.8g/d，加入0.9%氯化钠注射液，静脉滴注。③注射用奥美拉唑钠，每次40mg，每12小时静脉注射1次，连用3天。还可用硫糖铝，每次1g，每日4次，口服；或氢氧化铝凝胶，每次40～60mL，每日4次，口服。若发生上消化道出血可用去甲肾上腺素4～8mg加冰盐水80～100mL，每日4～6次，口服；云南白药，每次0.5g，每日4次，口服。保守治疗无效时可在胃镜下止血，须注意呕血引起窒息，并补液或输血维持血容量。

4. 心律失常

心房颤动常见，多见于病后前3天。心电图复极改变常导致易损期延长，易损期出现的期前收缩可导致室性心动过速或心室颤动。这可能是脑出血患者易发生猝死的主要原因。心律失常影响心输出量，降低脑灌注压，可加重原发脑病变，影响预后。应注意改善冠心病患者的心肌供血，给予常规抗心律失常治疗，及时纠正电解质紊乱，可试用β受体阻滞剂和钙通道阻滞剂治疗，维护心脏功能。

5. 大便秘结

脑出血患者，由于卧床等原因，常会出现便秘。用力排便时腹压增高，从而使颅内压升高，可加重脑出血症状。便秘时腹胀不适，使患者烦躁不安，血压升高，亦可使病情加重，故脑出血患者便秘的护理十分重要。便秘可用甘油灌肠剂(支)，患者侧卧位插入肛门内 6 ～ 10cm，将药液缓慢注入直肠内 60mL，5 ～ 10 分钟即可排便；缓泻剂如酚酞 2 片，每晚口服，亦可用中药番泻叶 3 ～ 9g 泡服。

6. 稀释性低钠血症

稀释性低钠血症又称血管升压素分泌异常综合征，10% 的脑出血患者可发生。因血管升压素分泌减少，尿排钠增多，血钠降低，可加重脑水肿，每日应限制水摄入量在 800 ～ 1000mL，补钠 9 ～ 12g；宜缓慢纠正，以免导致脑桥中央髓鞘溶解症，另有脑耗盐综合征，是心钠素分泌过高导致低钠血症，应输液补钠治疗。

7. 下肢深静脉血栓形成

急性脑卒中患者易并发下肢和瘫痪肢体深静脉血栓形成，患肢进行性水肿和发硬，肢体静脉血流图检查可确诊。勤翻身、被动活动或抬高瘫痪肢体可预防；治疗可用肝素 5000U，静脉滴注，每日 1 次；或低分子量肝素，每次 4000U，皮下注射，每日 2 次。

(七)外科治疗

外科治疗可挽救重症患者的生命及促进神经功能恢复，手术宜在发病后 6 ～ 24 小时内进行，预后直接与术前意识水平有关，昏迷患者通常手术效果不佳。

1. 手术指征

(1) 脑叶出血：患者清醒、无神经障碍和小血肿(＜ 20mL)者，不必手术，可密切观察和随访。患者意识障碍、大血肿和在 CT 片上有占位征，应手术。

(2) 基底节和丘脑出血：大血肿、神经障碍者应手术。

(3) 脑桥出血：原则上内科治疗。但对非高血压性脑桥出血如海绵状血管瘤，可手术治疗。

(4) 小脑出血：血肿直径≥ 2cm 者应手术，特别是合并脑积水、意识障碍、神经功能缺失和占位征者。

2. 手术禁忌证

(1) 深昏迷患者 (GCS3 ～ 5 级) 或去大脑强直。

(2) 生命体征不稳定，如血压过高、高热、呼吸不规则，或有严重系统器质病变者。

(3) 脑干出血。

(4) 基底节或丘脑出血影响到脑干。

(5) 病情发展急骤，发病数小时即深昏迷者。

3. 常用手术方法

(1) 小脑减压术：是高血压性小脑出血最重要的外科治疗，可挽救生命和逆转神经功能缺损，病程早期患者处于清醒状态时手术效果好。

(2) 开颅血肿清除术：占位效应引起中线结构移位和初期脑疝时外科治疗可能有效。

(3) 钻孔扩大骨窗血肿清除术。

(4) 钻孔微创颅内血肿清除术。

(5) 脑室出血脑室引流术。

(八) 早期康复治疗

早期康复治疗原则上应尽早开始。在神经系统症状不再进展，没有严重精神、行为异常，生命体征稳定，没有严重的并发症时即可开始康复治疗的介入，但需注意康复方法的选择。早期康复治疗对恢复患者的神经功能，提高生活质量是十分有利的。早期对瘫痪肢体进行按摩及被动运动，开始有主动运动时即应根据康复要求按阶段进行训练，以促进神经功能恢复，避免出现关节挛缩、肌肉萎缩和骨质疏松对失语患者需加强言语康复训练。

(九) 加强护理，防治并发症

常见的并发症有肺部感染、上消化道出血、吞咽困难和水电解质紊乱、下肢静脉血栓形成、肺栓塞、肺水肿、冠状动脉性疾病和心肌梗死、心脏损伤、痫性发作等。脑出血预后与急性期护理有直接关系，合理的护理措施十分重要。

1. 体位

头部抬高 15° ～ 30° 角，既能保持脑血流量，又能保持呼吸道通畅。切忌无枕仰卧。凡意识障碍患者宜采用侧卧位，头稍前屈，以利口腔分泌物流出。

2. 饮食与营养

营养不良是脑出血患者常见的易被忽视的并发症，应充分重视。重症意识障碍患者急性期应禁食 1 ～ 2 天，静脉补给足够能量与维生素，发病 48 小时后若无活动性消化道出血，可鼻饲流质饮食，应考虑营养合理搭配与平衡。患者意识转清、咳嗽反射良好、能吞咽时可停止鼻饲，应注意喂食时宜取 45° 角半卧位，食物宜做成糊状，流质饮料均应选用茶匙喂食，喂食出现呛咳可拍背。

3. 呼吸道护理

脑出血患者应保持呼吸道通畅和足够通气量，意识障碍或脑干功能障碍患者应行气管插管，指征是 $PaO_2 < 60mmHg$、$PaCO_2 > 50mmHg$ 或有误吸危险者。鼓励勤翻身、拍背，鼓励患者尽量咳嗽，咳嗽无力痰多时可超声雾化治疗，呼吸困难、呼吸道痰液多、经鼻抽吸困难者可考虑气管切开。

4. 压疮防治与护理

昏迷或完全性瘫痪患者易发生压疮，预防措施包括定时翻身，保持皮肤干燥清洁，在骶部、足跟及骨隆起处加垫气圈，经常按摩皮肤及活动瘫痪肢体促进血液循环，皮肤发红可用 70% 乙醇溶液或温水轻柔，涂以 3.5% 安息香酊。

四、预后与预防

（一）预后

脑出血的预后与出血量、部位、病因及全身状况等有关。脑干、丘脑及大量脑室出血预后差。脑水肿、颅内压增高及脑疝、并发症及脑－内脏（脑－心、脑－肺、脑－肾、脑－胃肠）综合征是致死的主要原因。早期多死于脑疝，晚期多死于中枢性衰竭、肺炎和再出血等继发性并发症。影响本病的预后因素有：①年龄较大；②昏迷时间长和程度深；③颅内压高和脑水肿重；④反复多次出血和出血量大；⑤小脑、脑干出血；⑥神经体征严重；⑦出血灶多和生命体征不稳定；⑧伴癫痫发作、去大脑皮质强直或去大脑强直；⑨伴有脑－内脏联合损害；⑩合并代谢性酸中毒、代谢障碍或电解质紊乱者，预后差。及时给予正确的中西医结合治疗和内外科治疗，可大大改善预后，减少死亡率和致残率。

（二）预防

总的原则是定期体检，早发现、早预防、早治疗。脑出血是多危险因素所致的疾病。研究证明，高血压是最重要的独立危险因素，心脏病、糖尿病是肯定的危险因素。多种危险因素之间存在错综复杂的相关性，它们互相渗透、互相作用、互为因果，从而增加了脑出血的危险性，也给预防和治疗带来困难。目前，我国仍存在对高血压知晓率低、用药治疗率低和控制率低等“三低”现象，恰与我国脑卒中患病率高、致残率高和死亡率高等“三高”现象形成鲜明对比。因此，加强高血压的防治宣传教育是非常必要的。在高血压治疗中，轻型高血压可选用尼群地平和吲达帕胺，对其他类型的高血压则应根据病情选用钙通道阻滞剂、β 受体阻滞剂、血管紧张素转化酶抑制剂（ACEI）、利尿剂等联合治疗。

有些危险因素是先天决定的，而且是难以改变甚至不能改变的（如年龄、性别）；有些危险因素是环境造成的，很容易预防（如感染）；有些是人们生活行为的方式，是完全可以控制的（如抽烟、酗酒）；还有些疾病常常是可治疗的（如高血压）。虽然大部分高血压患者都接受过降压治疗，但规范性、持续性差，这样非但没有起到降低血压、预防脑出血的作用，反而使血压忽高忽低，易于引发脑出血。所以控制血压除进一步普及治疗外，重点应放在正确的治疗方法上。预防工作不可简单、单一化，要采取突出重点、顾及全面的综合性预防措施，才能有效地降低脑出血的发病率、病死率和复发率。

除针对危险因素进行预防外，日常生活中须注意经常锻炼，戒烟酒，合理饮食，调理情绪。饮食上提倡“五高三低”，即高蛋白质、高钾、高钙、高纤维素、高维生素及低盐、低糖、低脂。锻炼要因人而异，方法灵活多样，强度不宜过大，避免激烈运动。

第二章　周围神经损害疾病

第一节　正中神经损害

正中神经是混合性运动与感觉神经，包括 C_6、C_7、C_8 和 T_1 神经根成分，其支配前臂大部分屈肌、前臂旋前肌和大鱼际肌。

一、诊断

1. 臂部损害的原因

臂部损害的原因：贯穿伤、肘部静脉内注射、前臂骨折、前臂肿瘤、前臂血肿、多发性单神经炎、神经痛性肌萎缩、旋前圆肌受压状态、前臂动静脉瘘。

临床症状与体征：前臂屈肌群与拇短展肌的萎缩，其中食指的末端指关节的屈肌(指深屈肌)和拇指外展肌(拇短展肌)肌无力最明显。感觉缺失不一定都是典型的图形分布的，特别在掌部，轻触觉缺失可较痛觉缺失的范围更大。

骨间前神经损害可因创伤或在旋前圆肌双头间神经压迫所引起。患者可能只有拇指(累及屈拇长肌)、食指和中指(指深屈肌)的末端的指关节屈曲无力，而可以无感觉缺失的症状与体征。如果患者在 2 个月内临床症状无改善，应探查此神经，如确累及此神经，则可行神经减压手术。

2. 腕部损害

在腕部损害可由以下原因引起：腕管综合征、贯穿性损害、腕部骨折。

3. 腕管综合征

本征是正中神经在腕骨内受卡压(由于腕部骨折、脱位、关节炎、腕横韧带增厚、腕管内肿瘤和血肿、代谢和中毒疾病、石膏固定受压等)造成正中神经支配的手部感觉和手肌瘫痪。为一种最常见的嵌压性神经病(每年发生率为 100/10 万人口)，为一种持续的压力或反复性创伤使腕管狭窄造成正中神经损害所致，因为正中神经是通过腕横韧带的深部。女性比男性更常见(女：男 =3:1)，任一年龄均可发病，通常为双侧，但多先发生在主力手。神经电生理检查发现受累时，临床上常无症状。患者可能促发的原因包括：肥胖、腕关节炎。既往有腕部骨折。重复的腕运动，如使用振动工具、编织、钢琴演奏或洗衣等。孕妇、甲状腺功能低下症、肢端肥大症、肉芽肿(结核性、结节病)、嗜伊红筋膜炎、腱鞘囊肿、透析时前臂动静脉瘘、腕淀粉样沉积、家族性倾向的压迫性麻痹。有周围神经损害的基础疾病，如糖尿病。

临床症状和体征：腕管综合征 可出现为正中神经分布区的桡侧三个半手指掌侧感觉异常，呈烧灼样、麻木样感觉。夜间疼痛明显，常因此而痛醒不能入睡。在做某些与屈腕有关的动作时，可加重症状。掌部近端无感觉障碍，手部活动笨拙，尤其做精细动作时更加明显。握力及捏力均下降。可放射到臂部，甚至到肩部，还可经手放射到小指。患者将手举起或摇动手腕可使症状缓解。在清晨患者常感到手指肿胀、僵硬和不灵活。这一阶段的感觉征可缺如或轻微(如只有小指两点辨别觉的受损)。最终则出现拇短展肌无力和萎缩，及明显的正中神经感觉征。

临床及实验室检查发现：

(1) 指两点辨别觉＞4 mm，严重者＞10～15 mm。

(2) Phalen 试验：两臂平举，屈肘 90°，腕关节极度掌屈 1 min，患手桡侧手指即可出现麻木和感觉异常。

(3) 拇指压迫试验：拇指直接压迫腕部正中神经 30 s，患者可出现手部正中神经感觉分布区的麻木和疼痛。

(4) 腕部 Tinel 征阳性：伸腕时叩击腕部的正中神经，手指可有电击感，但这也可出现于正常人。

(5) 肌电图检查示正中神经的感觉和运动神经传导在腕部以下减慢。大鱼际肌有失神经电位。

(6) 腕部 CT 或 MRI 示骨性改变或肿瘤等异常。

诊断与鉴别诊断：包括引起手部小肌肉萎缩的其他原因和引起疼痛的颈神经根损害，但通常在臂下部多于上部，正常情况下患者不会在睡眠中疼醒。

二、治疗原则

尽可能对基本病因进行治疗。夜间腕部固定(呈稍伸位)可以阻止夜间疼痛，有时甚至可阻止白天期间的疼痛。在以下情况下可行外科减压术：

(1) 保守治疗不能减轻感觉症状。

(2) 病因不能消除(如肥胖)且感觉症状持续存在者。

(3) 呈明显进展的感觉征。

(4) 早期发现如可经神经传导检查确诊拇短展肌无力。

三、治疗方案

(1) 维生素 B_1，20 mg，3 次 /d。

(2) 止痛剂如醋氨酚、非类固醇抗炎药等。某些患者在变换电脑键盘位置以及调整体位后病情会有所缓解。

(3) 如果上述措施均不能有效控制症状，可在腕管内局部注射皮质类固醇，进针位置为掌长肌腱和正中神经尺侧，靠近远端腕部皱褶。如果不适症状仍然持续或复发，或手无力与鱼际萎缩的情况进展，应行开放手术或内镜以使腕管减压。

第二节　桡神经损害

一、概述

桡神经是感觉和运动混合性神经，其包括 C_5、C_6、C_7 和 C_8 神经根成分，支配肘部，腕部，拇指的伸肌和肱桡肌。臂和前臂的后侧皮神经起自肘以上，但即使损害也只偶尔引起感觉得缺失，这是由于有其他皮神经的重叠支配之故。感觉丧失都是很轻微并限于第1背侧骨间肌处的皮肤。

二、诊断

1. 桡神经损害的原因

桡神经损害原因包括贯穿伤，肱骨骨折移位（也有时继发于骨痂形成），全麻时因支器压迫腋部或臂处悬吊状态。腋部恶性病变、饮酒过多者由椅子背部压迫肱部桡神经沟，或上止血带等。

2. 临床特征

肱三头肌无力和肱三头肌腱反射消失只在有高位桡神经损害（如在腋窝）出现。最突出是在伸腕和在拇指及其余指的掌指关节的肌无力，伴前臂伸肌群萎缩。通常影响肱桡肌，引起旋后肌反射丧失和半俯卧位时屈肘无力。手背部刺痛和麻木感，如果有也很轻微。

桡神经瘫痪是由于桡神经被压向肱骨所致。如酒醉后或熟睡中，上臂搭在椅背上或床上等引起，其症状为腕下垂，偶见的第1背侧骨间肌背面的感觉缺失。

前臂伸肌群可嵌压后骨间神经，只引起拇指和其余指伸肌无力，常可伴有前臂疼痛。在管弦乐演奏或应用螺丝刀后可自发的发生。这称为桡管综合征（后骨间神经综合征），主要为前臂近端或上臂后侧的桡神经浅支受压，导致前臂与手的背面撕裂样疼痛。多是创伤、腱鞘囊肿、脂肪瘤、骨肿瘤以及桡骨滑囊炎等于肘窝水平的损伤所致。此时如外展腕关节与手指，疼痛会突然加剧。患者一般无感觉缺失症状。局限性的 Tinel 征与沿桡神经分布的触痛等，可与肱骨外上髁炎相鉴别。通过避免剧烈或反复的旋后或背屈运动，可以减轻神经的压力，缓解临床表现。

三、治疗原则

腕部夹板有利于避免腕关节扭伤，使手指正常活动直至桡神经恢复。“垂腕”是一种残疾，因为此时骨间肌不能适当地活动。最好的选择是早期暴露和解除受压的后骨间肌神经。如果出现腕下垂并持续发展，则应行手术减压治疗。

第三节　尺神经损害

尺神经是感觉和运动混合性神经，其包括 C_7、C_8 和 T_1 神经根成分，支配腕部尺侧屈肌，环指和小指屈肌及手部的小肌的大部分。感觉缺失图与临床发展不一定与之相同。轻触觉缺失比痛觉缺失的范围大。

注意：在 2%以下的正常人尺神经支配手的所有小肌。

一、神经在肘部的损害

（一）诊断

1. 肘部损害的原因

贯穿伤、骨折 / 脱位、关节炎。压力或反复的神经创伤，当内上髁的尺神经沟未得到保护时，尤其尺神经沟是处于下列状态时：全麻期或昏迷期、肘支撑物、肘外翻（常继发于老年性肘骨折）、肘管综合征（尺侧屈腕肌两头间纤维带的包裹）。多数性单神经炎、神经痛肌萎缩、透析用的前臂动静脉瘘。

2. 临床特征

患者具有运动和感觉或两者兼有受损的临床特征。其中主要有肘管综合征，肘管综合征或肘部创伤常有沿着前臂内侧放射的疼痛。在小指和环指，有时也在掌的尺侧有麻木和刺痛。肌无力和萎缩在尺神经支配的手肌最明显（尤其是第 1 背侧骨间肌和指展小肌）。如指深屈肌的分支以上受损，常在小指的末端指关节处于屈曲动作时出现明显肌无力。不过，肘管综合征一般较腕管综合征少见。棒球的投掷手易患肘管综合征。

对尺神经沟部压迫与肘管的压迫的鉴别诊断困难，神经传导研究亦无所助。如在内上髁后的尺神经既不变厚也不疼痛，或如过去无肘创伤史（特别是有骨折），且如肘角正常，则可能诊断为肘管综合征。

（二）治疗原则

治疗是避免对神经的异常压迫和避免反复对肘的屈伸。保守治疗可能有益，在损害部位上临床与电生理一致，则可行肘管压迫的神经减压术。必要时要做肘前的神经移位，以防止因反复创伤使功能变坏，但改善机会不多。其他包括夜间使用夹板，固定肘关节于轻度外展位；可试用维生素 B_6 口服。

（三）治疗方案

维生素 B_1，20 mg，3 次 /d，口服。

二、尺神经的腕部及手部损害

（一）诊断

1. 尺神经的腕部损害

腕部损害可由下列疾病引起：贯穿伤、骨折 / 脱位、关节炎。

临床特征同上，但无腕部、小指和环指的屈肌无力，掌的尺侧感觉正常。

2. 尺神经的手部损害

手部损害可由下列原因引起：

(1) 反复创伤。如使用振动的工具，手下垂位，提重物，支撑性压迫。

(2) 关节炎。

(3) 腱鞘囊肿。

(4) 贯穿性创伤。

只有深运动支受累时感觉才正常。指展小肌可能相对地不受损。

注意：有些人（常有家族倾向基础）和全身普遍性周围神经病的患者（如糖尿病）有嵌压性神经病的倾向。

3. 神经电生理诊断

神经电生理检查可有小指的尺神经感觉动作电位的波幅减小、延时（或缺失），但如在该神经的掌侧远端的感觉支起源处时则神经电检查正常。在损害处的运动神经传导速度减弱，或复合肌肉动作电位波幅减低。在腕和掌处损害时，到展指小肌和（或）第一背侧骨间肌的远端运动潜伏期延长。展指小肌和（或）第一背侧骨间肌可以失神经改变。

（二）治疗原则

腕和手部尺神经压迫的治疗，是尽可能祛除压迫性损害。减轻疼痛防止感觉体征与运动无力的进展。

第四节　其他前臂神经损害

一、诊断

1. 肌皮神经损害

肌皮神经支配肱二头肌和肱肌（屈肘）和作为前臂外侧皮神经的终端，其包括 C_5、C_6 根成分。感觉缺失呈一块卵圆周形区域，除创伤、多数单神经炎和疼痛性肌萎缩外，肌皮神经罕见受累。

2. 腋神经 (C_5、C_6)

腋神经支配三角肌 (肩外展) 和上臂外侧的皮肤的一块小区。其受累产生上述肌皮神经类似的症状与体征。

3. 肩胛上神经

肩胛上神经起源于臂丛，其包括 C_5、C_6 神经根成分，其支配岗上肌和冈下肌。损害的原因与上述的肌皮神经相同。临床特征是肩痛伴岗上肌的无力和萎缩。

4. 胸长神经

胸长神经包括 C_5、C_6、C_7 神经根成分，其支配使肩胛固定的前距肌。如损害可导致翼状肩胛，这可因创伤、疼痛性肌萎缩和多数单神经炎所致。

二、治疗原则

同其他神经损害，主要是对症治疗与营养神经治疗。

第五节　坐骨神经损害

一、概述

坐骨神经是较大的感觉和运动混合性神经，其包括 L_4、L_5、S_1、S_2 和 S_3 神经根成分，支配屈膝肌、部分内收大肌和所有的膝以下的肌肉。坐骨神经损害时可在足的表面有感觉缺失并可延伸到腿及膝的外侧部。在膝的上方坐骨神经再分为腓总神经和胫神经。

二、诊断

1. 损害原因

引起坐骨神经损害的原因较多，主要包括以下几方面。

(1) 贯穿伤。

(2) 外部压迫 (昏迷、全麻等)。

(3) 错误注射部位。

(4) 盆部肿瘤和动脉瘤。

(5) 怀孕子宫、难产期间创伤的压迫。

(6) 股部及骨盆骨折。

(7) 髋部手术、骨折或移位。

2. 临床特征

膝盖以下腘绳肌腱和所有肌肉萎缩和无力，伴踝反射丧失。除由长隐神经 (股神经的分支) 支配的内踝周围皮肤外，全足有麻木感。

临床上根据坐骨神经痛部位不同可分为根性痛、干性痛和丛性痛，其各种类型的共性特点如下。

(1) 根性坐骨神经痛：表现有椎旁压痛及叩压痛，增加腹压时疼痛剧烈，屈颈试验时95%的患者阳性，并出现脊神经根定位症状及体征，脑脊液检查可显示部分梗阻及生化异常的改变。

(2) 干性坐骨神经痛：压痛点位于大转子点并向下放射，并坐骨神经沿途均有压痛，椎旁压痛不明显。下肢旋转试验多为阳性。直腿抬高试验亦为阳性。出现干性定位症状与体征。90%的患者出现足底部麻木感。

(3) 丛性坐骨神经痛：出现多干性疼痛，如可出现坐骨神经（下肢放射痛）及股神经（大腿前部放射痛）和臀上神经与闭孔神经（膝部放射痛）疼痛症状，叩击腰骶部反而自己感觉良好。并出现膝反射和跟腱反射减弱或消失。

三、治疗原则

(1) 对症治疗：包括支持疗法。药物止痛治疗，维生素类及肾上腺糖皮质激素类。

(2) 病因治疗：如椎间盘突出则需手术或牵引等。

(3) 理疗：包括针灸及热疗等。

第六节 神经丛损害

臂丛和腰骶神经丛都是由脊神经联合而形成，其再形成周围神经。臂丛或腰骶神经丛的疾病引起混合性的运动与感觉障碍，相应地发生在上肢或下肢。主要特点是神经障碍的形式并不符合个别神经根或周围神经的分布。上臂丛的疾病引起肩部的神经障碍，而下臂丛的疾病则影响手部。

一、神经丛损害

（一）诊断

1. 创伤性神经丛损害

其主要见于交通事故，由于重力的直接打击所致。

2. 非创伤性神经丛损害

(1) 肿瘤压迫：腋下淋巴结的恶性转移病变和肺尖部肿瘤都可以侵犯臂丛神经的下干，引起 C_8 和 T_1 神经根的损害。如同时有颈交感神经节受累则出现同侧：Horner 综合征。骨盆部肿瘤或动脉瘤可以累及腰骶神经丛、坐骨神经和闭孔神经。神经根痛通常为单侧性，在早期多倾向于持续性疼痛，并伴有肌无力和感觉缺失。此外神经纤维瘤病偶尔累及神经丛。

(2) 放射性损害：对腋部、锁骨上区和骨盆区的恶性病变行放射治疗时，可损害臂丛和腰丛。患者在放射治疗几年后则出现进行性的肌无力和麻木感。出现疼痛时则多为恶性病变的后期症状。故应尽早通过适当的影像学检查(X线片，CT，骨扫描，脊髓造影等)除外肿瘤是否复发。

(3) 颈肋压迫综合征。

(4) 神经痛性肌萎缩：神经痛性肌萎缩(急性臂神经炎，臂丛神经病)是一种常见病，临床上容易诊断。这个临床综合征病因不明，疑与病毒或免疫性炎症过程有关。年发病率约为1.6/10万人口。主要发生在男性，以年轻者为主，但可发生在任何年龄。

开始可出现持续数小时或数天的严重肩部疼痛，并向下放射到臂部，在几天内进展较快，并很快出现肌无力。但在同一肢体的感觉缺失的程度却相当轻。随之患者出现肌萎缩。神经系统功能的缺陷则提示颈神经根、臂丛或起源于臂丛的神经弥漫性和斑片状方式受损。如在颈$_5$和颈$_6$神经根受损，腋神经、胸长神经和肩胛上神经似乎更易于受累。在1或2周内疼痛缓解，神经缺陷症状通常在几个月内恢复。

鉴别诊断包括急性颈椎间盘突出和带状疱疹性神经根病。同样的综合征不出现疼痛时，则难以与其他无痛原因的颈神经根和臂丛压迫症相鉴别。

有时这种病态可以为双侧，并偶尔复发。这可呈家族性发生，具有一种显性遗传的特征。偶尔可并发于血清病、螺旋体、单纯性疱疹Ⅱ型、接种和未描述的病毒感染。脑脊液检查正常。

鉴别诊断包括腰椎间盘突出等疾病。但直腿抬高及背部和脊髓造影正常。

(5) 间接性创伤：①背囊带累及颈$_5$和颈$_6$神经根和臂丛上干。②在全麻期间被动地使肩过度外展。③开胸手术期间。④出生时创伤。

(6) 带状疱疹。

(7) 体育训练后致的臂丛神经损伤：在军事训练中发生臂丛神经损伤，比较少见。而由于锻炼不当引起的完全性臂丛神经损伤更十分罕见。可见上肢各腱反射减弱及深浅感觉消失。在伤后第3～20天查肌电图为神经源性损害，正中神经体感诱发电位异常。X线胸片及颈椎正侧位片和血心肌酶均正常。这种损伤主要与训练前没有受过良好的正规体育训练有关。

(二)治疗原则

1. 主要是针对神经丛疾病的病因

(1) 神经丛附近的癌肿可通过放疗或化疗处理。

(2) 危害神经丛的肿瘤或血栓必须通过外科手术清除。

(3) 给予皮质类固醇治疗急性臂丛神经炎和其他怀疑是自身免疫原因所致的神经丛疾病。

2. 神经营养治疗

(1) 维生素B_1，维生素B_{12}，ATP，辅酶A。

(2) 加兰他敏，硝酸一叶秋碱等。

当损伤引起神经丛疾病时，神经修复所需时间较长，但多数可有不同程度的恢复。

二、胸腔出口综合征

胸腔出口综合征是尚无准确定义的疾病，这些疾病均引起手、颈、肩或手臂的疼痛和不寻常的感觉(感觉异常)。女性比男性常见，通常影响那些年龄在35～55岁之间的人。可有不同病因，但均在胸腔出口处，导致其通道(食管、大血管、气管和一些在颈和胸之间的结构)受压，特别是血管或神经受压时，可出现各种症状。其中最典型的是颈肋压迫综合征。在正常情况下，臂丛神经丛由前斜角肌和中斜角肌及第1肋骨形成的裂孔通过，但在第7颈椎上存在颈肋时，或更常见的是在第7颈椎横突的纤维延长并入到第1肋骨时，使这个裂孔变小，且这可在局部成角地压迫 C_8 和 T_1 神经根或臂神经丛下干。这种现象在女性较男性更容易受累。颈肋在人群并不少见，但实际出现临床神经症状者则并不常见。

(一)诊断

1. 临床特征

(1) 表现有肩痛、腋痛并向下放射到手臂的内侧，提重物和臂抬高时症状加重。

(2) 手部小肌(尤其是展拇短肌)萎缩和无力并同时出现感觉缺失范围扩大，其与尺神经损害不同，损害在腕上方(C_8 皮节)或是在前臂内侧(T_1 皮节)。

(3) 如果颈肋压迫锁骨下动脉，则可在上肢出现血管运动障碍的症状。如为双侧，则双手、手臂和双肩可肿胀或由于缺氧呈紫色。

(4) 正中神经传导速度正常。尺神经感觉动作电位波幅变小或消失。手小肌的肌电图为去神经改变。

2. 检查与试验

以下检查可有助于诊断。

(1) 艾德森试验：当患者头部向后倾斜并转向对侧时，保持深吸气状态，测定手腕脉搏是否减弱或消失。

(2) 艾伦试验：抬高手臂，随着头部一同转向未受累侧时也可能切断脉搏。医生可通过听诊器听到异常血管音，这表明在受影响的动脉中存在异常血流。

(3) 血管造影：可显示出手臂的异常血流。

(二)治疗原则

(1) 物理治疗和训练。

(2) 外科手术治疗，如颈肋压迫动脉，颈肋或纤维带切除可减轻症状并可阻止神经症状的继续发展。

第七节 周围神经损害疾病

一、周围神经损害

1. 周围神经损害

周围神经损害可产生该神经及其沿途部位的症状与体征。

(1) 如果只损害运动神经，则立即引起麻痹及周围内其所支配肌肉的萎缩，且有些肌肉的麻痹体征是不易查出的。

(2) 若只损害感觉神经则引起一处皮肤区表面痛觉、触觉、温度觉缺失（与位置觉丧失很少会是一致）。这些感觉缺失区较该神经实际支配区要小，这是因为某些邻近的周围神经间有相互重叠之故。

(3) 不完全性周围神经损害则只出现该神经不完全损害的表现。最明显的损害可能是感觉、运动或两种成分缺失。

(4) 感觉神经损害引起分布区的刺痛和麻木，有时患者可能有严重的感觉症状，但临床却查不出感觉障碍的体征。

(5) 灼性神经痛：灼性神经痛是在部分神经损伤后发生的一种不愉快的灼样痛，患者可伴有皮肤极度敏感，尤其是正中神经。患者皮肤潮红、发亮和干燥或伴出汗过多，其骨骼也可变得骨质疏松 (Sudek 萎缩)。

(6) 慢性的运动神经损害引起的肌萎缩和无力，患者发病数年内可能并未引起注意，患者已适应于此种情况。

(7) 如果损害的周围神经是参与反射弧的神经，则相应的腱反射可减弱或消失。

临床上要想到肩、臂或手的疼痛也可为关节、骨、韧带或肌肉疾病，甚至是心绞痛症状。

2. 神经传导检查

临床症状不完全或不典型时，与根性损害鉴别困难，疑为亚临床受累时，这种检查可能有助于临床诊断。在神经受损部位及脱鞘性神经病，运动与感觉神经传导速度均减慢。在轴突和脱鞘性神经病，两者复合动作电位波幅均减低。如损害部位在远端至背根神经节，则感觉神经动作电位是减低、消散或延迟。所受累的肌肉则呈去神经的电生理征。

3. 某些周围神经损害的原因

(1) 创伤：如贯穿伤，骨折，针刺伤。

(2) 急性压迫：如在昏迷、全麻、深睡，或用止血带、打石膏，或出现血肿状态时。此时的症状多突然发生。

(3) 慢性压迫（或嵌压性神经病）：在神经必须经过处受压（如腕管、旋前圆肌、肘管、跗管），临床症状多缓慢出现并呈进行性。

(4) 急性缺血：胶原性血管性疾病、糖尿病等。症状多表现为突发性，或许在后期可伴有进行性加重。

具体患者周围神经损害恢复与否难以预测。如果是由于急性缺血引起神经横断或梗死，恢复很慢而不完全的，尤其在近端损害更为明显，因为切断的轴索再生长和再生鞘的距离较长。急性或慢性受压的缓解更可能在数周后完全恢复。

4. 多数的单神经炎

多数的单神经炎是同时有几个周围神经受损害，其原因包括：胶原血管病、糖尿病、麻风病、螺旋体病、艾滋病、结节病、旁瘤综合征、酒精中毒、Tangier 病、家族倾向的压迫性麻痹。

二、周围神经病

周围神经病包括所有周围运动、感觉或自主神经的疾病，但除外由于嵌压或创伤引起的单神经损害 (单神经病)。如果特别累及神经根，则使用术语“多神经根病”。

(一) 病因及分类

1. 遗传性周围神经病

(1) 腓肌萎缩症 (12harcot-Marie-Tooth 病，遗传性运动和感觉性神经病，Ⅰ型，Ⅱ型)。

(2) 遗传性多神经病 (遗传性运动和感觉性神经病，Ⅲ型)。

(3) 遗传性感觉神经病。

(4) 遗传性共济失调性神经病 (Refsum)。

(5) 家族性自主神经功能异常 (Riley-Day 综合征)。

(6) Fabry 病。

(7) 17angier 病。

(8) 卟啉症。

(9) 家族性淀粉样变性。

(10) Krabbe 病。

(11) 异染性脑白质营养不良。

(12) β 脂蛋白缺乏症。

(13) 共济失调性毛细血管扩张症。

(14) 着色性干皮病。

(15) 徐动 - 棘红细胞增多症。

(16) Cockayne 综合征。

2. 代谢性周围神经病

糖尿病、肾衰竭、甲状腺功能亢进、甲状腺功能减退症、肢端肥大症、低糖血症。

3. 感染性周围神经病

格林巴利综合征、布鲁分枝杆菌病、麻风病、螺旋体、破伤风、肉毒中毒、白喉、单纯疱疹Ⅱ型、带状疱疹、Epstein-Barr、HIV、狂犬病、颚口线虫病。

4. 胶原血管病性周围神经病

(1) 系统性红斑性狼疮。

(2) 系统性血管炎。

(3) 高敏性血管炎病。

(4) 类风湿疾病。

(5) sjögren 综合征。

(6) 巨细胞性动脉炎。

5. 缺陷状态

缺陷状态致周围神经病：维生素 B_1(硫胺素)、维生素 B_{12}、维生素 B_6(吡多醇)、烟酸 (糙皮病)、维生素 E。

6. 毒素致周围神经病

(1) 酒精。

(2) 有机溶剂：二硫化碳、甲基丁酮、n- 六烷、甲苯。

(3) 金属：铅中毒、汞中毒、砷中毒、锡中毒、铊中毒、金中毒、铂中毒。

(4) 有机磷中毒。

(5) 丙烯酰胺中毒。

(6) 慢性氰化物中毒。

(7) 氧化乙烯。

(8) 甲基溴化物。

(9) 一氧化氮。

(10) 吡啶甲基硝苯脲。

(11) 亚急性脊髓 - 视 - 神经病 (SMON)。

(12) 吡多醇滥用。

7. 药物致周围神经病

胺碘酮、氯霉素、氯喹、顺铂、碘氯羟喹、秋水仙碱、类皮质醇、氨苯砜、双硫醒、乙胺丁醇、乙硫异烟胺、灰黄霉素、吲哚美辛、异烟肼、色胺酸、锂、甲喹酮、甲硝唑、心舒宁、苯巴比妥、苯妥英钠、链霉素、磺胺、酞胺哌啶酮、三环抗抑郁剂、长春新碱、长春地辛 (vindesine)、苯丙唏胺 (zimeldine)。

8. 恶性疾病致周围神经病

旁瘤综合征、多发性脊髓瘤、立体性浆细胞瘤、Waldenstrom 巨球蛋白血症、良性副蛋白血症、淋巴瘤、神经根或周围神经直接浸润、胰岛素瘤和慢性低血糖症。

9. 其他原因致周围神经病

神经痛性肌萎缩、缺血性神经病、高嗜酸细胞综合征、真性红细胞增多症、Waaenberg 移行性感觉神经炎、多发性神经病急性期、结节病。

在任何的神经病均可有周围自主神经受累，特别可能发生在淀粉样变性、糖尿病、卟啉症、酒精中毒、AIDS、吡啶甲基硝苯脲、长春新碱、布鲁分枝杆菌病、家族性自主神经失调症。

（二）诊断

1. 临床特征

通常到肢体的神经有弥漫性对称性受累，双足受累发生在手受累之前。在多个单神经炎，其临床表现为较多斑片状和不对称的，反映各单个神经损害。依据病因，发作可以是快的或隐袭发展的，但逐渐恢复出现，可有复发和缓解。

(1) 感觉症状：这包括刺痛、麻木、“毛样的”并有时有疼痛与灼痛。总体上说症状是持续的而不是间歇性(参见：忧虑、呼吸过度、嵌压性神经病)。症状多在趾与足上开始向上扩展到腿，然后到手而后到臂。症状可以从肢体扩展躯干，并有时扩展到面部和口部。体征可以不明显，但通常有远端皮肤感觉迟钝(轻触觉和痛觉)和踝部位置觉丧失。皮肤感觉丧失常呈袜套和手套分布，但在严重病例，可累及全身。有时有痛过敏(痛觉增强)。偶尔关节位置觉有严重受损。

(2) 运动症状：这包括远端肌无力和萎缩。这很快向近端发展，并最后累及呼吸肌、面肌、吞咽肌、语言肌和在非常罕见时出现眼肌受累。近端肌无力在格林巴利综合征和糖尿病性肌萎缩特别常见。

肌腱反射通常受抑或早期丧失，特别是踝反射，但也可能是正常的(如在远端感觉性神经病)。

偶尔有位置性和动作性震颤，其原因既不是小脑引起也不是位置觉障碍引起，有时患者可有不宁腿。

(3) 自主神经症状：这包括位置性或锻炼引起的低血压、阳痿、出汗减少(有时增加)、便秘或腹泻、排尿不畅或尿潴留及各种心脏节律的异常。

(4) 周围神经肥大：如果有周围神经肥大，则最易触摸到的部位是在锁骨和足背处。耳大神经、尺神经和腓总神经也可进行检查。其特别发生于下列情况：①麻风病。②神经纤维瘤病。③遗传性运动和感觉神经病 1 型。④肥大性多神经病。⑤淀粉样变性。⑥肢端肥大症。

(5) 肌纤维颤搐：肌纤维颤搐(肌肉粗的波幅的运动)在金中毒和铅中毒性神经病与格林巴利综合征中已作介绍。

2. 诊断

如临床诊断有怀疑，应做神经传导研究和肌电图。主要的问题是确定神经病的原因，尤其确定能治疗的原因。以及神经活检(通常在腓肠神经或远端桡感觉神经，并总需与病理医生合作进行)若在其他方式尚不能确定诊断时神经活检是有助的，例如在：

(1) 结节病。

(2) 淀粉样变性。

(3) 麻风病。

(4) 结节性多动脉炎和其他血管炎。

同时注意伴随的临床特征：

小脑疾病考虑：酒精中毒、旁瘤综合征、维生素 E 缺乏症、β 脂蛋白缺乏症、Refsum 病。

痴呆 / 意识模糊状态考虑：异染性脑白质营养不良、酒精中毒、卟啉症、家族性淀粉样变性、Krabbe 病、维生素 B_{12} 缺乏症、AIDS 病。

肝脾肿大考虑：旁瘤综合征、淋巴瘤、结节病、酒精性肝硬化、Tangier 病、POEMS 综合征。

皮肤受累考虑：螺旋体、麻风病、Fabry 病。

淋巴结病考虑：旁瘤综合征、结节病、淋巴瘤、Tangier 病。

肾衰竭 / 蛋白尿考虑：淀粉样变性、糖尿病、骨髓瘤、Fabry 病。

贫血考虑：旁瘤综合征、维生素 B_{12} 缺乏症、甲状腺功能减退症、肾衰竭、营养缺乏。

（三）治疗原则

针对神经病的病因治疗，恢复神经功能或至少阻止其进展。防止运动性致残，处理包括理疗等，严重的皮肤感觉缺失要避免伤损及皮肤。神经性疼痛治疗，偶需服用止痛药，及加用卡马西平，苯妥英钠，三环类抗抑郁药 (阿米替林每晚 25 ～ 150 mg)。偶用美西律 150 mg/d，渐加到 10 mg/(kg·d)，分 3 次服用。

（四）治疗方案

(1) 维生素 B_1 片，20 mg，3 次 /d，口服。

(2) 弥可保片，500μg，1 次 /d，口服。

(3) 烟酸片，0.1 g，3 次 /d，口服。

(4) 注射用鼠神经生长因子 (金路捷)，20μg，1 次 /d，肌注。

第八节　格林 - 巴利综合征

本病是一个亚急性炎症性脱髓鞘多神经病和多神经根病。累及运动神经较感觉神经更明显。约一半左右患者在神经症状发生前几天或几周内有呼吸道感染或腹泻。感染包括流感病毒，巨细胞病毒，EB 病毒，带状疱疹病毒，非甲非乙型肝炎病毒，支原体，弯曲杆菌属，弓形虫病和免疫功能降低。极少数可并发于硬膜外麻醉、手术和怀孕。任一年龄均可发病，男性比女性稍多，每年发生率约 2/10 万人口。

神经系统的症状轻重程度变化较大。病前可无全身不适和发热。病情恢复较慢，约数周或数日，约 80%的患者完全恢复。5%患者死于急性期，约 5%复发，极少数患者的病程更慢，有的患者可存在复发和缓解的发作 (慢性炎症性脱髓鞘性神经病，CIDP)。

一、诊断

1. 临床特征

临床特征主要为运动障碍和感觉症状。先多有疲软无力，后出现近端或远端肢体肌萎缩，多为双侧，但常也有不对称发生。腱反射在早期消失。肌无力迅速发展至更多肢体肌，最常受累的是面肌。然后再发展到呼吸肌、吞咽肌、眼外肌。患者无上运动神经元受损的特征。可出现面肌颤搐，手臂可出现姿势和动作震颤。

较突出症状是麻木、针刺、灼样疼痛的感觉症状。但除相当严重的病例外，感觉得体征不明显。患者可有严重的背痛，甚至直腿抬高受限。

患者的共济失调症状比肌无力及关节运动觉丧失更突出。括约肌偶尔受累。

第 1 周左右的神经电检查可以正常，但之后通常有运动神经传导速度显著减慢 (脱髓鞘神经病)，F 波潜伏期延长，复合肌动作电位减少和最后肌电图呈失神经征。感觉动作电位是减少或缺失。

脑脊液蛋白在第 1 周正常，然后通常稍增高。但罕见高于 5 g/L，细胞数正常。

2. 并发症

(1) 静脉血栓形成。

(2) 心律不齐，窦性心动过速和心动过缓常由于气管内吸痰所促发；血压不稳；体位性低血压；由于自主性神经病引起出汗多和瞳孔不正常。

(3) 由于呼吸衰竭或吸入性引起的肺炎。

(4) 低血钾症，有时是由于 ADH 分泌不正常所致。

(5) 视盘水肿和颅压高，可能由于脑脊液高蛋白阻塞了蛛网膜绒毛部对脑脊液吸收所致。

(6) 焦虑和抑郁症。

二、治疗原则

治疗主要是支持治疗、心理治疗及理疗直至自然恢复。良好的护理，喂养进食，液体平衡，注意吞咽困难，有的需机械通气治疗。用非类固醇抗炎药物或鸦片类药可减轻疼痛，皮质激素可缓解一些患者严重的根性躯干疼痛和肢体疼痛。小剂量皮下应用肝素 (5000 U，2 次 /d) 用于预防静脉血栓形成，直到患者可开始行走。

较严重的患者要进行用力肺活量 (FVC) 监护。如果到达 1000 cm^3 应气管插管 (经口或经鼻)，气管插管可维持到 FVC 不少于 1000 cm^3(大致相当于 15 cm^3/kg)。如需要通气几天以上时则要行气管切开。连续的监测心律，心率和血压，以便能早期监测和治疗这种自主的不稳定性。

对于有病情迅速加重伴有呼吸肌麻痹和有呼吸功能衰竭一些严重的病例，可用血浆置换。通常每天置换出每公斤体重 50 mL 血浆，可置换 5 次，隔日 1 次。置换的液体为 5%的白蛋白和生理盐水 (50∶50)。在实际使用中根据效果，可有所变化，包括使用新鲜的冰冻或贮存的血浆和纯化的蛋白。

血浆置换的并发症并不常见，包括以下几种。

(1) 寒战，皮疹，发热。

(2) 血容积过多或过少。

(3) 感染 (肝炎，AIDS)。

(4) 低蛋白血症。

(5) 败血症。

(6) 低的凝集状态。

对发病几周后病情仍缓慢恶化的患者 (如慢性炎症性脱髓鞘多神经病)，使用皮质激素可缓解病情，病情恢复后可缓慢停药。皮质类固醇不能缓解的患者可用硫唑嘌呤或输注人类免疫球蛋白有效。

三、治疗方案

1. 急性期治疗

(1) 甲泼尼松龙，1 g，1 次 /d，冲击疗法，静滴，连用 5 天，然后改口服及逐渐减量。

(2) 人丙种球蛋白，按 0.4g/(kg·d)，连续可用 5 天。

2. 恢复期治疗

(1) 维生素 B_1 片，20 mg，3 次 /d，口服。

(2) 弥可保片，500μg，1 次 /d，口服。

(3) 烟酸片，0.1 g，3 次 /d，口服。

(4) 注射用鼠神经生长因子 (金路捷)，20μg，1 次 /d，肌注。

第三章 神经系统感染性疾病

第一节 细菌感染

一、急性细菌性脑膜炎

急性细菌性脑膜炎多有脑膜和脑脊液的化脓性炎性改变，故又称作急性化脓性脑膜炎。虽多种细菌可引起急性化脓性脑膜炎，但其中80%以上由流感杆菌、肺炎链球菌、脑膜炎球菌引起。患者以儿童居多，治疗不及时或不彻底可导致死亡或遗留后遗症，近年虽有广谱抗生素的应用，其病死率仍为3%～22%，存活中30%以上有神经系统后遗症。

(一)诊断

(1) 最常见于儿童，但成年人也可发病，50岁以后者少见。

(2) 爆发性或急性起病。

(3) 全身症状有畏寒、发热、全身不适，并有咳嗽、流涕、咽痛。神经系统症状有头痛、呕吐、眩晕。精神症状有早期激动不安、谵妄，以后发展为表情淡漠、意识模糊、昏睡乃至昏迷等。

(4) 脑膜刺激征阳性，瞳孔散大并固定，睑下垂，眼外肌麻痹，斜视，面神经麻痹，耳聋及吞咽困难，可有偏瘫、单瘫、失语等。

(5) 急性期周围血象白细胞总数增多，中性粒细胞占80%～90%。

(6) 脑脊液检查，压力高，外观混浊呈脓性，细胞数增高，在(1000～10000)×10^6/L，以多核白细胞为主，蛋白增高，糖含量明显降低，甚至为“零”，氯化物常下降不如结核性脑膜炎明显。

(7) 脑CT平扫检查早期无异常，感染进一步发展后，在大脑皮质可出现广泛或局限性低密度影，以双侧脑室周围最常见，增强后可见脑膜区呈线状强化，炎症累及室管膜和脉络丛，可显示脑室壁破坏状强化。

(二)治疗原则

以早期应用足量敏感抗生素为主，防治感染性休克，维持血压，防止脑疝，保持呼吸道通畅，降温，控制癫痫发作，维持水电解质平衡。本病要求急症处理，治疗上的任何拖延都将造成永久性的残疾或死亡。

（三）治疗方案

1. 一般支持治疗

(1) 保持呼吸道通畅，昏迷患者尤应保证足够的通气功能，必要时可气管切开。

(2) 维持静脉通道，以确保水、电解质和酸碱平衡，特别是治疗性药物的输入。

(3) 监测生命体征，维持收缩压在 90mmHg 以上。

2. 抗菌治疗

细菌感染应立即用可能有效的抗生素治疗，确定特殊感染的微生物后再更换敏感的抗生素，如无其他禁忌，抗生素应静脉冲击，用到热退后数天。

(1) 若病原菌明确，应根据病原菌选用抗生素。

①脑膜炎球菌性脑膜炎（流行性脑脊髓膜炎）：首选磺胺类药物，磺胺嘧啶、磺胺异噁唑均可选用。首次剂量 50 ～ 100mg/kg，静脉滴注，以后每日 80 ～ 160mg/kg 体重，分 4 次静脉滴注。同时给予等量的碳酸氢钠和足够水分，以使尿液碱化，减少药物结晶析出，防止尿少，尿闭和血尿等。治疗 48 小时临床症状仍无改善者，及时更换其他抗菌药。暴发型脑脊髓膜炎，宜用大剂量青霉素 [每日 (6 ～ 12)×60000U)] 或氯霉素（剂量 4g/d），分次静脉滴注。

②流感嗜血杆菌脑膜炎：首选氨苄西林（用法同前）。

③肺炎球菌脑膜炎：首选青霉素，(8 ～ 12)×10^6U，分次静脉滴注，2 周为 1 个疗程。也可选用氨苄西林。青霉素过敏者，可选用氯霉素。新一代头孢类抗生素疗效亦较好。

④肠道革兰阴性杆菌脑膜炎：大肠杆菌最多见，其次为肺炎杆菌，绿脓杆菌。选用氨苄西林或头孢类抗生素，联合应用庆大霉素或卡那霉素。庆大霉素 3 ～ 5mg/kg 体重，丁胺卡那霉素 15mg/kg 体重。

(2) 如果细菌性脑膜炎是根据脑脊液的特征做出的临床诊断，而且脑脊液染色未找到病原体。必须立即开始“盲目”的抗生素治疗，在这种情况下，应用何种抗生素依赖于局部感染的类型，可推荐如下：

①成人以脑膜炎双球菌或肺炎球菌感染，可能性较大，而嗜血杆菌感染的可能性很小，静脉注射苄青霉素（青霉素 G），150mg/(kg·d)，4 小时内冲击，不要鞘内给药，如果青霉素过敏，用氯霉素静脉注射，3g/d，8 小时内冲击。

② 5 岁以下儿童：可能为嗜血杆菌，但常对青霉素不敏感，静脉注射氯霉素，5mg/(kg·d)，8 小时内冲击（肌注疼痛，如果能吞咽，口服有效），儿童需特别注意血清浓度监测。

③新生儿：可能为大肠杆菌，B 族链球菌，或李斯特菌，静脉注射氨苄西林，100mg/(kg·d)，全量分为 4 次用，加庆大霉素，6mg/(kg·d)，全量分 3 ～ 4 次静脉注射。或用一种“广谱”头孢菌素替换庆大霉素，150 ～ 200mg/(kg·d)，分 3 ～ 4 次静脉注射。

3. 糖皮质激素的应用

激素对于儿童患者应加用地塞米松 0.6mg/(kg·d)，静脉滴注，连用 3 ～ 5 天，可以减少儿童听力受损及其他神经系统后遗症的发生率。对于暴发性感染的成人患者，如伴有颅高压、严重菌血症及急性肾上腺功能不全，也应使用糖皮质激素，一般为地塞米松 10 ～ 20mg/d 静脉滴注，连用 3 ～ 5 天。

4. 并发症处理

(1) 控制癫痫发作：迅速控制抽搐可给予地西泮，成人首次剂量 10 ～ 20mg，最大剂量不能超过 20mg/ 次，按 1 ～ 2mg/min 缓慢静脉注射，有效而复发者，30min 后可重复应用，或在首次用药后将地西泮 20 ～ 40mg 加入 10% 葡萄糖液 100 ～ 250mL 中缓慢静滴，10 ～ 20mg/h，视发作情况控制滴注速度和剂量，24 小时总剂量不超过 200mg。控制发作后可给予苯妥英钠 100mg，2 次 /d，口服，或卡马西平 10 ～ 20 mg/(kg·d) 口服，因其清除率较低，起始剂量应为 2 ～ 3mg/(kg·d)，一周后逐渐加至治疗剂量。注意监测骨髓及肝功能。小儿可给予苯巴比妥钠。

(2) 防止脑疝：成人常用 20% 甘露醇 125mL，快速静滴，每 6 ～ 8 小时 1 次。心、肾功能不全者慎用，防止发生肺水肿和加重心肾衰竭。可给予 10% 甘油葡萄糖液或 10% 甘油生理盐水溶液 500mL 静滴，于 2 ～ 3 小时内静脉滴完，1 ～ 2 次 /d，或按每日 lg/kg 计量，与等量盐水或橘汁混匀，分 3 次口服或鼻饲。甘油静脉滴注或口服多用于慢性颅内压增高患者。或给予呋塞米 20 ～ 40mg 静脉注射；口服剂量一次 20 ～ 40mg，3 次 /d。利尿剂和脱水剂的应用，因排钾过多，应注意补钾。脱水治疗时应适当限制液体入量，成人每日输入量一般不超过 2000mL，天热多汗，发热或频繁呕吐以及腹泻患者，可酌情增加，且输液速度不宜过快。若用药物后颅压仍较高不能改善症状，则有必要行立体定向脑脓肿抽吸术或开颅清除脓肿，或者短期内施行脑室引流。

(四) 注意事项

若必要长期使用较大的剂量抗生素，有条件者应检查血药浓度。不要鞘内注射抗生素。如经治疗仍持续发热，可能原因有诊断错误、抗生素剂量不足、药物反应、局部积脓、硬膜下渗出物、细菌性心内膜炎、静脉注射部位有耐药微生物或血栓性静脉炎。因此，需进一步诊断并调整抗生素。如检出病原体为双球菌须进一步转到传染科隔离治疗。

二、结核性脑膜炎

结核性脑膜炎是常见的中枢神经重症结核病，为全身血行结核的脑脊髓膜的表现，其发病率与结核感染率成正比，结核感染率高，结核性脑膜炎多，且 0 ～ 14 岁儿童结核性脑膜炎最多，成人较少，近年来由于结核病向老年推移，老年结核相对增多，老年结核性脑膜炎也增多。本病主要由结核性炎症、脑水肿、脑积水引起的脑膜刺激征和高颅压症状群，是结核性脑膜炎的主要临床表现。发病早期表现发热，头痛，呕吐，颈强直，视盘水肿，视网膜可见结核结节，布氏征、勒氏征和克氏征阳性。中晚期可出现癫痫，昏迷，视神经、动眼神经、展神经和面神经麻痹，肢体瘫痪和去脑强直，颅内压过高可并发脑疝而死亡。

（一）诊断

(1) 白细胞计数与血沉可能均正常或增高。

(2) 结核菌素皮肤试验常为阴性。

(3) 胸部 X 线片可以显示原发灶或粟粒状改变，但常是正常的。

(4) CT 扫描常显示脑水肿，且用静注对比剂脑膜可增强，也可看到任何伴发的梗死和结核病，CT 扫描也可以正常，但是嗜睡的患者静注造影剂后 CT 正常可以排除结核性脑膜炎。

(5) 脑脊液是最重要的诊断依据，如果临床特征和脑脊液改变提示而未找到抗酸杆菌，就应重复检查脑脊液，有必要复查多次。即使没见到抗酸杆菌，在肯定的细菌培养诊断之前就应开始治疗。应常规进行脑脊液培养，但是费时且常常没有结果。

(6) 结核菌培养并用显微镜检查其他体液的结核菌，如痰、晨尿、胃吸出物等。

(7) 结核接触史。

（二）治疗原则

必须遵守早期、联用、适量、规律、全程的结核病化学药物治疗原则，另外必须首选血脑屏障良好的杀菌药物组成标准化疗方案。只要患者的临床症状、体征及实验室检查高度提示本病，即使脑脊液抗酸染色阴性，亦应立即进行抗结核治疗。

（三）治疗方案

1. 抗结核治疗

(1) 病初应合用三种抗结核药治疗

①利福平，600mg/d，1 次口服；儿童 20mg/(kg·d)，副作用有发热、皮疹、肝炎、恶心、呕吐、腹泻、血小板减少，早期常有肝脏酶的一过性增高，贴眼透镜可以变色，且唾液和尿液可变为橘红色。

②吡嗪酰胺，30mg/(kg·d)，口服。副作用有潮红、发热、恶心呕吐、荨麻疹、关节痛、肝炎和高尿酸血症。

③异烟肼，400mg/d，1 次口服；儿童 10mg/(kg·d)。副作用有恶心呕吐、皮疹、关节痛、周围神经病、谵妄、精神病状态、癫痫、肝炎和糙皮病。

④维生素 B_6，常与异烟肼并用预防周围神经病，20mg/d，口服。

⑤如果利福平引起不能忍受的副作用，可用链霉素替代，1g/d，给予肌内注射 20～40mg/(kg·d)，如果发生肾损害必须减量。总之，应监控血清药物浓度。副作用：皮疹、眩晕、耳鸣、耳聋、共济失调、肾毒性和重症肌无力变化。

(2) 临床上用乙胺丁醇代替吡嗪酰胺，第一个月 25mg/(kg·d)，之后 15mg/(kg·d)，1 次口服。副作用：视物不清、视神经萎缩、周围神经病、肝炎及尿毒症。本药儿童禁用。

(3) 2 个月后，如果发现此分枝杆菌属对三种抗生素均敏感，应继续用利福平和异烟肼治疗 7 个月。

2. 对症治疗

对病情严重、颅内压增高或已有脑疝形成、椎管阻塞、抗结核治疗后病情加重及合并结核瘤者，宜加用糖皮质激素治疗。如有颅内压增高可选用渗透性利尿剂，如 20% 甘露醇、甘油果糖或甘油盐水等，同时需及时补充丢失的液体和电解质，保护肾脏和监测血浆渗透压。必要时行侧脑室穿刺引流术。

3. 局部药物治疗

重症患者采用全身药物治疗的同时，辅以鞘内注射（将药液徐徐注入蛛网膜下腔的一种方法），可能减少脊腔内粘连性，例如用地塞米松 5 ～ 10mg、α- 糜蛋白酶 4000U、透明质酸酶 1500U；每隔 2 ～ 3d 1 次，注药宜缓慢；症状消失后每周 2 次，体征消失后 1 ～ 2 周 1 次，直至脑脊液检查正常，但脑脊液压力较高的患者慎用此法。

4. 脑积水的手术治疗

经内科治疗无效的慢性重症交通性脑积水或梗阻性脑积水，应适时采用手术治疗，交通性脑积水选用脑室心房分流术或脑室腹腔分流术，梗阻性脑积水选用脑室脑池分流术，可以缓解症状体征，改善神经功能症状。

5. 视神经蛛网膜炎的手术治疗

视神经蛛网膜炎可使视力进行性下降，采用显微外科手术，松解粘连，可以恢复视力。

（四）注意事项

(1) 肾衰竭患者链霉素剂量必须小。

(2) 皮质类固醇不应作常规应用。

(3) 接触者必须行结核菌普查。

(4) 手术治疗脑积水或治疗结核病引起的颅内高压。

(5) 临床可以出现结核瘤，如果已经出现，开始治疗甚至临床症状好转时其体积可能一过性增大。

三、布鲁分枝杆菌病

布鲁分枝杆菌病是人畜共患的自然疫源性疾病，由革兰阴性球杆菌引起，发生于密切接触感染的动物和尸体（牛、小羊、绵羊、骆驼）或饮污染的水者。患者急性起病，表现为发热、不适和全身痛，亚急性和慢性阶段表现为昏睡、头痛、发热、肌病、厌食和体重减轻，神经系统并发症有以下几种。

(1) 亚急性脑膜脑炎，脑脊液淋巴细胞增多、蛋白增高，有时糖降低。

(2) 急性或慢性细菌性脑膜炎。

(3) 小脑综合征，伴有或不伴脑神经受累。

(4) 急性或亚急性脊髓炎。

(5) 硬脊膜外脓肿。

(6) 亚急性近端多运动神经根病及周围神经病，伴脑脊液蛋白增高和淋巴细胞增多。

（一）诊断

(1) 有牛、猪等家畜接触史。

(2) 急性起病，可有发热、头痛、畏寒、出汗、乏力和全身疼痛等。

(3) 有神经系统受累表现。

(4) 血和脑脊液培养微生物是困难的，通常为血清学诊断。

（二）治疗原则

早期足量应用抗菌药物。

（三）治疗方案

治疗取联合治疗方法：四环素 500mg，4 次 /d，口服 6 周，加上链霉素 1g/d，肌内注射 3 周，或多西环素 200mg，口服，1 次 /d，加上利福平 900mg，口服，1 次 /d，至少 6 周，可能更有效。

（四）注意事项

本病疗程较长，必要时可重复疗程。

四、肺炎支原体脑炎

支原体是一种没有细胞壁的微生物，但能像细菌一样自由生长，可以引起上呼吸道感染、持久的肺炎和热性病，偶尔可以伴发多种自限性神经系统疾病，而无神经系统直接感染的症状。

（一）诊断

有时没有明显的肺炎，脑脊液或者正常或呈淋巴细胞性，诊断依据血清学检查，且约 50% 在血液中有冷凝集素。

（二）治疗原则

以抗支原体为主。

（三）治疗方案

治疗用四环素或大环内酯类药物红霉素、阿奇霉素等。

（四）注意事项

四环素或红霉素对肺炎支原体有效，但对其感染后神经系统并发症是否有效尚不了解。

五、破伤风

破伤风杆菌是一种革兰阳性杆菌，可以污染深部和坏死的伤口并分泌一种神经毒素引起破伤风，某些患者损伤轻微甚至无损伤史，目前在西方国家本病少见。此病在 1 周内呈进行性发展，1 周后则病情稳定，数周后恢复，严重程度不同，总死亡率为 10%。

（一）诊断

(1) 最近曾有外伤史，尤其是深刺伤史，曾用柴灰或积尘敷伤口，新生儿采用旧法接生。

(2) 可先有乏力、头痛、头晕、咀嚼肌紧张酸胀、烦躁不安或低热等前驱症状。

(3) 出现典型的肌肉强烈收缩，呈“苦笑”面容，及“角弓反张”状，患者意识始终清楚。

（二）治疗原则

应及早彻底清创伤口，注意从感染灶中清除异物，应用抗毒素，控制痉挛，畅通呼吸道。

（三）治疗方案

(1) 及早清除创伤，清除异物，敞开伤口引流，用 3% 过氧化氢或 1∶1000 高锰酸钾溶液冲洗湿敷伤口，患者感染肢体太严重无法保留时，应及时截肢。

(2) 人类抗破伤风免疫球蛋白，多处肌注 (应用剂量在 100U/kg)，之后常规用类毒素免疫。

(3) 青霉素 G 100mg/(kg·d)，静脉注射，每 6 小时 1 次，用 1 周。

(4) 安静环境中妥善护理，避免声光刺激。

(5) 镇静口服或静注地西泮。

(6) 如果肌强直或痉挛影响吞咽或呼吸，行气管切开术。

(7) 静脉途径保持营养和液体平衡，轻型病例可以经口进食，较重病例如果痉挛不重可以用胃管，如果痉挛严重，必须静脉插管，行静脉高营养。

(8) 血压和心率不稳，可用 β- 受体阻滞剂或合用 α- 受体阻滞剂和 β- 受体阻滞剂。

(9) 小剂量肝素预防深静脉血栓形成 (5000U 皮下，2 次 /d)。

（四）注意事项

预防最为重要，有外伤，尤其是贯通伤或感染伤口患者，都需注射破伤风抗毒素 1500U，注射前应进行皮内过敏试验，儿童、农民、军人都应以类毒素定期 (10 年)，主动免疫。

第二节　病毒感染

一、狂犬病毒性脑炎

此病在世界多数国家有流行，它是一种动物传染病，且可感染广泛的哺乳动物，通过动物咬伤或感染的口液传播于人 (最常源自患狂犬病的狗、猫或蝙蝠)。

潜伏期为数周或数月，发病为非特异性症状，表现有全身不适、发热、肌痛和头痛，1～2天内，在咬伤区常有感觉障碍或疼痛，且多数患者进入所谓的“狂怒”的狂犬病，而少数发展成“哑的”或“麻痹性”狂犬病。

“狂怒”的狂犬病患者兴奋、易怒、诉胸部紧缩感和疼痛，且可以发热，之后出现颈、咽、喉、呼吸肌的痉挛，但患者可以神志清醒，当患者想喝水甚至看见水时，就可出现喉肌收缩及痉挛。痉挛也可因皮肤表面的空气流动触发，突然发生木僵、昏迷、抽搐、肾衰竭和心律失常，在数天内可致死亡(多为3～6天，少数为10天)。“哑的”狂犬病临床特征与格林－巴利综合征相似，可见自发性肌肉收缩，数天内患者出现截瘫、昏迷或发展为“狂怒”型。

(一)诊断

(1) 任何年龄均可发病，但半数以上为儿童，男性多于女性，任何季节均可发病。

(2) 有被狂犬、猫咬伤而感染史。

(3) 兴奋躁动，见水或饮水或遇风时可诱发强烈的咽喉肌痉挛，呼吸困难、多汗、流涎、排尿困难，发热、肢体迟缓性瘫痪，眼肌、颜面肌、咀嚼肌也可瘫痪，最后呼吸衰竭死亡。

(4) 脑脊液压力正常或稍高，细胞数增多，不超过$200\times10^6/L$，以淋巴细胞为主，蛋白正常或稍高，糖及氯化物正常。

(二)治疗原则

以对症及安慰治疗为主。

(三)治疗方案

无特效药物治疗，主要是对症治疗，预后极差，被患狂犬病或可疑的动物咬伤后，伤口应及时清创，且伤口不能缝合。并注射狂犬疫苗和免疫血清。

(四)注意事项

一旦被猫或狗咬伤应立即到医院行彻底清创处理，并进行免疫制剂注射。

二、单纯疱疹病毒性脑炎

由单纯疱疹1型病毒感染所致，感染能引起任何年龄的严重的坏死性脑炎，可能因病毒直接侵入脑所致。多数急性起病，临床不能确切地与其他病毒引起的脑炎区别。单纯疱疹病毒性脑炎死亡率高，但也有不少治愈的病例。

(一)诊断

(1) 任何年龄均可发病，但20岁以上占多数。

(2) 绝大多数突然起病，在口唇、鼻翼、面颊等皮肤可见单纯疱疹感染。

(3) 发热、头痛为早期常见症状，可以癫痫发作为首发症状，意识障碍及精神症状。

(4) 脑膜刺激征阳性，可有偏瘫、偏身感觉障碍、失语。

(5) 周围血白细胞数中度增加，脑脊液压力中、重度增高，细胞数增高，一般在 500×10^6/L 以下，偶达 1000×10^6/L，淋巴细胞为主，蛋白轻、中度增高，糖及氯化物大多正常。血和脑脊液单纯疱疹病毒补体结合试验阳性或发现特异性单纯疱疹 IgM 抗体。

(6) 脑电图常见弥漫性高幅慢波或上颞区有局灶性改变。在慢波背景上常见有周期性高幅尖波，为本病特征。

(7) 有 90% 患者病后数日 CT 扫描可见颞叶低密度区，向外伸展至岛叶皮质，伴占位效应或呈线条状周边强化，有些病例早期 CT 正常，但 MRI 可显示局灶性异常改变。

（二）治疗原则

积极抗病毒，抑制炎症，降颅压，防止并发症。

（三）治疗方案

1. 抗病毒治疗

(1) 阿昔洛韦 (acyclovir，ACV)：又名阿昔洛韦，是治疗本病的首选药物，有抑制 HSVβ-DNA 聚合酶的作用，可透过血脑屏障，毒性较低。用药方法：每次 10 ～ 15mg/kg，2 ～ 3 次 /d 静脉滴注，连用 10 ～ 21 天。当临床提示 HSE 或不能排除 HSE 时，即应给予阿昔洛韦治疗，而不应因等待病毒学结果而延误用药。

(2) 喷昔洛韦 (penciclovir，PCV) 和泛昔洛韦 (amciclovir，FCV)：为 20 世纪 90 年代被美国 FDA 批准的新抗病毒药。对 HSE 治疗指数高，为高度选择性抗疱疹病毒药物。PCV 口服吸收较差，改良为 FCV 后，生物利用度提高，效果改善。FCV 为口服片剂或胶囊，250 ～ 500mg，3 次 /d，口服，7 天为 1 个疗程。

现有资料报道，在细胞培养内，FCV 与阿昔洛韦合用对单纯疱疹病毒的抗病毒活性有加强作用。提示这可能为 HSE 临床用药提供新的参考，但尚无人体资料报道。

2. 肾上腺糖皮质类固醇能控制 HSE

炎症反应和减轻水肿，多采用早期、大量和短程给药原则。

(1) 地塞米松：因不良反应较弱，重症 tSE 治疗中常用药物。临床用 10～ 20mg/d，1 次 /d，静脉滴注，连用 10 ～ 14 天。而后改为口服泼尼松 30 ～ 50mg，1 次 /d，病情稳定后每 3 天减 5 ～ 10mg，直至停止。

(2) 甲泼尼龙：抗炎作用是所有激素中最强的，HSE 严重时可采用冲击疗法，用量为 500 ～ 1000mg，静脉滴注，1 次 /d，连续 3 天，而后改为口服泼尼松 30 ～ 50mg，每日上午 1 次，以后 3 ～ 5 天减 5 ～ 10mg，直至停止。

3. 对症支持治疗

对高热、抽搐、精神症状或颅内压增高者，可分别给予降温、抗癫痫、镇静和脱水降颅压治疗。可配合神经细胞营养剂，如胞磷胆碱等。对昏迷患者应保持呼吸道通畅，并维持水、电解质平衡，给予营养代谢支持治疗，加强口腔和皮肤护理，防止压疮、下呼吸道感染和泌尿系感染等。恢复期可采用理疗、按摩、针灸等帮助肢体功能恢复。

(四)注意事项

抗病毒制剂的应用对本病的预后起着举足轻重的作用，本病未经抗病毒治疗、治疗不及时或治疗不充分，以及病情严重的患者预后不良，死亡率高达 60%～80%，应用阿昔洛韦发病 4 天内施治的死亡率仅为 7%，4 天以上接受治疗的死亡率增至 25%。故本病强调早诊断、早治疗。

三、进行性多灶性白质脑病

进行性多灶性白质脑病 (PML) 是一种发生于免疫缺陷成人的少见病，为乳多空病毒侵犯脑白质而引起斑状脱髓鞘改变所致。临床病程呈进行性发展，在 6 个月左右可死亡，通常大脑半球受累可不对称，且有时脑干和小脑受累，有进行性下身轻瘫、言语困难、其他局部神经系统症状和痴呆。癫痫发作罕见。

(一)诊断

(1) 发病年龄在 20 ～ 80 岁，多在 50 ～ 60 岁，男性为女性的 2 倍。

(2) 神经系统症状在原有疾病历时 2 ～ 4 年后迅速出现，多以精神症状和智能损害 (痴呆) 为首发症状。

(3) 可有运动、感觉、视力及言语障碍，如偏瘫、偏身感觉缺失、失语，可有癫痫发作，后期可因意识障碍而死亡。

(4) 脑脊液正常。

(5) 脑电图可见弥散性慢活动。脑 CT 显示白质区低密度阴影，但无肿块效应，无强化，MRI 显示 T_1 加权图像为低信号阴影，T_2 为高信号阴影，边界清楚，无占位效应。

(二)治疗原则

以对症支持治疗为主。

(三)治疗方案

临床上抗病毒常试用阿糖胞苷和阿昔洛韦治疗，但并无疗效，只是偶尔可发生暂时性缓解。多以对症支持治疗为主。

(四)注意事项

本病从发病到死亡平均 3 ～ 6 个月，生存 6 个月以上者少见，预后不佳。

四、艾滋病的神经系统损害

获得性免疫缺陷综合征 (AIDS) 又称艾滋病，因感染人类免疫缺陷病毒 (HIV) 引起。目前在西方大体上局限于同性恋和两性恋的男子。有些病例是静脉滥用药瘾者、感染血液的接受者、感染患者的异性接触者和感染的母亲生的孩子。AIDS 患者的神经系统并发症是常见的，但发生的频率和其内在关系仍在研究中。

(一)诊断

通常，有神经系统症状的患者被认为是 HIV 阳性或处于 AIDS 全盛期，但任何有神经系统症状的危险患者(见上，危险人群)均应考虑到 AIDS 的可能，对于所有无肯定的其他诊断的神经系统患者，像梅毒一样应当进行 HIV 抗体测定，但争论较大。

伴脊髓、周围神经或肌肉综合征的 HIV 阳性患者，多数病因是 HIV 直接感染，故无特效治疗。但是如果能诊断损害的部位，排除非 AIDS 引起的神经系统综合征，例如脊髓压迫症等，仍是很重要的。脑脊液可呈感染或恶性肿瘤特征，如果有颅内损害的症状(痴呆、头痛、癫痫发作、局灶体征、脑神经麻痹等)，应首先行强化 CT 扫描，强化的局部损害可因:

(1) 弓形虫病(常多发)。

(2) 淋巴瘤(常单发)。

(3) 结核瘤(多发或单发)。

CT 扫描有脑萎缩可提示 AIDS 痴呆复合症，但不能排除其他并发症。局部白质低密度提示进行性多灶性白质脑病。如无腰穿禁忌证，无论 CT 扫描正常与否均应进行脑脊液检查和培养，当有脑脊液细胞和蛋白增多时，应该通过脑脊液和血清学检查排除梅毒。

注意：脑神经麻痹不仅可因 HIV 直接感染，而且可因真菌性、结核性脑膜炎和淋巴瘤所致。

(二)治疗原则

以抗 HIV 病毒、增强免疫功能、处理继发性感染及肿瘤为主。

(三)治疗方案

1. 抗 HIV 治疗

目前尚无肯定有效药物，AIDS 病程可被齐多夫定 (AZT) 阻滞，口服吸收好，且脑脊液透入性好，常口服 3.5mg/kg，1/4h，如果无贫血和中性白细胞减少，可以不定时服。副作用：头痛、恶心、呕吐、全身不适、失眠、带蓝色的指甲色素沉着、骨髓抑制、大红细胞症、易怒、精神错乱、震颤、癫痫发作或肌炎等。也可以应用利巴韦林、αβ- 干扰素、阿昔洛韦等。

2. 增加免疫力

增加免疫力可应用异丙肌苷、香菇多糖、甘草酸、白细胞介素 β-2、胸腺刺激素等，或进行骨髓移植、胸腺移植、淋巴细胞输注等免疫重建。

3. 治疗机会性感染及肿瘤

针对不同病因给予相应抗病毒、抗结核、抗菌等治疗。

4. 中医药及针灸

现有研究证实，部分中医药和中医针灸疗法可提高患者免疫系统功能，并能一定程度抑制 HIV 病毒。

（四）注意事项

因无杀灭和抑制 HIV 的有效药物，而 AIDS 的神经系统损害又多较严重，预后较差，应以预防为主。

第三节　螺旋体感染

一、神经梅毒

临床证明的密螺旋体属苍白螺旋体的神经系统感染已很少见，因为它罕见且又表现多种形式，容易遗忘。本病是可以治疗的，所以对多数没有肯定其他诊断的神经系统实质性疾病应做梅毒血清学检查。

（一）诊断

(1) 好发于 35 ～ 50 岁，后天性梅毒有梅毒接触史，先天性梅毒（胎传梅毒）有父母梅毒感染史或母亲流产、早产、死胎史。

(2) 起病隐袭，发病缓慢，早期梅毒或二期梅毒，不规则驱梅治疗 3 ～ 10 年（甚至 10 ～ 20 年）后出现神经受损症状。

(3) 临床类型可分：①无症状型。②脑膜炎型。③脑膜和血管型。④麻痹性痴呆型。⑤脊髓痨型。

(4) 临床表现：后天梅毒有阿 - 罗氏瞳孔、视神经萎缩、颅内压增高、脑神经（Ⅲ、Ⅳ、Ⅴ、Ⅵ、Ⅷ脑神经）损害、脑膜刺激征、肢体瘫痪、感觉障碍、癫痫样发作、肢体闪电样疼痛、深感觉共济失调、内脏危象、精神异常、横贯性脊髓损害。先天性梅毒，还可有基质性角膜炎、赫顷生齿（楔状齿）、神经性耳聋、马鞍鼻、马刀胫等表现。

(5) 实验室检查：①血清学，血清心拟脂玻片试验 (VDRL)70％阳性。梅毒螺旋体微量血凝试验 (MHA-TP)98％阳性。梅毒荧光螺旋体抗体吸收试验 (FTA-ABS)98％阳性。梅毒螺旋体制动试验 (TPI) 特异性强。②脑脊液，脑脊液常规生化检查蛋白、细胞增高，淋巴细胞为主，脑膜炎糖含量正常或轻度下降，脑脊液梅毒反应几乎 100％阳性，脑脊液中 IgG、IgM 可增高。胶金曲线可出现麻痹型曲线即 5555443210、脊髓痨型曲线即 0123443100、脑膜炎型曲线 0001123333。

(6) 脑 CT 检查：脑实质内可出现边界清晰或不清晰的低密度阴影，脑室可扩大，增强检查多不强化，少部分可强化。脑 MRI 表现 T_1 加权图像示低信号或等信号阴影，T_2 加权图像为高信号阴影。

（二）治疗原则

明确诊断，及早治疗，剂量足够，疗程规则，治疗后应定期观察，传染源及性接触者同时检查治疗。

（三）治疗方案

(1) 即有脑脊液蛋白增高及淋巴细胞增多在阶段的治疗是肌注普鲁卡因青霉素，600mg/d，用 21 天。如果对青霉素过敏，可选用红霉素 500mg，口服，1/6h，用 30 天。更有效的药物治疗可能是青霉素 G，600mg/d，用 10 天。但是需住院治疗。在治疗开始前 1 天和开始后 3 天口服泼尼松龙，40mg/d，以避免赫氏反应。

(2) 在病程 3 个月、6 个月、12 个月和 24 个月必须复查脑脊液，如果细胞计数持续增高，就应重复治疗直至正常，成功的治疗后 1 年内蛋白含量可以不正常，虽然性病研究室玻片试验 (VDRL) 滴度可下降，但可以终生阳性。

(3) 虽然脑膜血管梅毒可以治愈，脊髓痨可以控制，但固定的神经功能缺陷可能是永远有电击样痛，电击痛可用卡马西平治疗。

（四）注意事项

预后与其病变位置及类型有关，间质型梅毒预后较好，实质型梅毒预后较差。治疗及时与预后亦有关，早期治疗预后好，反之则较差。脊髓痨预后最差，治疗虽可阻止病情的发展，但患者却不能再恢复日常生活能力。极少数严重的病例可能发生脑积水或者血管内膜炎而有血栓形成引起大脑或脊髓软化而死亡。

二、神经系统钩端螺旋体病

钩端螺旋体病是通过与感染动物（特别是鼠和牲口）接触或与感染的动物尿污染的水接触，由螺旋体属引起，危险人群包括农民、修下水道者、矿工、新鲜水里的运动员等。本病是一种双期疾病，败血症期持续大约 1 个星期，伴发热、头痛、肌痛、结膜炎、皮疹、腰痛、肾衰竭，严重病例有黄疸和肝功能衰竭，第 2 周为无菌性脑膜炎伴葡萄膜炎、皮疹和回归热，脑脊液中多核中性粒细胞或淋巴细胞增多而其他正常，第 1 期可以从血和尿中分离出微生物，但以后的诊断依赖于血清学试验。

（一）诊断

(1) 在流行季节夏秋季和大雨洪水后发病，有钩端螺旋体病的病因病史及症状。

(2) 有神经系统受损的临床表现，患者出现头痛、呕吐、精神异常、烦躁不安、失语、嗜睡、肢体瘫痪、抽搐、脑神经麻痹，甚至脑疝的临床表现，在后发症期可出现缺血性脑卒中、横贯性脊髓病变，脑神经及周围神经炎以及蛛网膜下腔出血样临床症状等表现。

(3) 脑脊液压力增高或正常，无色透明或微混，蛋白正常或轻度增高，细胞轻中度增高，初以多核细胞为主，约 2 周后以淋巴细胞为主，糖和氯化物正常，可分离和培养出病原体。血尿中可分离和培养出病原体并与动物接种可发病。血清凝溶试验(凝集溶解试验)、补体结合试验、TR抗原酶免疫斑点试验(TR-ELDT)IgM-EL，ISA(IgM、酶联免疫吸附试验)、间接红细胞凝集试验和间接红细胞溶解试验阳性。

(4) 脑CT可显示单发或多发低密度灶。

(二)治疗原则

早期诊断，尽早治疗，以病原治疗和神经系统损害治疗为主。

(三)治疗方案

1. 一般治疗

急性期患者应卧床休息，给予易消化食物，供给足够的热量和蛋白质，保持水、电解质和酸碱平衡，补液不宜过多、过快，无明显失水者，补液不超过2000mL，补充大量维生素C及B族维生素。病情重，出现高热、频繁呕吐、腹泻、血压过低、严重感染中毒者，可给予短期地塞米松治疗。

2. 病因治疗

(1) 青霉素：成人每日(24～30)×10^6U，儿童(15～20)×10^6U静脉输注。

(2) 庆大霉素治疗钩体病有效，其剂量和用法为(16～24)×10^4U分2～3次肌内注射，或溶于5%葡萄糖液500～1000mL内静脉滴注，7天为1个疗程，疗效虽比青霉素差，但比其他抗生素好，因此可作为二选药物，发生赫氏反应较少。肾功能不全者禁用。

(3) 四环素类药物疗效比青霉素差，引起赫氏反应较少，可作为三选药物，多用于轻症患者，药物有2种。

①多西环素doxycyclin。其作用比四环素强10倍，特别是对耐药菌有效，口服不受食物影响，吸收率达93%，半衰期12～20小时，对肾无明显毒性，故对肾功能不全的患者较安全。剂量及用法：口服，200mg/d，分2次饭后服或与食物、牛奶同服可减少对胃的刺激，同时服维生素B_6可减少呕吐等不良反应。静脉滴注法：100～200mg加于10%葡萄糖液250mL中静脉滴注，7天为1个疗程。

②四环素。本药口服吸收不规则，不完全，口服后受食物影响。因此宜饭前服用，剂量及用法：口服，2g/d，分4次服用，餐前1小时或饭后2小时服用。静脉滴注法：2g/d，分2次静脉滴注，7天为1个疗程。四环素由于不良反应多，目前国内临床已不用此药。

(4) 其他抗生素：白霉素、链霉素、红霉素治疗钩体病也有效，必要时可选用。

(5) 铋剂：次水杨酸铋2mL，肌内注射，1/5d，共5次。

3. 神经系统损害的治疗

(1) 钩体脑炎、脑膜炎、脑膜脑炎：这些类型使用青霉素G与非神经系统相比，剂量要增大，疗程要延长，根据患者头痛、呕吐、脑水肿及颅内压增高，予20%甘露醇快速静脉滴注，重症250mL，1/6h，轻症125mL，1/6～12h，肾功能受损患者，甘露醇应禁用或慎用，可改用呋塞米、甘油、甘油果糖等。

(2) 钩体脊髓炎、多发性神经根炎：青霉素剂量及疗程与钩体脑炎相同，剂量要大，疗程要长，以期消灭残存的钩体，此外还要给予大量 B 族维生素，特别是维生素 B_1、维生素 B_{12}。剂量及用法：维生素 $B_1$100mg，肌内注射，1 次 /d，维生素 B_{12}100μg，肌肉注射，1 次 /d，20 天为 1 个疗程，还可使用三磷酸胞苷、神经节苷脂 (GML)、三磷腺苷、辅酶 A、胞磷胆碱等神经细胞营养药。

(3) 钩体脑动脉炎治疗方法包括如下。

①青霉素。钩体脑动脉炎虽为后发症，但仍需使用青霉素治疗，青霉素剂量和用法为 (4 ～ 8)×10^5U 肌内注射，2 次 /d，连用 2 周，总剂量儿童为 (12 ～ 16)×10^6U，成人 24×10^6U，病情重者可加大剂量，并给静脉滴注。

②糖皮质激素。可减轻脑水肿，消除自由基及异常免疫反应。剂量和用法为口服，泼尼松，30mg/d，分 3 次服用，病情严重者可给静脉滴注：地塞米松 10mg 加于 5% 葡萄糖液 250 ～ 500mL 中，1 次 /d。

③甘露醇。具有脱水降颅压、抗自由基、增强红细胞变形能力、改善脑组织微循环，因此对偏瘫和颅内出血患者，可根据脑水肿，颅内压增高情况，给予适量 20% 甘露醇快速静脉点滴。

④扩张血管。甲氧吡啶苯，口服 450 ～ 600mg/d，分 2 ～ 3 次服用；静脉滴注，200 mg 加于 5% 或 10% 葡萄糖液 500 mL 中，1 次 /d，14 天为 1 个疗程。罂粟碱，口服，30 ～ 60mg/d，分 3 次服用；肌内注射，60mg，2 次 /d；静脉滴注，90 ～ 120mg 加于 5% 葡萄糖液 500 mL 中，1 次 /d，14 天为 1 疗程。尼莫地平，口服，每日 60 ～ 120 mg，分 3 次服用；静脉滴注，10mg 加于 5% 或 10% 葡萄糖液 500mL，1 次 /d，14 天为 1 个疗程。倍他司丁，口服，每日 24 ～ 30mg；肌内注射，2 ～ 4mg，2 次 /d，静脉滴注，20mg 加于 5% 葡萄糖液 250 ～ 500mL，1 次 /d，14 天为 1 个疗程。

⑤血液稀释疗法。通过低分子右旋糖酐 250 ～ 500 mg，静脉滴注，使血液变稀、全血黏度和血管阻力降低，可增加脑血流量，此疗法对伴有血黏度增高者更为合适。

⑥抗血小板聚集剂。通过抑制血小板黏附、聚集、释放等功能，防止血栓形成。常用药物有阿司匹林 (aspirin)，每日 50 ～ 300 mg；噻氯匹定，125 ～ 250 mg，1 次 /d，口服。

⑦对于双侧偏瘫，有假性延髓性麻痹、吞咽困难者，应早期放置鼻胃管，这样可保证营养充足，防止衰竭，增强机体抵抗力，也可避免食物进入气管，引起肺炎和呼吸困难；假性延髓性麻痹伴呼吸道感染、分泌物多、咳嗽无力者，应早期气管切开，使呼吸通畅和痰液易于排出，避免肺部感染，改善呼吸功能，有利于脑缺氧及脑水肿消除。

⑧中医中药。中医认为钩体脑动脉炎系湿热疫毒阻于内、邪人营血、血瘀阻络、气血不足所致。治疗宜用清热燥湿、活血化瘀、补气养血通络。有人曾根据这种辨治理

论，给予下列中药和庆大霉素治疗钩体脑动脉炎取得较好疗效，中药处方为：黄芩 10g，黄连 10g，黄檗 10g，槟榔 15g，赤芍 15g，川芎 15g，当归 10g，桃仁 10g，三七 10g，地龙 15g，枳壳 10g，云苓 10g，上述中药每日一剂，加水 500mL，浸泡半小时，慢火烧开，煎至 300mL，3 次 /d，每次 100mL，饭后服用，20 天为 1 个疗程。

(四) 注意事项

青霉素虽是治疗本病的首选药物，但易发生赫氏反应，表现为寒战、体温骤升、头痛、呼吸心率加快、原有症状加重，甚至出现低血压、休克、四肢厥冷、体温骤降、意识不清、抽搐等，应立即给予处理。

三、神经莱姆病

疏螺旋体属 Burgdorferi 病又称 Lyme 病或 Bannwarth 综合征。蜱寄生于鹿和小哺乳动物，携带通过咬人而传播给人的螺旋体 Burgdofferi，感染后数天内出现红斑，之后转变成有明显中心，扩大的环状损害，有时有多发的继发性皮损，常常伴有全身不适、头痛和淋巴结病。有时可以继发多种疾病，表现为头痛加重、颈强直、疲劳、肌肉痛、关节痛和心律失常，数周后可出现关节炎和 (或) 在某些患者出现多种神经系统并发症，神经系统并发症多数是亚急性的，伴疲劳，而早期临床特征已消除，且常常在数周或数月内自发缓解，某些患者没有先期的皮损，无明显全身不适和可回忆的昆虫叮咬史。

(一) 诊断

1. 流行病史

本病常于夏天在流行地区发病，有蜱叮咬史，常于叮咬后数日到 1 个月左右发病，多见于林牧区人群，以 4 ～ 5 月和 8 ～ 9 月期间发病率高。

2. 三期的临床病征

第一期患者于叮咬处出现红色丘疹或斑疹，1 周后扩大成环形红斑，红斑持续平均 3 周后自行消退，残留局部环形色素沉着。重者可有发热、畏寒、头痛、肌肉痛，甚至颈项强直等。第二期见于发病后数周至数月，临床上出现心脏、神绎系统并发症。第三期，表现为突发性单关节炎或游走性多关节炎，以膝等大关节受累为常见，于感染后数周或数年内呈间歇性反复发作，后期表现与类风湿性关节炎相似。

3. 脑脊液检查

蛋白增高，细胞数增高，以淋巴和浆细胞为主，糖含量正常或稍低。

4. 致病原检查

在暗视野光镜下，于脑脊液、血液和关节液中，偶可查见伯道疏螺旋体。

5. 免疫学检查

血清和脑脊液间接免疫荧光抗体或酶联免疫吸附测定 (ELISA) 特异抗体可阳性，亦可用 PCR(聚合酶链反应) 查抗原可阳性协助早期诊断。

（二）治疗原则

首先要尽可能的明确诊断，明确病期，权衡所选药物的疗效和不良反应的利弊，对神经莱姆病应分清是周围神经损害还是中枢神经损害，中枢神经损害时应静脉给予抗生素。

（三）治疗方案

1. 病因治疗

(1) 神经系统感染（早期或晚期）

①成人头孢曲松 2g 静滴，1 次 /d，疗程 14 ～ 28 天；头孢噻肟 2g，静滴，1/8h，疗程 14 ～ 28 天；青霉素 G 钠盐 3.3×10^6U，1/4h(每日达 2×10^7U)，疗程 14 ～ 28 天；若头孢曲松或青霉素过敏，采用多西（强力）霉素 100mg，3 次 /d，口服，疗程 30 天（对晚期病例可能无效），单独面瘫上列的口服治疗方案即可。

②儿童头孢曲松 75 ～ 100g/(kg·d) 静滴，1 次 /d(最大剂量 2g/d)，疗程 14 ～ 28 天，头孢噻肟 150mg/(kg·d)，静滴 1/8h 或 1/6h(最大剂量 6mg)，疗程 14 ～ 28 天；青霉素 G 钠盐 (2 ～ 4)$\times10^5$U/(kg·d) 静滴，1/4h，疗程 14 ～ 28 天。

(2) 关节炎（间断性或慢性）：上列的口服治疗方案，疗程 30 ～ 60 天；或上列的静脉给药方案，疗程 14 ～ 28 天。

(3) 心脏异常

① Ⅰ度房室传导阻滞采用上列的口服治疗方案，疗程 14 ～ 21 天。

②高度房室传导阻滞 (PR 间隔＞ 0.3s) 上列的静脉给药治疗方案和心脏监测（一旦病情稳定，则可改为口服治疗，完成 1 个疗程）。

(4) 妊娠妇女按疾病表现给予上列标准治疗，但避免应用多西（强力）霉素。

(5) 疫苗 L-Ospa 和辅剂 30μg 肌注，0、1、和 12 个月（或 0，1，或 2 个月）各 1 次（最后 1 次必须在 4 个月，1 ～ 3 个月需给 1 次增强注射）。

治疗的主要目标是应用口服和静脉抗生素消灭病原螺旋体。对伯氏包柔螺旋体高度敏感的抗生素有：四环素，氨苄西林，头孢曲松和亚胺培南；中度敏感的有：青霉素 G，苄唑西林和氯霉素；红霉素体外有效，但体内不甚有效。氨基苷类，环丙沙星和利福平无效。

临床上最多用的三类抗生素是：四环素族，三代头孢霉素，如头孢曲松，或头孢呋辛和青霉素衍化物。治疗失败也可见到，特别是晚期病例。

2. 对症治疗

对有心脏神经系统损害的患者，可以短期内应用糖皮质激素，给予地塞米松 10 ～ 20mg/d 静脉滴注，应用 3 ～ 5 天。

3. 手术治疗

对慢性关节炎功能显著受限可以行滑膜切除术。

（四）注意事项

长期在流行区居住或工作的人可接种抗螺旋体的外膜脂蛋白 A(ospa) 预防，其保护有效率为 80%，保护期不明，12 岁以下儿童不能应用。

第四节　真菌感染

新型隐球菌性脑膜炎 (cryptococcosis meningitis) 是由新型隐球菌感染脑膜和脑实质所致的中枢神经系统的亚急性或慢性炎性疾病；是深部真菌病中较常见的一种类型，该病可见于任何年龄，但以 30 ～ 60 岁成人发病率最高。隐球菌性脑膜炎在我国各省、市、自治区均有散在发病，以往在脑膜和脑实质感染中所占的比例很小，但目前发病率有所增高。

隐球菌是一种土壤真菌，并特别易于在干燥的碱性和富含氮类物质的土壤中繁殖，如火鸡、鸽子和其他鸟类粪便的土壤中。新型隐球菌主要侵犯人体肺和中枢神经系统。含有病菌的尘土是人类感染新型隐球菌主要传染源，也是隐球菌性脑膜炎的重要病因。致病菌从呼吸道侵入人体，先在肺部形成胶冻样结节性病灶。当机体免疫力下降，经血行播散进入中枢神经系统，在脑膜和脑实质内进行大量增殖，形成炎性肉芽肿。也有少数病例是由鼻腔黏膜直接扩散至脑。新型隐球菌性脑膜炎通常易发生于恶性肿瘤、自身免疫疾病、全身慢性消耗性疾病、严重创伤及长期大剂量使用抗生素、糖皮质激素或免疫抑制剂等情况中。新型隐球菌的中枢神经系统感染，以脑膜炎性病变为主，肉眼观察可见脑肿胀、脑膜充血并广泛增厚；蛛网膜下腔可见胶冻状渗出物；沿脑沟或脑池可见小肉芽肿、小囊肿或小脓肿，有时在脑的深部组织也可见较大的肉芽肿或囊肿。镜下以化脓性病变和炎性肉芽肿病变为主。其表现为：①脑膜有淋巴细胞和单核细胞浸润，主要部位是颅凹软脑膜和蛛网膜下腔。②由成纤维细胞、巨噬细胞和坏死组织组成的肉芽肿。③含有大量胶状物质的囊肿，且在这些病变组织内均可找到隐球菌。

一、诊断

(1) 各个年龄组均可发病，约 30%～ 50% 患者同时患有其他慢性消耗性疾病、全身免疫缺陷性疾病或长期应用抗生素、激素和抗癌药患者。

(2) 常呈亚急性起病（约占 60%），慢性起病者次之（约占 30%），急性起病者仅约占 10%。

(3) 首发症状常为头痛、恶心、呕吐及发热，多为不规则发热。其他表现可有意识障碍、癫痫发作、人格改变、记忆减退、烦躁不安甚至精神异常。

(4) 可出现脑膜刺激征、肢体瘫痪、共济失调、视盘水肿、脑神经障碍，以Ⅲ、Ⅳ、Ⅵ、

Ⅶ、Ⅸ、Ⅹ对脑神经受累常见。

(5) 脑脊液压力增高，细胞数轻度至中度增加，一般为 $10×10^6$/L。以淋巴细胞增高为主，糖、氯化物降低，蛋白质增高。脑脊液细胞学检查，常规 MGG 染色可发现隐球菌，其黏多糖荚膜不着色，使菌体间保持等距离，很特殊，可资识别。

(6) 头颅 CT 可见脑基底池及外侧裂池失去正常透明度，模糊、密度增高，变形，不对称，增强检查可强化（渗出物明显强化）。亦可发现梗阻性脑积水或交通性脑积水改变。MRI 显示 T_1 和 T_2 弛豫时间略缩短，信号增强。Gd-DTPA 增强扫描中基底池明显强化。

(7) 脑电地形图检查显示：①局限性或弥漫性 θ 和（或）δ 频段功率增高；② α 频率局限性或弥漫性功率降低。

二、治疗原则

隐球菌性脑膜炎治疗包括抗真菌药物治疗和对症治疗两部分。

三、治疗方案

1. 抗真菌治疗

抗真菌治疗中强调合并用药和多途径给药，通常当临床症状消失和脑脊液检查正常后，还需连续 3 次检测脑脊液无菌后方可考虑停药。目前治疗真菌的特效药物主要是：

(1) 两性霉素 B：属大环内酯类抗真菌药，是治疗隐球菌脑膜炎的首选药物，可破坏真菌的代谢和抑制生长，有严重的毒副作用，多采用静脉滴注，也可鞘内注射，方法如下：

①静脉滴注。首次成人 0.02 ～ 0.1mg/kg，每日或隔日用药 1 次，根据患者的耐受程度，按照每次增加 5mg 的剂量逐渐达到每日 0.5 ～ 0.7mg/kg 的治疗量，疗程视病情而定，可长达 3 ～ 6 个月，总剂量达到 3.0 ～ 4.0g。药物加入 5% 的葡萄糖液 500mL 中，避光缓慢滴注（滴注速度不短于 6 小时）。在静点前可同时给予地塞米松 2 ～ 5mg，以减轻副作用。

②鞘内注射。首次剂量为 0.05 ～ 0.10mg，以后每次增加 0.1mg，直至每次 0.5 ～ 1.0mg，每周 2 ～ 3 次，总剂量 15mg，注射前，先溶于注射用水 1 ～ 2mL 中，可加用地塞米松 2 ～ 4mg，注射时用 3 ～ 5mL 脑脊液反复稀释药物，缓慢推注。鞘内与静脉注射同时给药比单独静脉注射效果好，但鞘内注射为有创治疗，颅内压增高者慎用鞘内注射。

(2) 5- 氟胞嘧啶：可干扰真菌细胞中嘧啶生物合成。本药容易透过血脑屏障。毒副作用比两性霉素 B 少，可出现食欲不振，白细胞或血小板减少，肝肾功能损害，精神症状和皮疹等，停药后不良反应消失。单独使用本药易产生耐药性，与两性霉素 B 联合应用可提高疗效。口服和静脉给药剂量为每日 50 ～ 150mg/(kg·d)，分 3 ～ 4 次口服、2 ～ 3 次静脉点滴。

(3) 氟康唑：为广谱抗真菌药，本药耐受性良好，毒性较低，容易透过血脑屏障。氟康唑首次剂量 400mg，以后 200 ～ 400mg/d，分两次静脉滴注，每次加入 5% 葡萄糖液 250 ～ 500mL 缓慢静滴。脑脊液培养转阴后，继续治疗 8 ～ 10 周。

治疗失败或复发者，仍主张改用两性霉素 B。为减轻两性霉素 B 不良反应，而多与 5- 氟胞嘧啶合用。两药合用可相互适当减少剂量，因而不良反应也随之减轻。并且这样有助于降低真菌对 5- 氟胞嘧啶的耐药性。

2. 对症及支持治疗

脱水降颅压，止痛，保护视神经和防止脑疝发生是隐球菌性脑膜炎最重要的对症治疗。当甘露醇、甘油果糖、呋塞米等降低颅内压药物不能控制颅内压增高时，应考虑手术治疗，采取骨片减压术和脑室穿刺引流术 (脑室扩大的情况下)。大剂量脱水降颅压治疗时注意水、电解质平衡。

四、注意事项

抗真菌类药物毒副作用较大，应用过程中需严密观察患者不良反应。一旦出现毒副反应须减少药物剂量，或暂时停药，待症状好转后再继续给药。目前，两性霉素 B 对鞘内神经组织的毒副作用不甚清楚，选用鞘内注射时还应慎重。维生素 B_1、维生素 B_6、维生素 B_{12} 可助长隐球菌繁殖，故在隐球菌性脑膜炎治疗中慎用。

第五节　寄生虫感染

一、脑囊虫病

本病是由猪绦虫的幼虫感染引起的，在气候温和的国家很少出现。在我国的高发区主要集中在华北、西北及东北地区。猪绦虫侵犯人体组织并包于囊内，特别是侵犯脑，患者常无症状或在很多年后出现症状。

(一) 诊断

(1) 可表现为癫痫发作、颅内压增高和精神障碍三大临床特征。

(2) CT 扫描，单个或常常是多发的低密度区域 (直径 5mm 左右)，强化 CT 可使之加强，并见周围水肿带，可发生钙化，但颅骨 X 线片很难发现。

(3) 脑脊液可显示有非特异性淋巴细胞及中性粒细胞的增多，偶可有嗜酸细胞增多，同时有脑脊液蛋白增高。囊虫间接血凝试验或其他囊虫免疫试验具有特异性。

(4) 大腿的 X 线检查可显示钙化的囊虫，但这只是慢性及不活动性病变。

(5) 血清学检查并不可靠。

(6) 确诊需要脑或皮下结节活检发现囊虫。

(二) 治疗原则

以手术摘除囊虫囊为主，不宜手术者可给予杀虫药物治疗。

（三）治疗方案

1. 药物治疗

活动期可用吡喹酮治疗，治疗量各地并不统一，有人主张按 50mg/(kg·d) 计算，分 3 次口服，共 21 天，也有人主张用 120mg/kg 计算，2 ～ 4 天分次口服。一般主张 10 天治疗方案，即按 180mg/kg 计算的总量，然后求出 1 天的量，分 3 次口服，共用 10 天。也可用甲苯达唑，开始 3 ～ 4 天，0.2g/d，后逐渐增至 3 ～ 4g/d，疗程 1 个月。

治疗期间可发生药物杀虫引起的异质蛋白过敏反应，表现为头痛加重、嗜睡和癫痫发作、脑脊液细胞增多，但可以缓解。副作用包括：消化不良、恶心、腹泻、发热和瘙痒。

2. 手术治疗

凡经确诊，且病情允许者应早期进行手术摘除为宜，囊肿越小，完整摘除的机会越大，预后亦较好。有神经系统症状的脑积水则需手术治疗。

3. 对症处理

降颅内压和抗癫痫治疗。

（四）注意事项

脑囊虫病虽然复杂，病情变化大，有危险性，但它是一种可治之症。应尽可能手术完整摘除包囊囊虫，手术中尽量避免将囊壁弄破，勿使囊液外溢。禁忌囊肿手术抽液，因可使囊液外溢造成囊内棘球蚴溢出，种植于颅内其他部位，造成多发性包囊虫。

二、原发性阿米巴脑膜脑炎

原发性阿米巴脑膜脑炎是指几种致病的自由生活阿米巴造成的脑膜脑炎，而非溶组织内阿米巴引起，它可致阿米巴痢疾、阿米巴性肝脓肿并通过血行播散产生脑脓肿，很少造成弥散性化脓性脑膜脑炎。在土壤和水中自由生活的阿米巴中，已知能侵入人体造成急性脑膜脑炎的主要有耐格里属 (naegleria fowleri)、棘阿米巴属 (acanthamoeba)，它们可进入鼻黏膜并传播引起急性坏死性脑膜炎。临床上主要表现为颅内压增高、脑膜刺激征及意识障碍，是致命的。

（一）诊断

(1) 急性或亚急性起病。

(2) 头痛、发热，初低热后加重，伴呕吐、脑膜刺激征、复视、失语、偏瘫、抽搐、嗜睡进而昏迷。

(3) 脑脊液检查可呈血性或脓血性，蛋白增高达 1200 ～ 1600mg/L，糖降低，氯化物轻度降低，细胞数增高达 (400 ～ 2000)×10^6/L，中性粒细胞占 80%～ 100%，涂片可找到阿米巴滋养体。

（二）治疗原则

无特效治疗药物，对症治疗为主。

（三）治疗方案

1. 一般治疗

本病重点应为防治脑水肿，控制抽搐、呼吸衰竭等。

2. 抗阿米巴治疗

已知常用的抗阿米巴药物、抗生素对自由生活阿米巴均无效，只有两性霉素 B 具有一定的杀灭作用，如为耐格里属感染可及时合并使用两性霉素 B、利福平、氯霉素或酮康唑治疗，或应用克拉霉素 500mg，3 次 /d；氟康唑 (fluconazole)400mg，1 次 /d；磺胺嘧啶 1.58 mg/6 h；5- 氟胞嘧啶 (5-fluorocytosine)1.5ms/6h。如为棘阿米巴属感染，可给予喷他脒、酮康唑、氟胞嘧啶、两性霉素 B 治疗。临床效果有待观察，预后不良。

（四）注意事项

原发性阿米巴性脑膜脑炎由于发病急，病程进展快，病情风险，无特效药物，所以生前诊断困难，病死率几乎 100%，大部分是尸体解剖证实。

第四章 肌肉疾病

肌肉疾病是指躯体的任何一处自主性肌肉纤维或间质组织中发生结构、肌电或生化异常变化的一组疾病。可由炎症、遗传、免疫、内分泌、代谢或中毒等原因引起。

第一节 重症肌无力

重症肌无力是一种少见的自身免疫性疾病，发病率从 3/ 百万～ 90/ 百万左右，男女之比为 3:1 ～ 4:1。家族性发病占 3%。任何年龄均可起病，发病高峰期为 20 ～ 30 岁，之后在 50 ～ 60 岁时还有一个小的高峰期，本病是由于 IgG 抗体作用于神经肌肉接头上的突触后膜的乙酰胆碱受体，阻断 ACh 对运动神经的作用所致。

一、诊断

1. 临床特征

临床上可在任何一组肌肉出现肌无力及一种无痛性过度疲劳症状，在面肌尤其更明显。症状变异的范围较大，轻者可能只出现单侧眼睑下垂，重者则可出现呼吸肌麻痹和延髓麻痹的症状。

(1) 临床类型

①按 Osserman 分型，分为五型：

Ⅰ. 眼肌型 (15%～ 20%)。

Ⅱa. 轻度全身型有较慢的进展但无危象，对药物有反应 (30%)。

Ⅱb. 中度全身型，重度骨骼或延髓受累，但无危象，有较少的安全的药物反应 (25%)。

Ⅲ. 急性完全性肌无力，快速进展到球部肌肉瘫痪和肌无力危象，对药物治疗反应差，其伴胸腺瘤发生率较高，死亡率也高达 15%。

Ⅳ. 迟发性重度肌无力，症状如Ⅲ型，但从Ⅰ发展到Ⅱ型 (10%) 则须发展达 2 年以上。

② MGFA 临床分型 (2000 年美国重症肌无力协会临床分型)

Ⅰ型任何眼肌无力，可伴有眼闭合无力，其他肌群肌力正常。

Ⅱ型无论眼肌无力的程度，其他肌群轻度无力。

Ⅱa 主要累及四肢肌和 (或) 躯干肌，可有同等程度以下的咽喉肌受累。

Ⅱb 主要累及咽喉肌和(或)呼吸肌，可有同等程度以下的四肢和(或)躯干肌受累。

Ⅲ型无论眼肌无力的程度，其他肌群中度无力。

Ⅲ a 主要累及四肢肌和(或)躯干肌，可有同等程度以下的咽喉肌受累。

Ⅲ b 主要累及咽喉肌和(或)呼吸肌，可有同等程度以下的四肢和(或)躯干肌受累。

Ⅳ型无论眼肌无力的程度，其他肌群重度无力。

Ⅳ a 主要累及四肢肌和(或)躯干肌，可有同等程度以下的咽喉肌受累。

Ⅳ b 主要累及咽喉肌和(或)呼吸肌，可有同等程度以下的四肢和(或)躯干肌受累。

Ⅴ型气管插管，伴或不伴机械通气(除外术后常规使用)；无插管的鼻饲病例为Ⅳ b 型。

(2) 传统的临床分型：临床上根据受累肌肉部位不同，将其分为以下几种临床类型。

①成人型重症肌无力

眼肌型：早期常累及眼外肌。可累及多个眼肌，出现以夜晚明显的复视症状。检查时偶可发现患者有眼震样运动，也出现类似核间性眼瘫的症状。通常双眼睑下垂，有时也可不对称，甚至仅单眼睑下垂。表现为闭眼无力而难以闭合。在眼球延时向上注视时，由于眼肌疲劳而使眼睑下垂的症状变得更为明显。不过特别注意，患者瞳孔反应仍是正常的(因眼内肌不受累)，此点可作为与动眼神经麻痹鉴别点之一。

面肌型：此型临床上较为常见，通常为双侧面肌对称无力。患者表现为闭眼或闭嘴无力，甚至出现肌无力性“咆哮”。

延髓肌型：此型主要表现为咀嚼及吞咽困难，通常在进食过程中加重。同时可出现发音的困难，尤其是在句末或谈一会儿话后表现更为明显。患者往往还有抬头困难和屈颈无力。

全身肌型：肢体肌受累的情况变化较大，通常也是双侧受累，但不尽然。远近端肌均可受累。检查时腱反射及感觉均正常，肌萎缩只在罕见情况下在进行性加重的病例才出现。若在休息后再检查患者则肌力可能完全恢复正常。也可能在检查中出现间歇性肌无力，所以常被误诊为“癔症”。

呼吸肌和躯干肌型：这种类型多发生于进行性加重的病例，在病程的发展过程中可造成呼吸衰竭和引起肺炎。成为重症肌无力危象，是重症肌无力的主要死亡原因之一。

②特殊的临床类型

新生儿肌无力：约 10% 的患儿，其母患有肌无力。系因母亲循环中抗乙酰胆碱受体抗体可通过胎盘传递。婴儿疲软，吸吮无力，啼哭无力，可能需要通气支持，但几周内可恢复。

先天性肌无力：是一组罕见的杂源性疾病，主要发生于儿童，表现为眼肌无力。数年后可出现相对轻的普遍性的肌无力。血中没有抗乙酰胆碱受体抗体，在治疗上对免疫抑制剂反应较差。

③重症肌无力危象：急骤发生的呼吸肌无力，不能维持正常的换气功能，导致呼吸

功能衰竭称为重症肌无力危象。临床根据状态不同分为三种类型。

肌无力危象：常为抗胆碱酯酶剂用量不足所致。其表现为突发的呼吸无力症状加重，吞咽、咳痰及呼吸均费力，出现明显的喘息症状，但瞳孔正常。依酚氯铵试验阳性，在重症肌无力危象中肌无力危象约占95%。

胆碱能危象：常为抗胆碱酯酶剂用量过量所致。依酚氯铵试验则使呼吸肌无力的症状加重，在重症肌无力危象中此类约占4%。

反拗危象：对抗胆碱酯酶剂产生耐药性所致。患者稍加量即出现胆碱能危象。在重症肌无力危象中约占1%。

2. 伴发病重症肌无力

其可伴发于其他疾病，其他疾病也可有类似重症肌无力的临床表现。在临床实际中应予以认真评价和鉴别。

约10%的重症肌无力患者伴发胸腺瘤，约60%有胸腺增生。胸腺瘤发生于30岁以下者较罕见。临床上偶有胸腺瘤术后才发生重症肌无力者。重症肌无力患者有时伴发其他自身免疫性疾病，如甲状腺功能亢进，甲状腺炎，系统性红斑狼疮，类风湿病等。

3. 实验室及其他检查

(1) 疲劳试验(亦称Jolly试验)：目的是使受累肌肉重复运动造成疲劳，诱发并使重症肌无力的症状加重。如嘱患者反复做睁闭眼动作50～100次或持续上视数分钟，出现眼裂变小，或睑下垂为阳性。有的患者在做10数次甚至数次即出现症状。此外还可于仰卧位做连续的抬头动作，出现抬头不能亦为阳性。

(2) 冰块试验：有人建议将冰块置于眼睑部位2～5min后，如下垂的上睑明显好转，则有诊断价值。这种方法简便易行，无副作用，可作为初筛试验。

(3) 药物试验：主要包括以下两种。

①依酚氯铵(Tensilon)试验：先给试验量2mg，如30s后仍无不适，则接着可加至8mg。30～60s内对无力的肌肉有明显的改善作用，2～3min后作用消退。至少应观察两组表现无力的肌肉，因为反应可能有差异。如果对癔症患者检查没有恶化迹象时，应采用双盲法用盐水对照检查。对未治疗的患者可在门诊做诊断检查，令患者仰卧，有一个助手充分备齐复苏设备。偶尔可出现心动过缓和低血压，但可用阿托品(0.6mg肌注)反转。在检查前给阿托品可避免发生这种作用。其他毒蕈碱的副作用常见但无足轻重，包括：流泪、流涎、出汗、小瞳孔、苍白，呕吐并不常见；眼睑肌自发性收缩和面部潮红也可出现。在Lambert-Eaton综合征，本试验不一定为阳性。在多发性肌炎和运动神经元疾病的检查结果也往往是模糊不定的。

②新斯的明试验：较依酚氯铵试验来得慢。用甲基硫酸新斯的明0.5～1.0mg肌内注射。如30min症状改善则为阳性。

(4) 肌电图：肌电图常是有助于诊断的，但若患者正服用抗胆碱酯酶剂则可能造成误导。对肌肉(并不一定有无力表现)进行重复运动神经刺激期间的运动诱发电位时可

出现衰减 (decremental) 反应。在 Lambert-Eaton 综合征，则出现一种增大的反应，这种增大反应也可在自主收缩后见到。在单纤维肌电图两者均为“jitter”增加。肘肌 RNS 的阳性率低于伸指总肌单纤维肌电图 (SFEMG) 的阳性率。

(5) 抗乙酰胆碱受体抗体：这些抗体 (＞ 0.5 毫微克分子 /L) 提供最好的诊断依据，可在 80%以上的重症肌无力患者血清中发现，对重症肌无力几乎是特异性的。在某些程度上，抗体的水平与临床严重程度相关。有临床重症肌无力而抗体则持续阴性患者多为轻症或患病早期，或仅为眼肌型，或为先天性肌无力或为 Lambert-Eaton 肌无力综合征。这些抗体偶尔也可发现于患者的无重症肌无力表现的一级亲属中以及非肌无力的胸腺瘤患者；在青霉胺治疗期间和有其他特异抗体的患者，特别是在甲状腺。低的滴度可发生于运动神经元病。胸腺肿瘤 AChR Ab 滴度明显高于胸腺增生病例，抗体滴度与胸腺病理关系呈肿瘤＞萎缩或正常＞增生。AChR Ab 和 PrM Ab 高度相关。

(6) 抗心肌抗体：应用免疫荧光技术，测定重症肌无力患者，健康者及其他疾病患者血清抗心肌抗体。发现伴胸腺瘤：MG 患者的抗心肌抗体阳性率可为 91.3%，而不伴胸腺瘤 MG 患者的阳性率仅为 18.5%，伴心电图异常的 MG 患者抗心肌抗体阳性率为 76.5%，而不伴心电图异常者阳性率仅为 30%。

(7) 其他血清抗体：也可发现于特别是在有胸腺瘤时直接抗骨骼肌的抗体。有时有抗核抗体因子滴度增加，发现抗甲状腺素抗体和抗胃抗体。另如黄煜敏等应用氚标记地塞米松 (3H-Dex) 特异配体结合试验，检测了 53 例重症肌无力 (MG) 患者外周血单个核细胞 (PBMc) 的糖皮质激素受体 (GR) 浓度。MG 组包括未用糖皮质激素 (GC) 治疗的患者，GR 浓度均明显低于健康对照组和哮喘患者组 ($P < 0.01$)。用 Gc 治疗 5 ～ 20 天，GR 浓度降低，继续用药 GR 浓度反呈现上升。同时检测了患者血清中抗乙酰胆碱受体抗体 (AChR Ab) 滴度，20 例 AChR Ab 为阴性患者中，17 例 GR 浓度低于对照。

(8) 胸部 X 线平片及纵隔断层，最好行 CT 扫描，主要确定有无胸腺瘤。

4. 诊断要点

临床上对可疑患者，只要考虑到本病则诊断并不难。必要时辅以上述实验室检查。但由于各种原因，此病从临床发作到确诊的平均时间差不多为 2 年，本病最重要的诊断要点是无肌萎缩 (除晚期外) 且反射、肌张力和感觉正常。除受累肌肉外常没有无力表现。

二、治疗原则

重症肌无力患者偶尔可有数月或数年的自发性缓解，不过此病通常为永久的并常常是呈进行性发展为残疾的疾病。治疗的目的有 2 个：即维持患者的现有状态和使患者的症状缓解；避免发生重症肌无力危象。

三、治疗方案

1. 维持现有状态方面治疗

在重患者的护理病房，理疗和机械通气有时是极为重要的。口服抗胆碱胆酯酶剂可改善患者的肌力，偶尔也可使患者肌力恢复到正常水平。在晚期，已有肌肉无力及出现肌萎缩的肌肉对药物治疗多不起作用。

(1) 抗胆碱酯酶剂

①溴吡斯的明：作用的持续时间为 2 ～ 8 小时，开始可给 30mg，1/4h，根据患者的状态和需要，可逐渐调整到 120mg，1/3h。

②新斯的明：是一种快速作用的药物，但作用时间只有 2 ～ 6 小时。开始以 7.5mg，3 次 /d，根据病情需要，可逐渐调整到 45mg，1/2h。

如果患者吞咽困难，可鼻饲给药，必要时也可肌注新斯的明 (1mg 相当于口服量的 15mg)。

抗胆碱胆酯酶剂有引起肠绞痛、各种涎液分泌增加、恶心、腹泻和嗳气的倾向。如出现上述症状明显，必要时可给予口服阿托品 (0.6mg，2 ～ 3 次 /d) 以减轻这些毒蕈碱样副作用。由于本药偶可引起心动过缓和低血压，故在心脏传导异常和心肌梗死患者特别慎用。

(2) 血浆交换：这种疗法可迅速清除血浆中乙酰胆碱受体抗体，是抢救重症肌无力危象的重要手段。对极危重的患者常可产生相当快 (几天内) 而短暂的改善，欲长期改善则需进一步安排。通常的给法是用 50% 血浆蛋白和 50% 糖盐水按 50mL/kg 进行置换。副作用是由于导管感染可引起毒血症。

2. 缓解症状的治疗

在轻度病例，尤其是仅眼肌受累者，只用抗胆碱胆酯酶剂即可，虽然延长用药多年可引起神经肌肉接头的损害且使肌无力症状更明显。对更严重者可采取以下方法：

(1) 胸腺切除术：通常为 45 岁以下患者的第一步选择。术后 6 ～ 12 个月约 70% 患者缓解。对年轻患者、病史短及胸腺增生者术后改善更明显。胸腺瘤患者不太可能改善，但胸腺切除术通常必须做，患重症肌无力。术后少数可并发危象。

(2) 皮质固醇类：本类药物可使此病缓解数周至数月，在老年体弱患者、不能承受胸腺切除术者或胸腺切除术后，都是有帮助的。开始给药后几天内常可使肌无力加重，故患者应住院治疗。为避免这一点，开始治疗时可每隔日 10mg，并以每周增加 10mg 的增长率递增，直到达到治疗全量。一旦缓解 (约数月时间使之达到最大剂量)，则应缓慢减量 (每月减少 5mg)，直至维持量 (通常每隔日给药 20 ～ 40mg)。

(3) 硫唑嘌呤：本药用于与皮质固醇类联合或代替治疗。在联合用药中，泼尼松龙常常可以缓慢减药。硫唑嘌呤可能用 12 个月后才见效，通常剂量为先用 3 周，每天 50mg，之后用 2.5mg/(kg·d)。用药期间定期查血常规的白细胞和血小板及肝功能。

副作用相当常见：急性症状——出现腹痛、呕吐、腹泻、红疹，长期用药者可有血小板减少症、白细胞减少症、感染、肝炎及可能发生淋巴瘤。引起致死性危险性较小。环磷酰胺、环孢素 (cylosporin) 和静脉用丙种球蛋白对改善副作用都可能有效。

重症肌无力治疗有效性测定的最好指标是临床观察，抗乙酰胆碱受体抗体测定并不能精确的反映临床状态。对疗效评价目前还没有特定的评分系统，临床观察只是做床边肌力检查、耐力检查(抬臂和蹲坐)、生命体征、言语、吞咽和行走等检查。

3. 其他

此外还有一些近几年开展的治疗方法。

(1) 大剂量丙种球蛋白静脉滴注疗法：在抢救重症肌无力危象时可给丙种球蛋白4～6g/d，静脉滴注，连用5天或1周1次。

(2) 紫外线照射充氧自血回输法：用献血者血液每次150～200mL，每周2次，经用4～5次后，则可用自身血液4～5次。

在重症肌无力危象处理上，重要的是对危象的鉴别，如为肌无力危象则主要加大抗胆碱酯酶剂的用量；如为胆碱能危象则主要先停用抗胆碱酯酶剂，直至危象解除；如为反拗性危象则先停用抗胆碱酯酶剂，行输液等治疗直至危象解除。无论哪一种危象，首要的是支持疗法，包括气管切开，人工呼吸器的维持等。

注意：某些患者服用某些药物后，可使肌无力加重，症状恶化，临床中应予注意。

(1) 用于全身性麻醉的神经肌肉接头阻断剂可引起持续数日的严重无力，故患者在麻醉后不能撤呼吸机。

(2) 氨基苷类，多粘菌素类，四环素类，氨苄西林，林可霉素，克林霉素及红霉素。

(3) 膜稳定剂，如奎宁，奎尼丁，普鲁卡因胺，利多卡因，苯妥英，可能还有β-受体阻断剂。

(4) 锂剂。

(5) 氯丙嗪。

(6) 中枢神经系统抑制剂如吗啡，巴比妥类。

(7) 噻吗心胺滴眼剂。

(8) 静脉碘对比剂。

(9) 灌肠可能引起突然的恶化，甚至死亡。

(10) 有些药物实际上引起类肌无力的综合征，停药后缓解，如青霉素及β-受体阻断剂，但非常罕见。

第二节　多发性肌炎和皮肌炎

此病是一种自身免疫性疾病，可累及各种年龄和性别，男女之比为1:2。任何年龄组的人都可以发病，但发病率最高的是40～60岁者，或为5～15岁的儿童。发生率为每年0.5/10万人口。约30%病例有皮肤受累(可被称作皮肌炎)。可能有25%病例有恶性变

(通常为支气管癌或乳腺癌)或胶原血管病(通常为系统性血管炎)。不过这种伴随恶性变可能被夸大和可能较小或并不存在。

一、诊断

1. 临床特征

急性起病，伴有身体不适的发热，亚急性或隐伏数月或数年。成人与儿童症状类似，儿童多为急性发病，而成人多为隐匿性发病。一般的症状是弥漫性的肌无力，多为近端肢体对称的出现。颈肌经常亦出现无力。手、足、面部等肌肉一般不受累，只偶尔在远端肢体肌肉和延髓肌发生肌无力，呼吸肌及眼外肌则罕见受累。在急性而非慢性病例，受累肌肉可有疼痛和触痛，特别是运动锻炼时。患者腱反射存在，除非肌无力严重和晚期出现肌萎缩。在慢性病例则可出现肌挛缩。

典型的皮疹呈一种红斑状与紫色皮疹，分布于眼、颏、前额上部、躯干和肢体的伸面。可以有硬结和表面起鳞屑。通常在眶周，但有时可更广可出现皮下水肿。关节痛，Rayaud 现象，肺纤维增生和心肌炎偶可为本病的特征。

多肌炎和皮肤炎患者约 30%，发生多关节痛，伴关节肿胀、关节渗液以及非致畸性关节炎等其他表现，但一般症状很轻微。多发性肌炎与其他结缔组织病同时存在的患者，雷诺现象的发生率高。

2. 实验室检查

大多数患者血沉增高，急性病例可以有肌球蛋白尿症。为精确诊断，临床特征与三项检查(肌酶，肌电图和肌活检)必定是具有特征的。

肌酶，特别是肌酸激酶通常增高，并可以非常高。不过，在慢性或非活动性病例肌酶可以正常。

肌电图呈肌病性纤颤电位。如在一块肌肉未累及的部分做检查，则肌电图可以正常。可以出现失神经电位、运动神经传导速度减慢等。肌电图对早期诊断该病具有重要的价值。

肌活检应选择中度无力的肌肉(通常为近端肢体)和选择触痛区。本病特征是在血管周围和肌纤维之间，可有肌纤维坏死与慢性炎细胞，最后形成纤维增生。在小动脉周围有肌纤维蛋白坏死的明显的炎性变化，这是结节样多动脉炎的特征性改变。因为多发性肌炎累及肌斑处，故活检可能是正常。如患者作了诊断经治疗患者对治疗无反应，则可能应再重复做检查，其他原因的近端肌病和肌无力需再考虑。

注意：本病作 Tensilon 试验有时可以轻微阳性，应与重症肌无力鉴别。

多发性肌炎的内脏并发症(除了咽和食管外)较少见。但心脏受累的并发症渐渐升高，此外，合并严重横纹肌溶解可致急性肾衰竭，伴有肌球蛋白尿患者。部分出现 sjögren 综合征等。近 50 岁以上男性和少数女性患者中约 15%并发恶性肿瘤。

一旦做出多发性肌炎诊断，重要的是考虑可能的伴随状态。

(1) 全血计数；常有轻度正色素性，正细胞性贫血。

(2) 嗜伊红细胞计数 (结节性多动脉炎)。

(3) 血浆蛋白和电泳 (副蛋白血症)。

(4) 尿分析 (结节性多动脉炎，系统性红斑狼疮)。

(5) ANF，DNA 结合 (系统性红斑狼疮)。

(6) 类风湿因子 (类风湿关节炎)。

(7) 胸 X 片 (恶性)。

(8) 乳房 X 线摄片 (恶性)。

(9) 便隐血 (恶性)。

(10) 澳抗 (结节性多动脉炎)。

(11) 肾血管造影 (结节性多动脉炎) 价值不大，即使结节性动脉炎实际存在时。

(12) HIV 抗体 (AIDS)。

研究恶性变中寻求广泛和不舒适的检查并不会有好的结果，除非有临床线索 (如便隐血阳性则可进行钡检查)。

3. 诊断要点

主要依据下列四点，均具备者可确定诊断，具备其中三条者则可拟诊。

(1) 对称或不对称的四肢肌肉近端无力伴压痛。

(2) 血清酶学增高，肌酸磷酸激酶和乳酸脱氢酶均高，尤以后者增高明显。

(3) 肌电图上有自发性纤颤电位和正相尖波。

(4) 肌活检有肌纤维变性、坏死、再生、炎细胞浸润及血管内皮细胞增生等变化。

二、治疗原则

(1) 尽早应用肾上腺糖皮质激素 (如泼尼松) 或免疫抑制剂 (甲氨蝶呤，环磷酰胺，苯丁酸氮芥，硫唑嘌呤和环孢素，免疫球蛋白)。

(2) 对症和支援治疗，防治各种感染。

(3) 血浆交换疗法。

(4) 大剂量丙种球蛋白治疗。

(5) 顽固、重症者全身放疗。

三、治疗方案

1. 皮质类固醇类药物

(1) 泼尼松龙 80mg，1 次 /d。数周后非常缓慢减量 (每月 5 ～ 10mg) 减至维持量约每日 20 mg(这要依据肌无力或肌酸激酶复发的趋势。在某些患者隔日给药或是可能的。完全撤除应于 1 年左右试着进行，可能最后会成功)。

(2) 泼尼松作为标准治疗，0.5 ～ 1.5mg/(kg·d)，或 40 ～ 60mg/d[儿童剂量为 1 ～ 2mg/(kg·d)]，达到最大疗效后缓慢减量，减至 5 ～ 10mg/d 后持续服用 1 年。

(3) 甲泼尼松龙 1g/d，静脉注射 [儿童 30mg/(kg·d)]，使用 3 ～ 5 天后改换为泼尼松口服。

2. 免疫抑制剂

如果皮质类固醇无效或副作用不能耐受，则需要使用免疫抑制剂。

(1) 硫唑嘌呤 (AZT)：使用剂量为 50 ～ 100mg/d，或 2 ～ 3mg/(kg·d)，达到疗效后以 25mg 剂量减量，维持量 25mg/d。

(2) 甲氨蝶啶 (MTX)：剂量由 5mg 开始，每周增加 5 ～ 25mg，每周 1 次静脉注射，口服时由 5 ～ 7.5mg 起始，每周增加 2.5 ～ 25mg，儿童剂量为 1mg/kg。

(3) 环磷酰胺。

(4) 环孢素 (CSA)：使用剂量为 2.5 ～ 5mg/(kg·d)，通常为 4mg/(kg·d)，使血液浓度维持在 200 ～ 300ng/mL。

3. 血浆交换

血浆交换对急性状态可能有帮助。

4. 静脉注射

免疫球蛋白 (IVIG) 剂量为 400mg/kg，连续使用 5 天，以后可每月注射。也有应用大剂量 IVIG 1g/(kg·d)，连续 2 天，每月 1 次，连续使用 4 ～ 6 个月，可使难治性 PM、DM 获得明显疗效。

5. 做胸腺切除术和全身低量照射治疗

治疗的作用可通过客观的肌力试验 (可用肌力计)，标准距离的行走时间，蹲的次数，及血沉与肌酸激酶的变化来监测。

四、注意事项

泼尼松龙的如此高的剂量需要使用这么长时间，特别重要的是考虑类固醇引起的近端肌无力，这是对治疗缺乏反应的一个原因。活检可能有助于区别但不能确诊。如果肌酸激酶正常或接近正常，重复活检没有炎症，那么可能应减少或停用类固醇和观察对肌无力的作用。

同时限制患者活动，直至炎症消退。发病 6 个月以内应用肾上腺糖皮质激素治疗，大多数临床可改善，发病后 2 个月内开始治疗的效果更好。延误治疗，常可使急性变成慢性。本病约有 10%～ 20%病者可能伴发恶性肿瘤，中年以上者伴恶性肿瘤者高达 50%以上，必须予足够的警惕。激素、免疫抑制剂等药物减量过快，停药过早均可导致复发，甚至病情恶化。特别是慢性肌炎病程较长，有不少可达 10 年以上。故判断疗效至少要经过半年到 1 年左右的观察，在短期内未出现效果绝不应终止治疗。运动功能的训练最好应在肌酸磷酸激梅 (CPK) 正常以后开始，因为运动开始时常可见到 CPK 一过性升高。

第三节　其他炎性肌病

一、包涵体肌炎

这是一种相对良性的慢性肌病。男性多见，通常在 50 岁以上发病，60 ～ 70 岁常见，发病年龄从 16 ～ 68 岁不等。隐袭起病，缓慢进展，进行性近端和远端无痛性肌无力。累及远端及近端肌肉，临床特征可类似于肢带型肌萎缩。严重受累的肌肉有股四头肌、髂腰肌、胫前肌、肱二头肌、肱三头肌、三角肌、胸大肌、前臂肌、手固有肌、颈屈肌、臀肌、腘肌、腓肠肌、趾屈肌，面肌偶可受累，眼外肌不受累，晚期以及罕见的急性期可见呼吸肌受累。肌萎缩程度相应于肌无力。

较难完成日常工作，如起立、上楼梯、上台阶、提重物或梳头。可见跌倒、膝部弯曲。如咽肌和颈屈肌常受累，则出现吞咽困难或抬头困难。精细运动受损相对较晚。感觉正常。腱反射常受损，早期膝反射消失。无皮疹、红斑等皮肤损害或全身性损害。

与其他自身免疫性疾病 (15%)、糖尿病 (20%)、弥漫性周围神经病 (18%)、单克隆轻链病 (20%左右)、结缔组织疾病相关。

肌酸激酶水平正常或中度增高。

肌电图：可见肌源性损害，亦可见神经源性损害，纤颤电位，长时程、高振幅或中短时程的多相性运动电位，但运动、感觉神经传导速度正常。

肌活检可见程度不等的肌坏死、炎症、再生。肌纤维形状大小不等，萎缩的角状纤维，以及肥大的纤维等。肌纤维含有嗜酸性包涵体，在电子显微镜可见在胞质和核内有小管样纤丝。

(一) 诊断

(1) 临床病程 6 个月以上，发病年龄 30 岁以上，肌无力必须累及上肢和下肢的近端和远端肌肉，且指屈肌无力、腕屈肌无力重于腕展肌或股四头肌无力 (4 级或 4 级以下)。

(2) 实验室检查血清 CK 不超过正常值的 12 倍，肌活检可见炎性肌病的表现，非坏死性肌纤维可见单核细胞浸润，肌纤维空泡样变性，核内淀粉样蛋白沉积或电镜证实存在 15 ～ 18nm 的管状微丝。肌电图示炎性肌病的特征。

确定性诊断：肌活检可见所有特征性改变包括非坏死性肌纤维单核细胞浸润，空泡样变性肌纤维，核内 (肌纤维内) 淀粉样蛋白沉积，15 ～ 18nm 的管状微丝。

可能的 IBM：如肌活检仅见炎症 (非坏死性肌纤维单核细胞浸润) 而无病理改变，患者尚需满足上述临床特征及实验室检查，则可诊断 IBM。

(二) 治疗原则

泼尼松治疗及甲氨蝶呤、环磷酰胺无效，环孢素、硫唑嘌呤疗效不确定，血浆置换无效。大剂量免疫球蛋白静注 (IVIg) 可能有效，可改善部分患者的生活质量和吞咽功能。

(三) 治疗方案

(1) 泼尼松治疗无效，至少 40mg/d，维持 3 个月，可使血 CK 水平降低，但空泡样肌纤维和淀粉样蛋白沉积继续增加。

(2) 大剂量免疫球蛋白静注 (IVIg) 可能有效，可改善部分患者的生活质量和吞咽功能。

(3) 咽肌受累时，需行环甲肌切开术，一般可获满意疗效。吞咽困难复发时可再做肌切开术。

(4) 康复治疗：有人提出，中度训练优于重度训练，安全有效。

(四) 预后

(1) 年龄与预后相关。年龄越大，预后越差。

(2) 与眼咽型肌营养不良、眼咽型远端肌病、Welander 远端型肌病、Markesbery 远端型肌病、Finnish 胫肌肌营养不良、Nonaka 远端型肌病、广泛自身消耗性的 X 连锁肌病、结蛋白累积肌病、酸性麦芽糖酶缺乏症、酸性麦芽糖酶正常的溶酶体累积病要注意鉴别。

二、病毒性肌炎

这种肌炎为全身普遍性，偶尔为局灶，患者肌肉有疼痛和触痛，但无力较罕见，有时可能并发于柯萨奇病毒，流感病毒，HIV 和另外其他的病毒感染。横纹肌溶解是特别不常见。柯萨奇 B 病毒容易累及胸、颈、腹部和肩部肌肉。肌酸激酶可以增高，恢复要数天或数周。

几乎所有病毒感染后都可能有较长的周期的肌疲劳，主观的但不是客观的肌无力，肌肉疼痛和全身普遍的不适要持续数月：即所谓病毒感染后疲劳综合征。可能特别伴有流感、传染性单核细胞增多症和肠道病毒感染。

三、化脓性肌炎（旧称热带性肌炎）

这发生于热带本地人或偶尔发生于旅行者。常仅有一块肌肉或一个肢体受累，在受累的肌肉有疼痛、触痛、坚实和肿胀，其系化脓性感染之故。髂腰肌受累则可以拟阑尾炎症状。原因不明，但肌化脓通常由于继发性金黄色葡萄球菌感染。患者常见有发热、脓血症和关节痛。

(一) 诊断

临床中多以糖尿病并发化脓性炎性肌病报道，多数为金葡菌感染，少数为 B 链球菌感染。以前本病主要发生在热带地区，因此命名为热带性肌炎，现在发现在温带地区也可发生，表现为双小腿多处肌肉肿痛，抽取脓液可培养出金黄色葡萄球菌，降糖抗感染治疗后病情可迅速好转。糖尿病并发化脓性肌炎常发生在血糖控制不佳，免疫力低下时。

（二）治疗原则

治疗关键在于控制血糖和抗感染。

糖尿病并发化脓性肌炎还须与风湿性疾病中的多发性肌炎进行鉴别，该病常伴有肌无力、肌萎缩、血清肌酶升高、肾上腺糖皮质激素治疗有效，患者无上述表现可与之鉴别。

第四节　肌营养不良

肌营养不良是一组以肌纤维变性为特征的遗传性疾病。呈进行性发展加重的病程。临床主要表现为肌无力和肌萎缩。本病无特殊治疗药物，临床上主要应注意与其他相似的疾病相鉴别。为此患者必须做肌活检、肌电图和肌酶的测定。

肌营养不良的肌萎缩与肌无力均有特征性的类型，同时有肌腱反射减退，但无感觉丧失和肌肉束颤。

一、诊断

Duchenne 型肌营养不良：又称假肥大型肌营养不良，在肌营养不良中最常见的一种。其临床特点如下。

(1) 男孩患病。

(2) 学习行走较迟，常常摔倒，坐位时站起困难，鸭子样步态。

(3) 腓肠肌肿大、无力，出现特征性假性肌肥大。

(4) 有肌肉挛缩和胸部畸形。

(5) 多伴有心肌病和非进展性精神发育迟缓。以及麻痹性肠梗阻、胃扩张和无张力性膀胱。

(6) 患者通常在 20 岁左右死亡。

(7) 约 70%的肌酸激酶升高。

Backer 型肌营养不良：此型又称良性肌营养不良。其临床特点如下。

(1) 非常类似于 Duchenne 肌营养不良。

(2) 10 岁左右发病，为良性，心肌受损和智能受累罕见。

(3) 性连锁隐性遗传性疾病。

肢带型肌营养不良：此型又称 Erb 型肌营养不良。其临床特点如下。

(1) 男女两性均可发生，为常染色体隐性遗传。

(2) 骨盆肌、大腿肌和肩带肌无力为主。

(3) 20 岁左右发病，进展较慢，约 50 岁时死亡。

(4) 患者智力正常，脑神经支配的肌肉不受累，心脏肌肉偶有受累。

面肩肱型肌营养不良：此型又称 Lndoury-Dejefine 型肌营养不良。其临床特点如下。

(1) 两性均可发病，为常染色体显性遗传，相对良性。

(2) 20 岁左右有肩带肌无力并随之而肌和盆带肌无力。胫前肌可能较早受累。

肩胛腓骨肌型肌营养不良。其临床特点如下。

(1) 常染色体显性或 X 连锁隐性遗传。

(2) 主要是胫前肌和腓骨肌无力。20 岁左右发病，并呈良性过程。最后可累及肩胛部位及肢体其他部位近端肌肉。

眼肌和眼咽肌型肌营养不良：较罕见。其临床特点如下。

(1) 最简单的一种只有轻度眼外肌无力伴睑下垂。通常没有明显复视。

(2) 吞咽困难，面肌、胸锁乳突肌和肢带肌无力时有发生。

(3) 与重症肌无力、慢性多发性肌炎和线粒体性细胞病鉴别。

远端型肌营养不良：成年后期发病有两型，即 Wellander 肌营养不良，极罕见。为常染色体显性遗传。

Markesbery 肌营养不良，亦为常染色体显性遗传，主要在青少年期发病，首先侵犯下肢胫前肌，肌肉组织化学表现为边缘着色性空泡，电镜可见管丝状包涵体。成人早期发病，首先累及下肢腓肠肌。

先天性肌营养不良：此型在出生时就出现症状，偶呈进展性。为隐性遗传，婴儿可以仅有肌张力低下，在最重的患者可有重度的肌无力。

二、实验室检查

1. 一般检查

红细胞形态大小不一，蝶形凹陷明显。24 小时尿酸排泄量增加。

2. 血清酶学改变

肌酸磷酸激酶增高，尤其是假肥大型肌营养不良症患者，可显著增高达 100 至数百单位。醛缩酶、乳酸脱氢酶、谷草转氨酶、葡萄糖转换酶等活性均升高。

3. 肌电图

肌电图显示肌源性肌萎缩。

4. 肌活检

各型肌营养不良症可有其各自的组织形态改变。

三、治疗原则

到目前为止尚无一种特效的疗法或药物。适当的体育锻炼、医疗体育及各关节被动运动对延缓肌萎缩、无力和关节挛缩等有益。给予足量的动物蛋白、减少糖类及脂肪的摄入。预防和治疗呼吸道感染，可延长患者的存活时间。

药物上可适当给予 ATP(三磷腺苷)、UTP(三磷酸尿苷)、高压氧及钙离子拮抗剂(如硝苯地平等)并同时辅以维生素 B 族及维生素 C。此外还有人用别嘌呤醇、加兰他敏、肌生注射液及胰岛素葡萄糖疗法。

四、治疗方案

(1) 加兰他敏，2.5mg，肌内注射，1～2 次 /d，1 个月为 1 个疗程。

(2) 肌生注射液，0.4～0.8g，肌内注射，1～2 次 /d，1 个月为 1 个疗程。

(3) 皮下注射胰岛素，第 1 周为 4U/d，以后的 3 周中，每增加 1 周每天增加 4U，共用 4 周，同时每天清晨注射后 1 小时内口服葡萄糖 50～100g。

五、注意事项

肌营养不良症除 Duchenne 型外，多数不影响其寿命。晚期患者可因严重肌肉萎缩而出现肢体挛缩和畸形。适当体育活动、按摩、体疗有助于改善肢体功能，延缓致残时间。卧床不起者应注意预防压疮，继发感染等并发症。

第五节 肌强直性疾病

肌强直性疾病以随意肌收缩后松弛异常减慢为特征的一组疾病，是由肌膜异常所造成，属离子通道性疾病。

一、诊断

1. 肌强直性肌营养不良(又称营养不良性肌强直或萎缩性肌强直，Steinert 病)

本病是一种常染色体显性遗传病，累及几个器官及肌肉。

临床特征包括：四肢(尤其手部肌肉)的远端肌无力和萎缩及肌强直，常易摔倒与行走困难。面肌、颌肌、颞肌和胸锁乳突肌无力与萎缩。构音障碍(舌肌强直和面肌无力)、吞咽困难(口咽肌受累)和眼睑下垂并偶有眼外肌无力。

前额秃发，斧形脸，白内障(约占 90% 患者)。

心脏传导缺陷，罕有症状包括二尖瓣脱垂、心脏功能衰竭。

性腺萎缩，可出现阳痿，性欲丧失。

精神淡漠，智力低下并可能发展为痴呆。

嗜睡(通常由于阻塞性呼吸暂停)。

通气量过低。

内分泌性异常(可有甲状腺功能减退)。

产科并发症。

血清免疫球蛋白(IgG)减低。

颅骨肥厚，垂体窝变小；恶性高热症等。

肌电图具有特征性的改变，如临床特征典型，则可不必做肌活检。

本病缓慢进展，病程20～25年，多数于45～50岁死亡。需与先天性肌强直和进行性肌营养不良症鉴别。先天性肌强直疾病分布较广泛，起病年龄较早、无肌萎缩；而进行性肌营养不良症发病年龄亦较早，无肌强直，肌萎缩分布于肢体近端。以及注意与进行性神经病性肌萎缩、神经官能症鉴别。

2. 新生儿肌强直

此型可以发生在有肌强直病母亲的儿童，偶有其父患肌强直。婴儿疲软，面肌无力，喂养及呼吸困难，但无肌强直。这种无力常在儿童期改善，只是在成人时病情可加重。

3. 先天性肌强直

此型在婴儿期(常染色体显性遗传病，又称Thomsen病，先天性肌强直男多于女，表现为骨骼肌在随意收缩或物理刺激而收缩后出现肌强直，不易立即放松。为全身普遍发生的肌强直，以手部、腿部与眼睑更明显。在寒冷天气中明显加重，在温暖或锻炼状态下症状减轻。常有弥漫性的肌肥大，但肌无力即使有也很不明显。

诊断主要根据典型的外表，握手后不能立即松开，直接叩击肌肉可引起肌肉持续的收缩。肌电图在肌强直引起典型的“俯冲轰炸机”样的声响。以及家族史。

4. 先天性副肌强直

此型为常染色体显性遗传，有发作性肌强直和疲软性无力。多在幼年发病。主要症状为肌肉强直和肌无力，多在活动时或受凉后发生，一般持续数小时，若给予复温也不能缓解。有时遇热也可诱发。肌无力可累及全身。也可影响局部。叩击性肌强直易见于舌肌、前臂肌、鱼际肌及股部肌肉，持续时间不等，一般是数秒后消失。本病也可由高钾血症和β-受体阻断剂诱发。低钾血症或用乙酰唑胺则使肌强直减轻。与周期性瘫痪有重叠现象。

因为某些患者的肌无力伴有高血钾或低血钾症。先天性肌强直症和先天性副肌强直症多不进展。肌强直程度随年龄增长而有所缓和，故预后良好。萎缩性肌强直为慢性进展性疾病，晚期易出现肺部感染，肺功能不全或房室传导阻滞及心力衰竭而致死。

5. 软骨营养不良性肌强直(又称Schwartz-Jampel综合征)

此型是一种罕见的隐性遗传状态，患者有肌强直，骨骼变形和身材矮小三个特点。表现为全身肌肉无力，侏儒，骨骼畸形，包括高腭弓、髋内翻或外翻、鸡胸、脊柱侧弯及足下垂内翻。面容特殊表现为眼裂狭小，噘嘴，眼睑痉挛与代偿性额肌活动过度，额纹深和眉弓高。因多发性关节挛缩引起运动活动受限。颈短，耳位低，智力正常。

二、治疗原则

对先天性肌强直，目前尚无特效对因治疗。采用降低肌膜的兴奋药物，如苯妥英钠、奎宁等对缓解症状有一定的疗效。普鲁卡因胺(从小剂量开始逐步增加)，可减轻肌强直与挛痛。中药甘草流浸膏使症状缓解。地西泮亦有一定疗效。在严重病例，可短期使用泼尼松。

对肌强直性肌营养不良的肌强直症状一般很少需要治疗，奎宁或普鲁卡因胺可加重心脏传导阻滞，肌肉无力，对药物治疗不起效应。但可进行主动或被动的活动锻炼。硝苯地平(心痛定)可用于治疗对其他药物不起效应的肌强直。对软骨营养不良性肌强直，无特殊有效的治疗，可适当按摩、理疗对帮助患儿关节活动。

三、治疗方案

对先天性肌强直治疗：

(1) 普鲁卡因胺 250～500mg，4 次 /d，口服。

(2) 苯妥英钠 100～200mg，2 次 /d，口服。

(3) 丙吡胺 100～200mg，3 次 /d，口服。

(4) 硝苯地平 10～20mg，3 次 /d，口服(可以有助于临床症状的缓解且并不影响心脏传导状态)。

四、注意事项

(1) 这些药物可加重原已存在的心脏传导缺陷，并也可引起心脏功能的衰竭。普鲁卡因胺可以引起恶心、腹泻、皮疹、意识模糊、类系统性红斑性狼疮综合征及粒细胞减少症。丙吡胺有抗胆碱能的副作用。

(2) 有些药物可以引起肌强直或使肌强直症状加重。

①三苯乙醇(降脂剂)。

② β- 受体阻断剂。

③去极化的肌肉松弛剂(如琥珀酰胆碱)。

(3) 先天性肌强直症和先天性副肌强直症多不进展。肌强直程度随年龄增长而有所缓和，故预后良好，萎缩性肌强直为慢性进展性疾病，晚期易出现肺部感染，肺功能不全或房室传导阻滞及心力衰竭而致死。

(4) 肌强直病的任何改善都不一定有功能性益处，因为对许多患者解决肌肉无力的问题比解决肌强直更难。

第六节 肌纤维结构改变的肌病

这些罕见的疾病通常在婴儿期表现为低张力、近端肌无力和生理的发育延迟。诊断依据肌活检和严重程度不同的临床症状与体征。

一、诊断

1. 中央轴空病 (central core disease)

该病主要见于婴幼儿，青少年及成人起病者少见。其肌纤维有紧密包裹肌丝的中央核心和氧化酶缺乏。倾向于出现轻度和非进展性骨骼肌变形，临床表现主要为肌无力及肌张力低下，腱反射减弱或消失。常伴有先天性髋关节脱位、脊柱侧后弯、手指挛缩、弓形足等骨关节畸形，偶见心肌异常。肌酶多正常或仅 CPK 轻度增高，肌电图示肌原性或神经源性损害。临床症状轻重不一，进展缓慢或呈非进行性，少数患者肌无力可有一定程度的波动，常见的表现为肌挛缩。患病儿童走路晚、但智力正常，全身肌张力不全。肌活检有肌纤维粗大且有不同于其他纤维染色的 1 ～ 2 个中央轴空。

诊断依赖于病理活检，HE 染色中可见肌纤维中央有圆形浅红色染色区，NADH 染色见肌纤维中央有圆形不着色空白区，ATPase 染色示以 I 型肌纤维受累多见，PAS 染色提示糖原减少，MGT 染色轴空区呈紫色，而轴空区周围呈蓝绿色的则为正常的肌原纤维。

2. 杆状体肌病

此病又称线状体病，nemaline myopathy，先天性发病为常染色体显性遗传。肌纤维含有小的棒状体 (故又称棒状体肌病)。分型如下。

(1) 先天性严重的新生儿和胎儿发病型：严重者常在出生后 1 年内死于呼吸衰竭，偶尔可见扩张性心肌病和骨骼关节等其他先天发育畸形，包括骨骼异常，如脊柱凸、高腭弓及蜘蛛样指趾症等。检查时有肌腱反射减低。临床表现为出生即出现全身肌张力低下，肌无力以肩胛带和骨盆带明显。病程缓慢进展，血清酶正常，免疫组化发现线粒体脂肪酸氧化障碍。

(2) 经典的先天性缓慢进展或非进展的无力型：常在儿童期有肌无力表现，肢体近端和远端均可出现无力，可有呼吸肌受累，但症状很轻，病情稳定或进展缓慢，心肌很少受累，多数可正常活到成年，多在 40 岁后需用轮椅，少数在青春期病情恶化。

(3) 成人晚发型杆状体肌病：成人晚发型杆状体肌病是一种独立的疾病实体，不同于婴幼儿的先天性杆状体肌病。其主要特点是：

①发病年龄在 23 ～ 79 岁，平均 45 岁，35 ～ 50 岁好发，男性略占优势。

②多无家族史和先天性的发育畸形。

③主要表现为肢体近端无力并呈进行性或缓慢发展，伴有肌萎缩，少数为广泛肌无力，个别患者表现为肢体远端无力。可伴有肌肉疼痛，多见于病程缓慢进展型。中枢神经系统通常不受影响，智力正常。

④ CK 水平通常轻度增高或正常，EMG 提示肌原性损害。个别报道的还分别有血沉增快、抗核抗体阳性和血清免疫球蛋白增高等。

⑤通常对激素治疗无效，呼吸肌麻痹是最常见的致死原因。

⑥肌肉病理发现胞质中可见大量肌杆，偶尔有核内肌杆，可有炎性改变。

诊断依据是在大量肌纤维中发现大量杆状体，且没有其他肌病的特征性病理结构。冰冻切片行 Gomori 三色染色或更具确诊意义的电镜检查是非常必要的。

3. 中心核性肌病 (centmnuclear myopathy)

其肌纤维中出现中心核链(又称肌管性肌病)。这种病累及眼肌及面肌、肢体肌和躯干肌。血清酶活性和肌电图检查无异常发现。本病预后与发病年龄有关。新生儿则可在早期死亡。

4. 纤维类型失比例

肌活检中发现 I 型纤维均较小。

5. 僵直脊柱综合征 (rigid spine syndrome)

此病罕见，通常男性发病，儿童期开始出现症状，病程呈良性。患者有轻度肌萎缩，但脊柱屈曲显著受限，有脊柱侧凸和关节挛缩。

二、治疗原则

本病无特效治疗，应注意心、肺功能监测，一般患者可行体疗，当出现呼吸、吞咽困难或呼吸道感染时给予对症处理，呼吸衰竭的患者可行呼吸机治疗

第七节　代谢性肌肉疾病

这类的每种疾病都是由某一基因缺陷引起，共同特点是能量缺陷或代谢产物堆积。能量缺陷引起肌无力和运动耐力减低，从而导致肌肉疼痛和痉挛。产物堆积则可损害细胞导致慢性病变。在婴幼儿期患病者最为严重，甚至是致死的。在童年或成年发病的相对较轻，改变饮食和生活方式有助于多数轻型患者的治疗。

这些遗传性肌病均较罕见，常具有特征性的生化障碍。诊断依据肌肉活检的组织化学或生物化学测定来确定。

1. 糖原代谢性疾病

糖原代谢性疾病为糖类代谢障碍，这些疾病影响肝糖原和葡萄糖的分解代谢过程(糖类的简单和复合形式)也被称为糖原贮积病。

(1) 酸性麦芽糖酶缺陷[又称糖原贮积病 2 型，Pompe 病(婴儿型)，溶酶体贮积病]：是一种常染色体隐性遗传性疾病。为溶酶体的糖原转化葡萄糖过程受损，因此肝脏、心脏、中枢神经系统和肌肉中糖原积累。患者在婴儿期可死亡。在青少年和成人，有一种较轻的类型，表现为近端肢体肌、躯干肌、呼吸肌缓慢进行性无力和萎缩，膈肌尤为明显。

此病一般在呼吸衰竭前可能不引起临床注意。舌肥大多发于婴儿型，年长者罕见。儿童期发病可有心脏问题，但是成人较少。儿童和成人严重程度低于婴儿型，随着疾病进展多需要呼吸机和鼻饲。肌酸激酶水平略高，肌电图为非特异性肌病改变。肌活检不总有肌病特征。诊断必须做酶测定或做皮肤成纤维细胞培养。

(2) 肌磷酸化酶缺陷 (又称酸酶缺乏症，McArdle 病，糖原贮积病 5 型)：此种缺陷使肌肉中糖原转化为葡萄糖 -1- 磷酸受累。为常染色体隐性遗传病，但男性较女性易于受累，其比例为 4:1。儿童或青少年期开始发病，主要为运动不耐受，表现为疲劳、无力、锻炼后肌痛及僵直，在休息时则症状减轻。通常不是进行性加重，无肌萎缩。较强的体力锻炼可引起一种电性静息和所锻炼的肌痛性挛缩 (参见痛性痉挛)。在肢体锻炼后，肌酸激酶水平增高，且偶有肌球蛋白尿症。病情的严重程度不同，有时同一个人在一天不同时段症状也可不同。在缺血前臂锻炼时，静脉乳酸水平不增加，肌组织化学或生物化学检查提示有肌酶缺陷。

(3) 磷酸果糖激酶缺陷 (又称糖原贮积病 7 型，Tarui 病)：此种缺陷使肌肉中果糖 -6- 磷酸转化为果糖 -1，6 二磷酸受累，并相继在缺血试验后静脉血乳酸不增加。此病为常染色体隐性遗传，儿童至成年期发病，临床上类似肌磷酸化酶缺陷。患者有时有轻度溶血倾向，血胆红素升高，伴肌红蛋白尿。

(4) 脱支链酶系统缺陷 (Forbes 病)：此病由于脱支链酶的缺乏，糖代谢异常，使糖原水解为葡萄糖 -1- 磷酸受累。此病为常染色体隐性遗传，临床上可分两型：幼儿型：生后数月始出现低血糖，肝大，全身无力，肌张力低，可有心脏肥大，腹胀，患者通常表现为婴儿期发育迟缓，脑发育多正常，娃娃脸，向心性肥胖，晚期可有脾肿大。空腹低血糖、酮尿症、癫痫发作、肝大和轻度肌病。成人型：以肝内含糖量高，而骨骼肌含量中等，有些中年后呈慢性进行性肌痛，肌无力，到后期手、前臂、肢带肌萎缩。此病有青春期后改善的倾向，成人可能仅有轻度手足的肌无力症状。心肌病是晚期的并发症。肌酸激酶水平增高，乳酸试验阳性，在肌肉中含有过多的糖原。

实验室检查：白细胞和红细胞中缺乏 1，6-2 葡萄糖苷酶，血中各种转氨酶可升高，肌电图可正常，肝和肌肉活检可见糖原增加。

根据临床症状和实验室检查可诊断，成纤维细胞和白细胞中酶活性测定是确诊的手段。

(5) 分支酶缺陷：此种类型使糖原合成缺陷，它是一种常染色体隐性遗传病。表现为婴儿期肝脾肿大、发育差并有时可有肌无力。

2. 脂代谢性疾病

长链脂肪酸是肌肉能量的主要来源，在肌肉活动时期被消耗。至少有两种罕见但可辨认的累及肌肉的疾病，通过肌生物化学检查可确诊。

(1) 肌卡尼汀缺陷：卡尼汀在自由脂肪酸转运入线粒体时受累。在全身系统性缺陷，血中卡尼汀水平低，及多器官受累。临床上表现包括反复发生的代谢性酸中毒、脑病、肾衰竭、肝功能衰竭、低血糖症、高氨血症及晚期的进行性肌无力。臀、肩、上臂和腿部肌无力。颈部和下颚肌肉也可能受累。在肌病型血卡尼汀水平正常，在婴儿或儿童开始发病。常染色体隐性遗传。在有卡尼汀的肌肉有脂类堆积。肌酸激酶水平可能增高。

卡尼汀缺乏可继发于其他代谢性疾病(称继发性卡尼汀缺乏)，而卡尼汀运入细胞内的蛋白的基因突变所所致(称原发性卡尼汀缺乏)。后者使用卡尼汀通常治疗有效。

(2)卡尼汀棕榈酰转移酶(CPT)缺陷：此种缺陷可引起自由脂肪酸转运到线粒体受损。大多数患者为男性，表现为青春期发作性无力和肌肉疼痛。这些症状发作后常有肌酸激酶水平的增高，有时有肌球蛋白尿症。锻炼、饥饿或高脂肪饮食可激发本病的症状发作。

3. 肌腺苷酸脱胺酶缺陷

本缺陷属常染色体隐性遗传，据认为这可在锻炼期间引起肌无力和肌疼痛。儿童期开始发病，锻炼后肌酸激酶水平增加。不过此酶在许多其他无肌肉受累状态时缺失，所以它的缺失在疼痛性肌病可能并无作用。

第八节　线粒体细胞病

一、线粒体细胞病

线粒体细胞病是一类数量正在不断增加的疾病，这类疾病是由于线粒体中各种酶的生化缺陷所引起。在电镜下可见到线粒体常常有结构的异常，通常累及肌肉的线粒体(故最初的名称叫线粒体肌病)。但现在已清楚许多器官的线粒体也可受累(出现临床或亚临床表现)。在光镜下用改良 Gomori 三色染色可在肌肉中见到蓬毛样红纤维(RRF)。

线粒体细胞病的各个综合征在病变范围及严重程度上均存在差异。且许多综合征上都有相互重叠现象。这类病通常在儿童及青春期发病，但也可发生于中年。男女发病率相等，且可有家族发病史。

(一)诊断

临床特征上至少可存在三类变化：

(1)进行性眼瘫虽多年但却无复视现象。几乎所有患者总有眼睑下垂及眼肌无力症状(即 Kearns-Sayre 综合征)。

(2)肢体、面及颈肌无力症状，伴有明显疲劳和活动后更突出的现象(有时可误诊为重症肌无力)。有时因心功能衰竭及代谢性乳酸中毒而出现呼吸困难。

(3)伴有脑病特征的线粒体细胞病：

①部分和原发性全身性癫痫发作。

②卒中样发作，有 CT 上的低密度，但其不与动脉区分布相符。

③头痛伴有呕吐与偏头痛相似。

④共济失调。

⑤痴呆。

⑥脑海绵样变性。

⑦锥体束征。

其他可伴随的特征包括：

(1) 视网膜色素变性。

(2) 耳聋。

(3) 轻度智能障碍。

(4) 心脏传导阻滞。

(5) 身材矮小。

(6) 甲状旁腺功能低下。

(7) 头颅 CT 上基底节钙化。

实验室检查如下。

(1) 血清酶学：CK，LDH 及 SGOT 可能升高。

(2) 血乳酸、丙酮酸升高。

(3) 肌电图呈肌原性损害，少数可有神经源性损害。

(4) 肌肉活检：在 Gomori 三色染色上可见蓬毛样红纤维 (RRF)，电子显微镜下可见大量异常线粒体。

(5) 线粒体 DNA 检测：这是金标准，包括点突变、缺失和减失等，其中各种具体线粒体疾病又有所不同。

（二）治疗原则

从治疗角度谈，一是缺什么补什么，二是线粒体缺陷本身治疗，如移植。三是基因治疗。基因治疗为时尚早，细胞移植尚在实验中。而缺什么补什么是目前能研究及最现实的。无论是 MtDNA 的缺失、减失、点突变。最终首选可能在某个环节或多个环节影响能量合成利用等。

基本原则是多途径，特别是基层单位很难确能量代谢的环节，及用药的剂量。

（三）治疗方案

(1) 维生素类，大剂量维生素 B_1，维生素 B_2，维生素 B_6，维生素 C(对形成复合体Ⅱ与Ⅲ活性低者有一定疗效)。

(2) 烟酸注射液 500mg，加入生理盐水，1 次 /d，静滴。

(3) 辅酶 Q_{10}，100mg，1 次 /d，肌注。

(4) 能量代谢类，ATP，40mg，3 次 /d，口服；辅酶 A，100mg，3 次 /d，口服。

(5) 黄芪注射液 20mL，加入生理盐水或 5% 葡萄糖注射液，1 次 /d，静滴。

（四）注意事项

如心肌酶增高明显，可加用糖皮质激素治疗，尽量不用。本病治疗的效果，约有 70% 患者有所改善，目前虽不能治愈，但如治疗合适，能有一定的生活质量，主要是早期诊断与早期治疗，否则预后差，多死于其他并发症。

二、线粒体脑肌病、乳酸中毒和卒中样发作

线粒体脑肌病、乳酸中毒和卒中样发作 (MELAS)，它是线粒体性脑肌病中的主要一种，MELAS 的患者多在 3 ～ 11 岁之间发病，但大于此年龄的发病的亦有几例报道。其为母系遗传。

（一）诊断

1. 脑病表现

生长发育迟缓，头痛及发作性呕吐，癫痫发作、复发性大脑卒中样发作，可引起偏瘫，偏盲或皮质盲。头痛、听力丧失与痴呆也是常见的特征。

2. 肌肉病

运动不耐受，近端对称性无力。临床表现在同一个家族中很难发现超过 1 个患者具有 MELAS 的全部症状，母系遗传的亲属常出现单发症状或无症状。

3. 全身系统性症状

色素视网膜病、心肌病 (15%)、身材矮小和糖尿病。其他系统的症状也可以孤立表现。

4. 血和脑脊液

血和脑脊液出现乳酸血征以及血肌酸磷酸激酶升高，肌电图显示正常或肌原性肌改变。骨骼肌出现线粒体酶复合体 I 和Ⅳ的活性下降。

5. CT

CT 可以显示局灶改变，但特别注意这种病变不是以典型的血管走行分布。有些患者显示基底节区钙化。其他常见的病理改变有海绵状变性和局灶性脑软化。MRI 检查可以发现大脑皮质出现多发性长 T_1、长 T_2 信号的病灶。部分患者出现基底节钙化，脑萎缩和脑室扩大。

6. 肌活检测

肌活检测显示有蓬毛样红纤维 (RRF) 及线粒体异常的晶体包含物。基底节钙化，大脑皮质出现假分层坏死和萎缩，表现为皮质神经细胞脱失伴随毛细血管和胶质细胞增生，小脑出现皮质萎缩和葡肯野细胞树突出现肿胀伴随线粒体增加。大脑和小脑白质出现胶质细胞增生。

(二)治疗原则

见本节治疗。

三、肌阵挛癫痫伴随 RRF(MERRF)

MERRF 是三种主要线粒体性脑肌病之一，有时 MERRF 可以和 MELAS 重叠出现。本病为母系遗传，同一家庭累及成员严重程度不尽相同。有些成员甚至缺乏典型的 RRF 的特征。生化研究已显示有复合体III，复合体Ⅳ和联合有复合体 I 与复合体Ⅳ的缺陷。

(一)诊断

临床特征变化较大。

(1) 通常在 5 ～ 12 岁之间发生，但也可发生于成年人。

(2) 在完全型，MERRF 综合征以进行性肌阵挛、小脑共济失调和肌无力为特征。

(3) 此外有不常见的特征包括：全身性癫痫。视神经萎缩。感觉神经性耳聋。痴呆、偏颅性头痛、足畸形、锥体束征和周围感觉神经病。MRI 主要表现为大脑和小脑萎缩。肌肉发现 RRF 和 COX 阴性肌纤维。

(4) 神经病理学包括神经元的丧失和胶质增生。特别是齿状核和下橄榄核，小脑上脚变性，脊髓后柱和脊髓小脑束变性。视神经、苍白球、红核、黑质小脑皮质和 Clark 柱也受累。

(5) 肌活检显示线粒体病的典型改变，伴有 RRF 和 COX 阴性纤维，及超微结构有异常线粒体和副晶包含物。

(6) 主要为 mtDNA 第 8344 位点上 A 突变为 G。

(二)治疗原则

见本节治疗。

四、线粒体性神经胃肠脑肌病(MNGIE)

常染色体隐性遗传病。发病年龄小于 20 岁、在 5 个月到 43 岁。病程平均 38 岁死亡(18 ～ 53 岁)。

(一)诊断

临床特征：

(1) 进行性眼外肌瘫(眼睑下垂、眼外肌麻痹)、肢体无力等肌病症状。

(2) 周围神经病(周围神经障碍症状，可导致感觉丧失及肌肉无力)。

(3) 胃肠病伴慢性难治性腹泻与假性肠梗阻。

(4) 脑病损害(脑白质营养不良)。

(5) 血乳酸中毒、心电图异常及脑脊液出现高蛋白。

(6) 肌活检显示 RRF，生化分析显示有部分 COX 缺陷。肌肉 mtDNA 的 Southem 分析不能显示大的缺失，其分子的缺陷仍不知。

(7) 头颅 MRI 检查证实脑白质营养不良改变。

(8) 肌电图出现神经源性损害或神经源性加肌原性损害。

(9) 肌纤维出现 RRF 和 COX 阴性肌纤维，部分患者出现 SDH 深染的肌纤维以及神经源性肌肉损害。周围神经存在轴索脱失和脱髓鞘。肠道平滑肌细胞和神经节细胞内也存在大量异常线粒体。

(二) 治疗原则

见本节治疗。

五、Keams-Sayre 综合征

Kearns-Sayre 综合征 (简写为 KSS) 是一种极少见的疾病，属线粒体性脑肌病的范畴，是三种主要线粒体性脑肌病中的一种。几乎所有 KSS 的病例为散发的。在 20 岁前发病，有特征性的三联征 (进行性眼肌麻痹、视网膜色素变性和心脏传导阻滞)。

(一) 诊断

(1) 进行性眼外肌麻痹 (PEO)，一般是该疾病的初期症状。

(2) 视网膜色素变性及下列之一。

(3) 心脏传导阻滞、小脑性共济失调或脑脊液高蛋白 (＞ 100mg/dL)。

(4) 其他包括精神发育迟缓，听力丧失及内分泌疾患 (包括短小身高)。我们的病例尚有夜间视力差及轻度智力减退，发育差，骨龄及心理年龄均小于实际年龄。

(5) 肌活检显示 RRF 和 COX 缺乏的纤维。

(6) 一些患者有甲状旁腺功能低下，同时伴有内分泌的异常。

(7) 尸检发现所有病例均有脑海绵状变性，头 CT 显示基底节钙化，MRI 检查表现为脑萎缩和双侧皮层下白质广泛的长 T_2 信号，脑干、苍白球、丘脑和小脑高信号损害。

(8) mtDNA 的大段缺失。也有人介绍有 2 名患 KSS 的患者在 mtDNA 的区域重复。

本病预后不佳，治疗可选用辅酶 Q_{10}，其可使某些心电图异常扭转，但不能使心脏传导阻滞等症扭转至正常。有人用辅酶 Q_{10} 对 17 例患者治疗，每天给辅酶 Q_{10}60 ～ 150 mg，结果使患者的血及脑脊液中的乳酸和脑脊液的蛋白均有所降低。

(二) 治疗原则

见本节治疗。

六、不完全型 Keams-Sayre 综合征 (KSS^-，也称 PEO)

不完全型 Kearns-Sayre 综合征 (KSS^-，某些学者也称 PEO)，发病年龄：通常为青春期或成年早期。

(一) 诊断

临床特征为正规的 KSS 诊断所必备的条件缺少一种。不过患 KSS^- 的患者在稍后可

发展为完全型的 KSS，这使 KSS 和 KSS^- 的鉴别出现困难。与典型的 KSS 同样，大多数 KSS^- 患者也有异常的 mtDNA 缺失，这进一步增强的两个综合征的同一性。故 PEO 往往是线粒体病的一种症状，但有时也是一种独立的病征。

(二) 治疗原则

见本节治疗。

七、慢性进行眼外肌瘫 (CPEO)

(一) 诊断

临床特征：

(1) 患者表现在童年或青春期有双侧对称性眼睑下垂和 PEO、通常没有复视。

(2) 近端肢体无力是常见的特征，但不是残弱状态，大多数患者的生活相对正常。

实验室检查：

(1) 大约有眼肌病 (OM) 的 50% 患者的肌肉存在异常的 mtDNA 缺失。

(2) 有伴 mtDNA 缺失的患者的肌活检均显示有 RRF。而没有缺失的眼肌病的患者只有 2/3 有这种形态学异常。而有 mtDNA 缺失的大多数患者的家族史阴性，这是与其他类型 OM 明显的鉴别特征，如常染色体显性的 PEO 伴有多重缺失 mtDNA 片段。

(二) 治疗原则

见本节治疗。

八、单纯性线粒体肌病

线粒体肌病儿童与成人均可发病，可以是一组症状，也可是一个独立的疾病。主要选择性累及骨骼肌，包括肢带肌和躯干肌。

(一) 诊断

临床特征：

(1) 均表现为四肢肌无力，无眼外肌和其他组织器官受累的证据。

(2) 血清 CK 水平多不超过正常对照组上限的 3 倍。可为轻一中度增高。

(3) EMG 检查，大多数正常，少数表现为肌原性损害，神经源性损害。

(4) 肌活检查出 RRF、COX 缺失纤维和琥珀酸脱氢酶高反应性血管 (SSV)。

临床诊断和鉴别诊断主要依靠肌活检病理学观察。

(二) 治疗原则

见本节治疗。

B 族维生素、辅酶 Q_{10}、维生素 E、肌苷等药物对改善肌无力症状有一定的疗效。

第九节　周期性瘫痪

这是一类以发作性肢体和躯干肌无力为特征的疾病，其特别容易在运动锻炼后发生，肌无力可持续数分钟到数天。有时肌无力仅局限于一个肢体。在肌无力期间腱反射低下，肌肉不能被电兴奋。有些患者甚至可发展为永久性的肌无力。周期性瘫痪根据血钾的变化分为以下三种类型：

一、低钾性周期性瘫痪

这是一种常染色体显性遗传疾病，发病年龄开始于儿童或青年人 (10 ～ 20 岁时期)。发作期血清钾通常低 (＜ 3.0 mmol/L) 且尿排钾也低。患者在进高糖及高盐饮食和情绪变化时可诱发疾病发作。

(一) 诊断

多于夜间发病 (这是因为肌细胞的钾离子内外转移有昼夜节律之故，白天肌细胞内钾离子外流大于夜晚，夜晚睡眠时，肌肉摄取钾离子则相对增强)，四肢呈弛缓性瘫痪，下肢重、上肢轻，近端重、远端轻。患者一般无吞咽困难、感觉障碍和膀胱功能障碍。发作频率不等，有数月或数年发作 1 次，也有 1 月内发作 1 ～ 2 次或终生只发作 1 次。

类似发作可能发生于甲状腺功能亢进和偶在其他原因引起的低血钾症中。不过，正常情况下，低钾血症引起一种持续性疲软的肌无力。

周期性瘫痪的实验室检查：

(1) 血钾为 2.0 ～ 2.5mmol/L 称中度低钾，血钾低于 1.5 ～ 2.0mmol/L 称重度低钾。

(2) 心电图检查可见 T 波低平或倒置，ST 段降低，出现明显的 U 波，超过 0.1mV，或同一导联中，大于 T 波，少数患者还有心律不齐等。

(二) 治疗原则

治疗主要是补钾治疗，辅以脱羧酶抑制剂及抗醛固酮剂治疗。一般不主张用静脉注射葡萄糖注射液加氯化钾注射液。可用 5% 甘露醇注射液或生理盐水加氯化钾注射液静脉滴注。

(三) 治疗方案

(1) 10% 氯化钾口服液，30mL，1 次服，然后可改为 10mL，3 次 /d，口服。

(2) 乙酰唑胺片，0.25g，3 次 /d，口服。

(3) 螺内酯，20mg，3 次 /d，口服。

二、高钾性周期性瘫痪

这是一种常染色体显性遗传疾病，通常在儿童时期发病。发作期血清钾常常增高（> 5.0mmol/L）且尿排钾和肌酸激酶水平也高。发作易于在受冷、饥饿、怀孕和钾大量进入时激发。

（一）诊断

本病表现为肌无力症状，有些患者可有肌强直症，特别是眼睑、舌、拇指和前臂肌肉明显。这种状态似与先天性肌强直症部分重叠。

实验室检查发现有高血钾。

（二）治疗原则

给予大量的葡萄糖及胰岛素静脉输注，同时给葡萄糖酸钙或氯化钙静脉滴注、4%碳酸氢钠等治疗。

（三）治疗方案

(1) 胰岛素 10 ～ 20U，加入 10%葡萄糖液 500 ～ 1 000mL 静脉滴注。

(2) 葡萄糖酸钙或氯化钙 1 ～ 2g，静脉滴注。

(3) 4%碳酸氢钠 200 ～ 400mL 静脉滴注。

(4) 乙酰唑胺片，250mg，3 次 /d，口服。

（四）注意事项

本病患者平时应尽量避免受凉、过度疲劳、饥饿等，预防用药可用乙酰唑胺或氢氯噻嗪。高糖类饮食也可有预防作用。

三、正钾性周期性瘫痪

这是一种常染色体显性遗传疾病，发病年龄开始于儿童期。可在受冷、饮酒和钾大量进入时激发。

（一）诊断

临床症状与低钾性周期性瘫痪相似。

（二）治疗原则

主要补充大剂量的生理盐水或高钠治疗。每天补充氯化钠量约 10 ～ 15g。

（三）治疗方案

(1) 生理盐水 1 000 ～ 1 500mL，1 次 /d，静脉滴注。

(2) 乙酰唑胺片，250mg，1 次 /d，口服。

（四）注意事项

三种周期性瘫痪治疗原则是低钾补钾、高钾补钙、正钾补钠。三种周期性瘫痪均可用乙酰唑胺预防发作。

(1) 低钾性周期性瘫痪患者中少数患者由于多次反复发作后，可伴局限性肌萎缩。

(2) 高钾性周期性瘫痪患者在 30 岁后发病逐步减少，常伴痛性痉挛与轻度肌强直，故又称强直性周期性瘫痪。

第十节　内分泌性肌肉疾病和代谢性骨病

一、诊断

1. 甲状腺功能亢进

甲状腺功能亢进可伴有下列疾病。

(1) 肌病：这是较常见的，其在近端有肌无力和肌萎缩，腱反射正常或活跃，有时出现肌纤维自发性收缩。偶可只有延髓肌受累。肌酸激酶正常，肌电图为肌病性改变。甲状腺功能亢进症可能相对轻微。随着甲状腺功能状态改善则肌病症状缓解。

(2) 周期性瘫痪：是非常罕见的，主要在东方国家见到。通常血钾低但血钾也可正常。

(3) 甲状腺障碍性眼病 (突眼性眼瘫)：有复视 (通常有上视困难)、眼睑回缩、突眼、结合膜和眼睑水肿、接触性角膜病及常有眼睑下垂且轻微疼痛 (沙磨样或发胀感)。其可以非常不对称发生。最后可发生眼内压增高甚至失明。患者通常有甲状腺中毒症，但也可以没有。甲状腺抗体常是阳性并对促甲状腺素释放激素反应正常。眶部 CT 检查显示眼外肌肿大。治疗是确保患者的甲状腺状态良好，如果必要时外科手术纠正复视和睑缝合术以保护角膜。在严重病例，可用高剂量的糖皮质激素，或者用环孢素，甚至可用眶减压术以挽救视力。

2. 甲状腺功能减退

甲状腺功能减退可以引起下列症状与状态：

(1) 肌痛。

(2) 痛性痉挛。

(3) 反射减低 (较常见)。

(4) 肌无力 (非常罕见)。

(5) 肌容积增大。

(6) 肌肿胀 (叩诊时肌隆起)。

(7) 有时肌酸激酶增高。

甲状腺功能减退性肌病 (本病 1897 年由 Hoffmann 首先描述，故又称为 Hoffmann 综合征)。

(1) 甲状腺功能减退症状与体征：大便干，体重略增加，怕冷，嗜睡。面色苍白，皮肤粗糙，动作缓慢，语言低沉，水肿，心音低，心率慢，双手轮替慢，四肢紧硬，下肢肿胀。

(2) 四肢无力。腱反射偏低，但肌痛不明显。

(3) 肌电图为肌原性异常。

(4) 血清酶 CK 增高。

(5) 肌活检：肌纤维大部分形态、大小基本正常，偶见萎缩和坏死的肌纤维、间质结缔组织未见增生，NADH 可见部分肌纤维有轻度线粒体积聚，ATP 酶可见部分肌酶分布不均。

(6) 甲状腺激素减低：可用优甲乐、施得利通治疗原发病。本病应与先天性肌强直症鉴别，后者多见于儿童早期，可呈常染色体显性或隐性遗传，无甲减的其他表现及甲状腺功能异常。

3. 肢端肥大症

肢端肥大症可以引起下列症状与状态：

(1) 肌容积增大。

(2) 首先肌力强壮，但晚期则出现肌萎缩和肌无力。

(3) 有时肌酸激酶水平增高。

4. Cushing 综合征

约 70% 患者有肌无力，通常发生在近端，有时可伴有疼痛，先有前臂肌无力，然后出现双下肢的肌无力，晚期可有肌萎缩。肌酸激酶正常。

同样改变可发生在皮质醇治疗的过程中，特别是氟化固醇类，如地塞米松和曲安西龙。每个患者治疗所需的剂量必须个体化。

5. 原发性醛固酮增多症。

6. Addison 病。

7. 甲状旁腺功能减退。

8. 代谢性骨病

在原发性甲状旁腺功能亢进和骨软化症（后者更常见），两者均有钙从骨移出，患者可能有近端肢体的肌病，且常在肌肉处非常疼痛。极少数患者有肌萎缩，腱反射正常。肌酸激酶水平常正常。较常见症状有骨痛和触痛。血浆钙可能正常，但血清碱性磷酸酶增高。肌电图和肌活检也可能正常。

9. 僵人综合征

这是一种罕见的综合征，病因及发病机制不完全清楚。成人发病，通常为男性。起病隐袭，多并无明显诱因，有进行性发展的僵直和肌强直，躯干肌和脊柱肌有痛性痉挛，其可因情绪变化、受惊或运动时症状加重。痛性痉挛发作时，患者难以忍受，甚至痛哭不止。严重的患者发生成骨折。本病尚有伴随甲状腺功能亢进和垂体功能衰竭。

肌电图于静止时出现连续的运动单位活动，很难与自主收缩产生的电活动区别。在睡眠时及全身麻醉或脊髓麻醉、神经阻断后则这些电活动消失。

二、临床表现

本病主要依据临床表现，即慢性进行性躯干肌肉僵直、痉挛发作伴发持续性疼痛（睡眠中消失），及肌电图改变。

本病应注意与破伤风和神经性肌强直症相鉴别。

三、治疗

治疗上安定类药物对本病有明显的疗效。可先用静脉滴注，40mg/d，待症状控制后改为口服。

第五章　睡眠障碍性疾病

第一节　失　眠

失眠通常指入睡或维持睡眠突发障碍（易醒、早醒和再入睡困难），导致睡眠时间减少或质量下降不能满足个体生理需要，明显影响日间社会功能或生活质量。失眠是临床上最常见的症状，发病率高，在各种睡眠障碍中，以失眠最为常见，全球约30%的人群有睡眠困难，约10%以上存在慢性失眠，我国失眠发病率高达40%以上。

一、心理生理性失眠

心理生理性失眠是患者过分注意睡眠问题引起的失眠，约占失眠患者的15%。失眠是单纯因持续精神紧张引起。

(1) 青年期起病，中年期逐渐加重，儿童罕见，女性常见。患者越不能入睡时越试图使自己睡着。越接近睡眠时越显得兴奋或焦虑，形成恶性循环。在严重患者，一夜只能睡3～5小时，造成了白天严重的行为和情绪损害，而进一步加剧了紧张和生理症状。

(2) 导致失眠的外在因素包括持续存在难以产生睡意的环境和缺乏睡眠相关行为的联想。出现昼夜颠倒效应。睡眠的后半部分觉醒时间较长。

(3) 晨起后头脑不清晰，白天通常较正常睡眠者感觉有程度不等的不适，焦虑、急躁、疲劳、情感压抑，常表现为消极和精力不足，注意力、警觉和对食物关注下降，且嗜睡。持续时间超过3周以上，可持续数年或数十年。患者注意力集中在不能入睡是失眠的标志。

(4) 辅助检查，此类失眠多导睡眠图显示睡眠效率减低，睡眠潜伏期和NREM睡眠Ⅰ期延长，觉醒次数增多，NREM睡眠3、4期缩短，肌肉紧张和昼夜颠倒效应等。但最显著的特点是睡眠潜伏期延长。无发作性睡眠和睡眠呼吸暂停症状。但阵发性睡眠呼吸困难，当患者主诉坐起时入睡容易些，亦应属于持续性心理生理性失眠。

二、主观性失眠

主观性失眠为睡眠状态认识错误，是睡眠状态感知不良。存在着失眠的主诉，坚信自己“失眠”，并能具体描述为入睡困难、睡眠不足或完全失眠，错误地将睡眠认为觉醒，多导睡眠图证实睡眠时间和睡眠结构正常。患者主观和客观睡眠不一致性，具有诊断意义。无其他疾病和精神性疾病。主观性失眠占失眠患者的比例少于5%，但亦有报道为9%。

(1) 患者没有典型的精神与认识紊乱。

(2) 突出的问题是低估了睡眠时间，而高估了他们睡眠所需要的时间。

(3) 此类患者存在着觉醒时听力方面警觉减退，白天睡眠增多。

(4) 主观性失眠是正常人和客观性失眠之间的一种前驱的，短暂的睡眠障碍。

(5) 辅助检查，对于主观性失眠者进行了多导睡眠图检查，睡眠效率高于 90%，但对于睡眠时间的估计比实际要少，睡眠质量正常，多导睡眠图检查无异常。将正常者与主观性失眠者安排在一起观察临床和实验室多导睡眠图变化，根据多导睡眠图的结果不能将这两组分开。

三、特发性失眠

1. 病史

特发性失眠为儿童性失眠，与精神生理性失眠有明显区别，是一类慢性而稳定的失眠形式，在儿童时期便首次出现，亦常从婴儿期持续到青春期。对持续性精神生理性失眠有效的治疗对其无效。患者的精神是健康的，不能用儿童时期的精神创伤或疾病所解释。随着年龄的增长，失眠有所加重，或与其他失眠相重叠。

2. 辅助检查

特发性失眠与精神生理性失眠的多导睡眠图比较，证实在儿童组呈睡眠持续性差，REM 密度高，其原因尚不清楚。

四、其他外因造成的睡眠紊乱

1. 睡眠卫生习惯不良

睡眠卫生习惯不良是由各种可诱发入睡困难的日常生活习惯导致的睡眠紊乱，睡眠时间无规律、午睡或睡眠时间过长，睡前从事易兴奋活动，如阅读小说、观看情节复杂的电视剧、进行强体力或脑力活动、服用咖啡和饮酒等。睡眠的不良习惯加以睡眠的消极状态共同造成。单单违背睡眠卫生达不到失眠的严重程度，大部分都是很多因素聚集造成的，其中包括有不适当的睡眠卫生。床上所呆时间过久是造成长期失眠的重要原因之一，但不是最基本的，最初的原因只能起加重作用。纠正不良睡眠卫生习惯与环境后，失眠可缓解。

2. 境遇性失眠

卧室光线过亮、室温过高或过低、噪声过大，如睡眠周围的冲撞声音，极度的温度变化等引起的失眠。所以此类失眠患者离家度假时，睡眠情况更好，或者不仅是因为造成失眠的条件因素减少，而且此时工作和学习压力是比较低的。

3. 睡眠调节紊乱

睡眠调节紊乱是急性应激、冲突或环境变化导致的短暂性睡眠障碍。个体平时对心理刺激、环境变化、内心冲突和季节性变化适应困难。通常起病较急，表现出失眠，常伴有焦虑，易激惹，严重者影响社交和职业功能。如压力解除，适应能力提高，失眠可以得到纠正，与持续性心理生理性失眠的主要区别是在一种相同的压力之下紊乱所致。明显地与职业的变化，思想活动的增加和情绪压力有关。在某些压力之下，没有导致情绪和行为异常，而只出现以失眠为核心的症状。

4. 抑郁障碍相关性失眠

抑郁心境和缺乏动力是突出表现，患者常主诉高兴不起来，心情压抑、兴趣索然、沮丧、孤独、疲劳、注意力不集中、学习能力下降、对工作无热情和信心、对未来悲观失望和自我评价过低等。可伴有各种疼痛、胸闷、食欲减退、多汗、早醒或失眠等躯体症状，晨起较重，下午减轻。

5. 焦虑障碍相关性失眠

日间表现为心烦意乱、烦躁、易激惹、紧张和恐惧不安等，以及头疼、头晕、无力、恶心、厌食、尿频、面红、出汗、心悸、胸闷、气短和颤抖等躯体症状。焦虑性失眠典型表现为入睡困难或易醒，常从梦中惊醒出现恐惧感，使患者无法入睡或不能持续睡眠。

6. 强制入睡性睡眠障碍

由于父母或与睡眠发作有联系的紊乱和环境限制的睡眠紊乱，相似于持续性心理生理性失眠，与不利睡眠的条件因素有关。

7. 睡眠不足综合征

睡眠不足综合征出现在睡眠生理方面，进行睡眠剥夺和睡眠限制。必须肯定睡眠不足综合征是一个行为导致的失眠类型，而不是其他失眠类型中分出的病因明确的紊乱。

8. 高度性失眠

失眠的高度要升到4000m以上，它与氧含量低引起的呼吸的正常生理控制有关。

（一）辅助检查

客观性失眠患者睡眠效率低于85%，慢波睡眠、快波睡眠、总睡眠时间均减少，以深睡眠的时间减少为明显。觉醒次数和觉醒持续时间均增加，睡眠潜伏期延长。慢性失眠患者不仅睡眠时间减少，而且睡眠质量也明显降低。从境遇性失眠，各种药物引起的失眠到持续性心理生理性失眠应用多导睡眠图进行诊断与鉴别诊断是困难的，均表现为睡眠完整性差，S_3，S_4期减少，REM变化不大。持续性心理生理性失眠患者较正常入睡眠时α波多，肌紧张更明显，非典型的脑电图活动多一些。具有精神病的慢性失眠患者脑电图检查显示，睡眠潜伏期延长，总睡眠时间降低，觉醒次数增加。

（二）治疗原则

失眠的基本治疗首先要去除各种可能的外因。

1. 非药物治疗

治疗失眠非药物治疗方法有心理治疗、自我调节治疗等。

(1) 睡眠卫生教育

①规律的工作时间，无论前晚何时入睡，早晨都应按时起。周末和假日也保持通畅

的上床和起床时间。

②安静、舒适和安全的睡眠环境，保证安心入睡。

③不在床上阅读和看电视。

④每日适度规律的运动，但不要在睡前 2 小时内进行。适度运动可缓和交感神经系统，是改善睡眠障碍的良方。

⑤晚餐后不饮酒、咖啡和茶、不吸烟，睡前不要过多进食；选择合适的晚餐食物。晚餐应多吃清淡的食物，如新鲜蔬菜、水果，少吃刺激性食物。睡前喝杯加蜂蜜的牛奶，也有助于睡眠。

(2) 心理治疗

①认知疗法。确立 8 小时只是人类平均睡眠时间，并非每个人都必须达到的金标准，即使睡眠时间不足 8 小时，但只要次日精力充沛即为正常。

②行为治疗。建立良好的睡眠卫生习惯，阻断卧床与失眠之间形成的条件反射，学会精神和躯体放松方法。

③睡眠限制疗法。通过缩短卧床时间 (但不少于 5 小时) 增强睡眠的欲望，提高睡眠效率。睡眠效率 = 实际总睡眠时间 ÷ 睡在床上时间 ×100%，正常值为 95% 左右。

④刺激控制疗法。包括只在有睡意时才上床；上床后不作睡眠以外的事；出现睡意时再回卧室；可重复；定时起床；日间不午睡或小睡。逐步建立规律的睡眠。

⑤时相治疗。人类生物钟每天有 1 ～ 2 小时的调整空间。

2. 药物治疗

(1) 苯巴比妥类：镇静催眠疗效不如苯二氮䓬类，且安全范围较窄，成瘾性和耐受性均较苯二氮䓬类强。

(2) 水合氯醛：特别适用于儿童和老年人，儿童口服 30 ～ 50mg/kg，成人口服 500 ～ 2000mg 。口服易吸收，约 15 分钟即可入睡，持续 6 ～ 8 小时。该药不缩短 REMS 睡眠，醒后无不适感，大剂量可产生抗惊厥作用。治疗失眠，适用于入睡困难的患者。短期应用有效，连续服用超过两周则无效。

(3) 格鲁米特 (glutethimide，格鲁米特)：为中效类镇静催眠药，具有镇静、催眠、抗惊厥等中枢抑制作用。该药作用机制尚不明确。临床主要用于失眠症的短期治疗，不适合长期应用，因为催眠药的应用仅在 3 ～ 7 天内有效，如需再给予本品治疗，应间隔 1 周以上。

(4) 苯二氮䓬类镇静催眠药：是目前临床常用的镇静催眠药物。临床常用的有地西泮、氯氮䓬、硝西泮、氟西泮、劳拉西泮、艾司唑仑等 20 余种。

①短效苯二氮䓬安定类药物。这类苯二氮䓬安定类药物半衰期多不足 10 小时，作用迅速而短暂，因此一般无延续反应，主要用于入睡困难者，特别是白天需要头脑高度清醒的失眠患者。该类药物包括三唑仑等。这类药物也可用于上半夜醒后难以再入睡的患者醒后服用。短效苯二氮䓬安定类药物易形成依赖，且撤药后易产生反跳性失眠，甚至

仅使用 1 ～ 2 次即可发生。

②中效苯二氮䓬安定类药物。这类药物半衰期多在 10 ～ 20 小时之间，其作用介于短效与长效苯二氮䓬安定药物之间。主要用于以睡眠不实、多醒为主兼有入睡困难的患者。用量较大时有延续反应。常用的该类药物有氯氮䓬、替马西泮 (羟基安定)、劳拉西泮 (氯羟安定)、艾司唑仑、阿普唑仑等。如阿普唑仑 0.5mg，1 次 / 晚，口服。

③长效苯二氮䓬西泮类药物：这类药物的半衰期长达 20 ～ 50 小时，其中以氟硝西泮最短，氟西泮最长。作用较慢，治疗时间较长，因而易有蓄积作用和延续反应，容易抑制呼吸。其依赖性和反跳性失眠较短效和中效苯二氮䓬安定类药物为轻，主要用于睡眠易醒、不实或早醒患者，但不宜连续使用。对兼有抗焦虑作用的长效苯二氮䓬安定类药物，利用其延续作用的特点，每晚睡前服药后白天可不再应用其他抗焦虑药物，但使用期限不应太长。常用的该类药物有地西泮、硝西泮、氟硝西泮和氟西泮等。如：地西泮 10mg，1 次 / 晚，口服。

临床使用药物治疗失眠问题的原则是：①以入睡困难为临床症状的患者应该先用短效药物，少数患者如果是午睡困难也可以使用。②夜间睡眠浅、易醒的患者可以使用中效药物治疗。③夜间睡眠易醒和早醒患者应该使用长效药物治疗。④如果患者睡眠紊乱伴有焦虑、抑郁，应该使用抗焦虑或抑郁药物治疗。⑤如果患者出现精神异常导致睡眠紊乱，应该使用神经阻滞剂 (抗精神病药物)，必要时合并使用苯二氮䓬类安眠药物。目前一致公认的是，苯二氮䓬类安眠药物可用于短暂和短期失眠症状。

(5) 唑吡坦 (Zoplpiden，又名思诺思)：作用类似苯二氮䓬，具有较强的镇静、催眠作用，抗焦虑、抗惊厥和肌肉松弛作用较弱。可缩短入睡时间，减少夜间觉醒次数，延长总睡眠时间，改善睡眠质量，无明显精神运动障碍。适用于短暂性、偶发性失眠症或慢性失眠的短期治疗。

(6) 佐匹克隆 (Zopiclone，又名忆梦返，唑吡酮)：系抑制性神经递质 GABA 受体激动剂，本品作用迅速，与苯二氮䓬类相比作用更强。动物实验证明，本品除具有催眠、镇静作用外，还具有抗焦虑、肌松和抗惊厥作用。用于各种原因引起的失眠症，尤其适用于不能耐受次晨残余作用的患者。

(7) 扎来普隆 (Zaleplon，sonata)：用于成年人失眠的短效治疗。本品是非苯二氮䓬类的催眠药，具有镇静催眠、肌肉松弛、抗焦虑和抗惊厥作用。具有以下特点：后遗作用 (白天镇静作用、焦虑、瞌睡和损害识别记忆能力等) 较小，极少产生耐受性和依赖性，几乎不引起反弹性睡眠障碍，一般不会产生对药物的依赖性；能明显缩短睡眠潜伏期，并提高睡眠效率。

(8) 褪黑素 (松果体素，Melatonin)：褪黑素是一种诱导自然睡眠的体内激素，其催眠作用机制可能与脑内 γ- 氨基丁酸递质含量而产生中枢性抑制有关。其最理想的作用是治疗睡眠节律障碍，可用于以下几方面。

①时差反常。

②倒班作用引起的睡眠障碍。

③睡眠位相后移。

④盲入睡眠障碍。

⑤儿童脑损伤引起的睡眠障碍。

⑥年龄相关的睡眠障碍。

⑦抑郁性睡眠障碍。

⑧其他如高血压患者使用普萘洛尔引起的睡眠障碍。

(9) 目前人工合成睡眠诱导肽，能明显增强动物的脑电活动，但要像一般催眠药那样普及作用，短期内尚难实现。

(10) 抗抑郁药：低剂量时具有镇静作用，但对特发性失眠无效，有可能加重与睡眠有关的肌阵挛。抗组胺药物没有成瘾性，一般用于有药物滥用者。苯海拉明可抑制 REM 期睡眠，停药后出现 REM 反跳。据报道乘晕宁对轻中度失眠亦有效，在儿童使用茶异丙嗪口服，6～12 月：10mg；1～5 岁：5～15mg；6～10 岁：10～25mg；成人 25～50mg。

(11) 中药治疗：酸枣仁作为养心安神药，有镇静，安神，催眠作用，主要有效成分有皂苷类和黄酮苷类两种有效成分。酸枣仁不论单味或与其他药物（如玄胡已素）协同应用，均可改善睡眠。

（三）注意事项

对于主观性失眠患者要掌握从睡眠中醒来正确估计睡眠潜伏期技术，通过多导睡眠图的记录，患者了解自己实际睡眠，而减轻担心程度。在持续性精神生理性失眠应采取多种方法配合治疗，药物绝不是治疗精神生理性失眠的单一途径。与精神紊乱有关的失眠可选择应用行为疗法或短期使用抗焦虑、抗抑郁药物。

应用药物注意事项：

(1) 患者可能出现早醒和白天焦虑现象。多见头晕、头痛、嗜睡。较少见恶心呕吐、头昏眼花、语言模糊、动作失调。少数可发生昏倒、幻觉。

(2) 对此药物过敏者慎用，老年人如对本药较敏感，开始用小剂量，按需增加剂量。

(3) 与中枢抑制药合用可增加呼吸抑制作用。严重的急性乙醇中毒，可加重中枢神经系统抑制作用。严重慢性阻塞性肺部病变，可加重呼吸衰竭。

(4) 肝肾功能损害者能延长本药清除半衰期。

(5) 与酒及全麻药、可乐定、镇痛药、吩噻嗪类、单胺氧化酶 A 型抑制药和三环类抗抑郁药合用时，可彼此增效，应调整用量。阿片类镇痛药的用量至少应减至 1/3，而后按需逐渐增加。

(6) 与西咪替丁、红霉素合用，可抑制本品在肝脏的代谢，引起血药浓度升高，必要时减少药量。与地高辛合用，可增加地高辛血药浓度而致中毒。与抗高血压药和利尿降压药合用，可使降压作用增强。异烟肼抑制本品的消除，致血药浓度增高。

(7) 癫痫患者突然停药可引起癫痫持续状态重度重症肌无力，病情可能被加重。

(8) 避免长期大量使用而成瘾，如长期使用应逐渐减量，不宜骤停。与易成瘾和其他可能成瘾药合用时，成瘾的危险性增加。严重的精神抑郁可使病情加重，甚至产生自杀倾向，应采取预防措施。

(9) 本品可分泌人乳汁，哺乳期妇女应避免使用，本药有增加胎儿致畸的危险，孕妇长期服用可成瘾，使新生儿呈现撤药症状激惹、震颤、呕吐、腹泻；妊娠后期用药影响新生儿中枢神经活动；分娩前及分娩时用药可导致新生儿肌张力较弱，应禁用。

第二节　白天睡眠过度

白天睡眠过多或白天睡眠发作，不能用睡眠不足来解释。此症状至少在 1 个月内几乎每天都存在，或在更长时期内周期性发作，严重到足以导致职业功能损害或一般社交活动或人际关系损害的程度。醒觉时由睡眠过渡到完全清醒状态的时间延长 (睡眠酩酊状态)。白天睡眠过度的分类，能较好解释白天持续和过度睡眠。

一、发作性睡病

发作性睡病 (narcolepsy) 是日间出现不能克制的短暂睡眠发作。这是白天睡眠过度的最常见原因 (大约 50/10 万人口)，多见于 15 ～ 25 岁，发病率为 0.03％～ 0.16％。男女发病率相等。本病与 DQBl 等位基因 HIA-DQBl*0602 和 HLA-DQAl*0102 密切相关。

(一) 诊断

1. 睡眠发作

睡眠发作在正常觉醒时间反复的、不能控制的睡意和睡眠发作。它可能出现在正常情况下 (晚饭后舒服地坐着)，也可能出现在异常环境下 (如在站立、说话、阅读、看电视、骑车或驾车、听课、吃饭或行走时均可出现)，而出现在异常情况下是其特征。可持续数秒或数小时，平均数分钟，一段小睡 (10 ～ 30 分钟) 可使精神振作；多有自动执行其他行为时不注意期延长。患者可能在睡眠发作后 10 分钟之内进入快速动眼期睡眠，但不是均存在。易唤醒，醒后一般感到暂时清晰，但快速动眼期睡眠发作也出现在抑郁、睡眠剥夺后和儿童。白天睡眠过度常比发作性睡眠综合征的其他表现早数月或数年。

2. 猝倒发作

猝倒通常在警觉性突然增加时或情感受到强烈刺激时发生 (如大笑、生气) 突然的发作失去肌张力而无力，严重时患者倾跌，不能运动，轻微时运动障碍限于个别肌群，产生膝部屈曲、颈部前俯、面肌松弛、睑下垂、复视等，持续数秒钟至2分钟，哌唑嗪可使其加重。症状在情感消退后或患者被接触后消失，意识始终清醒，不影响呼吸，通常发作持续数秒，发作后很快入睡，恢复完全。

3. 睡眠瘫痪（睡眠麻痹）

睡眠瘫痪见于20%～30%的发作性睡眠综合征的病例，也可以单独出现，患者在准备睡眠，从REM睡眠中醒来时或睡醒时一过性全身不能运动或出声，往往伴有焦虑和幻觉，但意识清晰，呼吸和眼球运动不受影响，它是种可怕的感觉，经过数秒钟或数分钟后缓解，偶尔可达数小时，别人触及其身体或向其说话常可中止发作，但发作后如不行动可能复发。在正常人可以出现。

4. 入睡前的幻觉

入睡前的幻觉约30%的患者发生，常和睡眠瘫痪同时出现，内容鲜明但是可怕，常属日常经历，多为生动的不愉快感觉体验。在睡眠发作时出现视或听，触、痛或运动性的幻觉（偶尔可在觉醒时发作），他们也可由β-阻滞剂引起或出现在正常人。

5. 夜间睡眠紊乱、不宁腿综合征和频繁觉醒

约半数患者有自动症或遗忘症发作，颇似夜间睡行症，持续数秒、1小时或更长，患者试图抵制困倦而逐渐陷入迷茫，但仍可继续自动执行常规工作，对指令无反应。常突发言语，但不知所云，对发生的事情完全遗忘。可有失眠、睡眠不深、晨起后头脑不清醒、晨间头痛、肌肉疼痛、耳鸣、无力、抑郁、焦虑和记忆力减退等。

6. 辅助检查

多导睡眠图显示睡眠潜伏期缩短（＜10min），出现睡眠始发的REM睡眠，觉醒次数增多，睡眠结构被破坏等。

（二）治疗原则

(1) 首先合理安排休息时间，保证夜间充足睡眠。定期安排时间打盹，有助于维持觉醒状态，避免倒班工作、驾车、从事长时间连续工作或进行高精度、具有危险性职业；给予心理支持，增强治疗信心，家人、同事和亲友应给予理解和支持。

(2) 工作、学习前服用兴奋剂，可应用中枢神经兴奋剂苯丙胺、哌醋甲酯、苯异妥英、莫达非尼等。

如三环类抗抑郁剂氯丙咪嗪、普罗替林、丙咪嗪和阿米替林等有助于控制猝倒发作、睡眠麻痹和睡眠幻觉，也可应用氟西汀、万拉法新、左旋多巴或单胺氧化酶抑制剂苯乙肼、盐酸丙炔苯丙胺等。

每天口服右苯丙胺5mg可以帮助睡眠，必要时逐渐增加到60～120mg/d，分2～3次服；或氯苯咪吲哚2mg/d口服按需要逐渐增加到12mg/d，分2～3次。右苯丙胺，5mg，3次/d，口服。常见的副作用有出汗、易怒、不安，亦可给予哌醋甲酯每次10～20mg，

每日 2 ～ 4 次服。对 REM 期有抑制作用。

猝倒和睡眠瘫痪可在夜间口服三环类抗抑郁剂氯丙咪嗪，10 ～ 25mg，如果需要可增加到 150mg，分 2 ～ 3 次，副作用包括抗胆碱能症状，心律失常、低血压、癫痫发作、嗜睡、体重增加、阳痿。氯酯醒 0.1 ～ 0.2g，3 次 /d，口服，苯妥英钠 0.1g，3 次 /d，口服，国外亦有报道大剂量普洛萘尔 300mg/d 口服对其有效。

如果白天睡眠和猝倒是同一个问题，氯丙咪嗪、右苯丙胺可以一起使用，少数患者应用普鲁替林，60mg/d，分 3 次服，可以缓解这两个症状。

（三）治疗方案

右苯丙胺，5mg，口服，必要时逐渐增加到 60 ～ 120mg/d，分 2 ～ 3 次服。

猝倒和睡眠瘫痪可在夜间口服三环类抗抑郁剂氯丙咪嗪，10 ～ 25mg，分 2 ～ 3 次。

二、睡眠呼吸暂停

睡眠呼吸暂停几乎总都是由于上呼吸道梗阻引起，继续努力呼吸时，鼻和口中气流停止。脑干不自主的自动呼吸中枢引起的中枢性衰竭是较少见的。费力呼吸气流停止。区分这两种类型（或他们之间的关系）较困难，特别是因为睡眠期间脑干对于 pH 和 $PaCO_2$ 的反应是减弱的，咽部肌肉变得松弛。

睡眠呼吸暂停可分为两种类型。

1. 中枢非阻塞性睡眠呼吸暂停

它可以出现在脑干损伤（肿瘤、损伤、多发性硬化等）特别包括低位延髓，神经肌肉通气衰竭，特别是膈肌麻痹。在睡眠期间当自动的皮质呼吸机制不再进行，造成低通气，低血氧，呼吸停止甚至出现死亡。通常白天睡眠正常但晨起可有头痛。在夜间需要有些类型的通气机制支持。

2. 阻塞性睡眠呼吸暂停

阻塞性睡眠呼吸暂停综合征是睡眠期反复发生上气道狭窄或阻塞，出现鼾声和呼吸暂停，并导致白天过度睡意等。主要原因是鼻咽喉部结构异常导致上呼吸道缩窄，是睡眠中气道阻塞的主要原因。它可出现在儿童和成年人，可有家族史，男性更常见，症状随年龄的增长而加重。

打鼾是常见的，特别是在男性，由于夜间咽壁塌陷气流受阻造成，在某些情况下可变成病理，出现一些症状，并威胁生命。

(1) 鼻、颌骨、咽部的畸形。

(2) 舌或腺体扩大。

(3) 巨舌。

(4) 过度肥胖 (Pickwickian 综合征)。

(5) Down 综合征。

(6) 肢端肥大症。

(7) 甲状腺功能减退。

(8) Shy-Drager 综合征。

(9) 软骨发育不全。

所有这些条件均有上呼吸道狭窄倾向，以至呼吸受阻，夜间出现睡眠呼吸暂停。然而许多患者无明显原因。

(一) 诊断

白天患者常有疲劳、昏睡、易怒和在不适当环境下入睡，这些可能是由夜间睡眠不足造成。失眠和精神错乱常见，工作效率减退。可伴有高血压和肥胖，严重病例发展成肺心病。

阻塞性睡眠呼吸暂停综合征：习惯描述为在睡眠时鼻腔和口中气流停止超过 10 秒，5 次 /h。均发生于 REM 期中，每夜可达数百次，夜间症状除了每小时超过 10 ～ 20 次呼吸暂停外，其他很少见。

1. 病史

主要的症状是低而持续的打鼾，40 ～ 60 岁多见，男性超重中老年人更常见。临床特征是由响亮鼾声、短暂气喘及持续 10s 以上的呼吸暂停交替组成，有频繁的时间延长的睡眠呼吸暂停 (达到 1 分钟或更多)，呼吸暂停表现口鼻气流停止，但胸腹式呼吸仍存在。常由大声打鼾和喘息出现的短暂觉醒而中止。呼吸暂停亦可产生窒息感及伴随身体运动而突然惊醒，出现几次呼吸后再次入睡。睡眠时频繁翻身或肢体运动，可踢伤同床者；有时突然坐起，口中念念有词，突然又落枕而睡。白天感觉疲劳、困倦、没精神、晨起头痛、迟钝，以及记忆力、注意力、判断力和警觉力下降，在不适当环境下入睡，这些可能是由夜间睡眠不足造成。工作效率减退。失眠和精神错乱常见，可出现抑郁、焦虑、易激惹、口干、性欲减退和高血压等。严重病例可发展成肺心病。睡眠不安、睡眠行走、遗尿是常见的。患者通常唤醒困难，酒精和镇静药物可加重睡眠呼吸暂停，上呼吸道感染产生的气道阻塞可出现体温升高。

2. 辅助检查

多导睡眠图是诊断本病的金标准。在每夜 7 小时睡眠中，呼吸暂停反复发作 30 次以上，每次 10 秒以上，或呼吸暂停低通气指数 (apnea hypopnea index，AHI；指全夜睡眠期平均每小时呼吸暂停和低通气总次数) ＞ 5 次。低通气指呼吸气流减少 50% 以上时间超过 10 秒。呼吸暂停在 NREM 睡眠 1、2 期常见，3、4 期罕见，REM 睡眠期最常见。NREM 睡眠 3、4 期缩短，平均睡眠潜伏期常在 10 分钟以内，这期间动脉血氧饱和度下降，心律失常是常见的。

(二) 治疗原则

任何气道梗阻应该处理它的基础病 (如扁桃体切除术等)，对伴有慢性阻塞性肺通气不足患者按照不同临床表现可选用吸氧，用呼吸兴奋剂或机械通气。

(1) 治疗可用非手术疗法，减少过多的体重，避免仰卧。避免使用镇静剂或酒精。

(2) 普鲁替林 (在床上 10 ～ 20mg) 偶尔能帮助白天过度睡眠，但对睡眠呼吸暂停效果甚微。阿米替林 25 ～ 75mg 睡前顿服，以缩短 REM 期。

(3) 目前常用的有效疗法是在睡眠期间通过鼻腔持续正压呼吸，睡眠时戴一个与呼吸机相连的面罩，由呼吸机产生的强制气流增加上呼吸道压力，无论在吸气或呼气状态下都能保持恒定压力，使上气道始终保持开放，避免塌陷或阻塞。也可在睡眠时使用不同类型的口腔矫治器，使下颌骨或舌体向前上方提起，增加咽部横截面积，增加呼吸气流量。

(4) 必要时可行手术治疗，如悬雍垂 - 腭 - 咽成形术等。气管造口术目前很少使用，它解除阻塞性睡眠呼吸暂停和白天睡眠过多，但它是最后一种方法，因为有可能出现并发症和美观问题。

(三) 治疗方案

(1) 在睡眠期间通过鼻腔持续正压呼吸。

(2) 普鲁替林 10 ～ 20mg，在床上口服。

(3) 手术治疗。

三、周期性睡眠综合征

周期性睡眠综合征又称 Kleine-Livin 综合征，是一种少见的发作性疾病，起病多在 10 ～ 20 岁，男性多见，一般成年后自愈。

(一) 诊断

病史：其睡眠周期与正常人相同，1 年几次，平均每年发作 2 次。每次数天或数周，长者可达 2 个月左右，亦有发作过后 2 ～ 7 天内出现过度觉醒状态，夜间不眠或睡眠时间短，次日情绪愉快，无睡眠不足感。睡眠可有局部的遗忘。这段时间之前或随后可有过度的或异常的进食，善饥多食，伴有精神症状，如躁动不安、定向失常或冲动行为。常呈周期性发作 (亦称周期性嗜睡贪食症)，临床上少见。有时在神经系统的 Whipple 病 (惠普耳病) 和器质性丘脑下部疾病如肿瘤出现相似的特征。另一种类型伴有肥胖及呼吸困难，称为胖睡病。

脑电图检查可无异常。

(二) 治疗原则

药物治疗原则：卡马西平、碳酸锂对本病有效，可减少复发的频率。预后较好，一般成年后自愈。

(三) 治疗方案

卡马西平，0.1g，3 次 /d，口服。

四、原发性睡眠增多症

符合白天睡眠过度的标准，其障碍明显的不是由于其他精神障碍所致或任何已知的器质性因素所致（如躯体疾病，精神活性物质所致障碍），或使用药物所致。

（一）诊断

原发性睡眠增多症和发作性睡眠综合征相似，但白天发作并非十分难以控制，亦无其他并发症状，一旦入睡持续时间较长，24 小时内睡眠时间明显增加。有时仅间歇发生，可有家族史。不适当的组织相容性抗原形态可或多或少地除外发作性睡眠综合征。

（二）治疗方案

治疗上同发作性睡眠，亦可短期应用甲基麦角酸丁醇酰胺，每日 1 ～ 2mg。

五、其他引起睡眠过多的状态

（一）诊断

1. 颅内病变

很少出现白天睡眠过多，基本上没有诊断问题，可能包括：

(1) 颅内压升高。

(2) 丘脑下部肿瘤。

(3) 后头损伤。

(4) 脑炎。

(5) 惠普耳病。

(6) 结节病。

2. 普通内科疾病

白天睡眠过多虽然是常见症状，但在已确定的疾病中很少出现：

(1) 甲状腺功能减退。

(2) 肾衰竭。

(3) 肝性脑病。

(4) 低血糖。

(5) Prader-willi 综合征。

3. 药物引起

(1) 镇静、安眠和安定药。

(2) 三环类抗抑郁药，米安色林、曲唑酮。

(3) 抗组胺药。

(4) 抗惊厥药。

(5) 鸦片制剂。

(6) 甲基麦角新酯。

(7) 锂。

(8) 吲哚美辛。

(9) 滥用安非他明或其他刺激药物。

4. 经期睡眠过多

青春期白天睡眠过多这种罕见的状况与月经前后有关。

(二) 治疗原则

颅内病变及内科疾病，主要是原发疾病的治疗。药物引起者，则停药后，多可缓解。对经期睡眠过多，应用雌激素有效。

第三节　其他类型的睡眠障碍

睡眠障碍国际分类包括 11 大类、共 88 种类型。其中，异态睡眠 (parasomnias) 是睡眠期间出现精神或行为异常，如睡行症 (sleep walking)、睡惊症 (sleep terror)，易与癫痫等发作性疾病混淆。以下简介临床较常见的几种类型。

一、不宁腿综合征 (restless legs syndrome，RLS)

临床较常见，通常在夜间睡眠时出现的双下肢极度不适感导致睡眠剥夺。人群患病率 1.2%～5%，中老年多见。

(一) 诊断

(1) 患者夜间睡眠中或安静时出现双侧大腿和小腿难以名状的不适感、蚁走感、蠕动感、刺痛和胀麻感等，患者睡眠中不停地移动下肢或辗转反侧，迫使患者下床不停地走动，一夜数次，捶打可缓解症状，早晨和工作紧张时很少出现。

(2) 不适感影响患者睡眠，表现入睡困难、易醒或早醒，夜间睡眠剥夺可出现白天过度困倦、记忆力下降和精力不集中等。神经系统检查无异常体征。一般为良性经过，偶可发现糖尿病性或尿毒症性周围神经病等。

(二) 治疗方案

首选苯二氮䓬类如氯硝西泮 0.5 ～ 2.0mg，阿普唑仑 10mg 等，以及巴氯芬 (baclofen) 20mg，美多芭 (Madopar)62.5 ～ 125mg 或息宁 (Sinemet)CR 片 25mg，多巴胺受体 DID_2 激动剂培高利特 (pergolide)50μg，均在睡前服；也可试用卡马西平、丙戊酸钠、盐酸曲唑酮和阿米替林等。

二、睡行症 (sleep walking)

发病率 1%～15%，儿童多见。

(一) 诊断

1. 病史

患者常在入睡后 2～3 小时内从床上坐起，目光呆滞，做些无目的动作，如拿起毯子、移动身体等，然后再躺下睡眠；或起床后双目凝视、起床行走，往返徘徊，或刻板地做日常习惯性动作，如大小便、穿衣、进食、打扫卫生、拉抽屉、开门和开车等，可无目的游走后随地而卧，次日醒来惊诧不已。有时口中发声，能与人答话，但口齿不清、答非所问。可睁开双眼，似乎能识别环境，避开障碍，有时也被绊倒。但却是漠不关心的模样，其表情平淡、动作笨拙、闭口无言或喃喃自语。有时能自行返床，有时需人领回。持续时间约有数分钟，与做梦无关，多有遗尿。偶可按要求上床睡觉。受到限制时可出现冲动、逃跑或攻击行为。发作时很难唤醒，事后全无记忆。唤醒后亦多不记得有梦。醒后轻微的定向障碍，在成年人可以有情绪压抑的背景，常伴有精神疾患，如精神分裂症和神经官能症。

大约 15%的儿童出现，多为男性儿童，但并不是一个严重问题，可有家族史。

2. 辅助检查

多导睡眠图显示，这种状态不出现于 REM 期中，发病在 NREM 睡眠 3、4 期，常见于夜间睡眠前 1/3 阶段 NREM 期，发作前脑电图上出现阵发性的高电位 δ 活动。

(二) 治疗原则

本病通常在成年后消失。苯二氮䓬类药物，如地西泮等能抑制 3 期和 4 期睡眠，发作频繁者可在临睡前服用，必要时可于睡前口服丙咪嗪 25～50mg，疗效显著，也可用阿普唑仑、阿米替林，或氯丙咪嗪 / 氟西汀或盐酸曲唑酮等，睡前服。应防止损伤及意外事故。心理行为治疗包括自我催眠疗法和松弛练习等，有助于缓解症状。

(三) 治疗方案

地西泮，5mg，睡前口服。

丙咪嗪，25～50mg，睡前口服。

三、睡惊症

睡惊症 (sleep terror) 为觉醒障碍，常见于 4～7 岁儿童，青春期后渐趋停止。

(一) 诊断

1. 病史

患儿表现从床上突然坐起，喊叫、哭闹、双目凝视和表情恐惧，偶可下床。可有心动过速、呼吸急促、皮肤潮红、出汗、瞳孔散大等自主神经症状，肌张力增高，偶有幻觉。

发作时意识模糊、呼之不应，持续 1 ～ 2min 后自行停止，继续睡觉。事后多不能回忆发作情景，偶有发展为睡行症。

2. 辅助检查

多导睡眠图显示睡惊症开始于 NREM 睡眠 3、4 期，常发生于夜间睡眠前 1/3 阶段，与梦无关。发作时脑电图为 1 ～ 3C/S 的高波幅慢波，每阵持续 10 ～ 30 秒。

（二）治疗原则

随年龄的增长而趋于好转。治疗与睡眠行走相同。本病药物治疗可用氯硝西泮、地西泮、氟西泮和阿普唑仑等。

四、梦魇

梦魇 (nightmares) 是以恐怖不安或焦虑为特征的梦境体验。可发生于任何年龄，3 ～ 6 岁多见，2/3 的患者在 20 岁以前发病。发病率儿童为 15%，成人 5% ～ 7%。

（一）诊断

1. 病史

梦魇即梦中焦虑障碍或梦魇障碍，反复从夜间睡眠或白天短睡眠中醒转，伴有对时间较长且非常恐怖的梦境的详细回忆，梦境多为危及生存，安全或自尊的内容。患者出现长而复杂噩梦，发生于夜间睡眠或午睡时，多见于下半夜。愈接近梦的结尾，愈离奇恐怖，内容常涉及对生命与财产安全或自尊的威胁，多梦见被人或毒蛇猛兽等追逐、围攻，或陷入极危险又绝望无助之境，以致惊恐万状、拼命挣扎，但却喊不出、跑不动。有时仅表现呻吟或惊叫，呼吸与心率加快。惊醒后很快恢复定向与警觉，能详细回忆梦境。发作频繁可影响睡眠质量，日久出现焦虑、抑郁及各种躯体不适症状。醒转一般发生在睡眠的后半截，从恐怖的梦境中醒来后，定向力很快恢复，很快就完全清醒（与睡惊障碍和某些类型癫痫时的意识混乱和定向障碍不同），对梦魇体验或因转醒所致的睡眠紊乱明显感到苦恼。要排除器质性因素所致及使用某些药物。

梦魇儿童和成人都会发生，经受情绪刺激者，有各种精神障碍者，内脏疾病者，和发生 REM 期反跳现象者较多出现，梦魇不是癫痫，有些儿童（偶尔成人）可持续几年，他们醒于夜间尖叫、恐怖、精神错乱，并可能有幻觉。他们不认识他们的父母，语言不清、不能理解、脉搏增快、竖毛、貌似恐怖感，清晨他们不能回忆发作情况。

2. 辅助检查

多导睡眠图显示梦魇发生于 REM 期，发作时从 REM 睡眠期突然觉醒，REM 睡眠潜伏期缩短、持续时间长达 10min、REM 睡眠密度可能增加。

（二）治疗原则

梦魇通常不需治疗。对频繁发作者应仔细查明病因，心理治疗有助于提高心理承受力，行为治疗对梦境进行讨论和解释，可使症状明显改善或消失。治疗以丙咪嗪为首选，三环类抗抑郁剂阿米替林等可缩短 REM 睡眠，有助于减少发作。巴比妥类、格鲁米特及氯丙嗪等也可选用。长期发生梦魇的患者需作相应的精神科治疗。

五、磨牙症

（一）诊断

1. 病史

磨牙是睡眠中咀嚼肌运动所引起的一种睡眠障碍。常伴有身体转动和心律不齐。磨牙症（夜间磨牙）出现在儿童，成人很少出现，常有家族史，可能与压力，头部损伤有关。

2. 辅助检查

多导睡眠图实验室检查发现这种状态多发生于 NREM 第 1、2 期，REM 中也可发生，第 4 期不发生。

（二）治疗原则

对磨牙症目前尚无有效治疗方法。

六、遗尿症

（一）诊断

遗尿症是指睡眠过程中不自主排尿。一般说来 3 ～ 4 岁以后出现遗尿应视为异常。

遗尿的原因大致可分为躯体性和功能性两种。躯体性原因有泌尿系统器质性病变、中枢神经排尿调节异常如膀胱功能发育延迟、大脑发育不全等。脊柱成形不良及隐性脊柱裂者多合并遗尿症。功能性遗尿的原因有环境改变、心理因素刺激、白天兴奋过度等。

（二）治疗原则

白天不要过度劳累、睡前少喝水并排空小便。习惯性遗尿者应在前半夜唤醒后排尿。有器质性遗尿者要首先治疗原发病。药物可用丙咪嗪 25 ～ 50mg，睡前口服，69％的患者遗尿次数减少，但其作用不能持久，三环类药物阿米替林可选用。

七、说梦话

（一）诊断

在睡眠中说话也是一种睡眠障碍，多为功能性，亦可发生于脑外伤后、其他器质性疾病及癫痫患者。可以合并其他睡眠异常，如夜惊、梦游、失眠等。多发生于 NREM 期占 88％，发生于 REM 期占 12％。

（二）治疗原则

这种睡眠障碍随年龄增长而逐渐减少，可自然消失。无临床意义，不需治疗。

八、REM 睡眠行为障碍

REM 睡眠行为障碍 (REM sleep behavior disorder，RBD) 是 REM 睡眠期肌肉弛缓消失时，出现与梦境相关的暴力行为的发作性疾病。常见于 60 ～ 70 岁。

(一) 诊断

1. 病史

发作常出现于睡眠 90min 之后，每周 1 次或每晚数次。其表现在生动梦境中出现特征性暴力行为发作，如拳打脚踢、翻滚、跳跃等，可自伤或伤及同床者，伴愤怒语言或叫喊，极大声才能唤醒，可详细回忆噩梦情境，如被袭击和逃跑等。

2. 辅助检查

多导睡眠图在 REM 睡眠期可见肌张力增高，不出现肌张力丧失，颏肌出现大量动作电位，肢体活动显著增多。REM 睡眠密度和数量增加，NREM 睡眠第 3、4 期比例可增加。

(二) 治疗原则

治疗可用氯硝西泮，90% 的患者可有效地制止发作。应采取保护措施，预防继发损伤。

(三) 治疗方案

氯硝西泮，0.5 ～ 1.0mg，睡前服。

第六章　脊神经根病和脊髓病

第一节　脊神经根病

在临床上任一节段平面的感觉和运动神经根都可能受到损害，造成损害的原因主要包括创伤、压迫、神经痛性肌萎缩及感染。如带状疱疹、格林－巴利综合征、周围神经病，也可累及神经根(如多发性神经根病)。

1. 运动根损害

运动根的损害可引起下运动神经元性肌无力和萎缩，或伴有该神经根支配的肌群(肌节)束颤，如该神经根支配的肌腱反射弧受累，则腱反射减弱或消失。总之，某个运动的无力或肌肉的无力，如属于下运动神经元类型，要考虑的是哪一运动根或周围神经受累，例如，肩外展无力伴三角肌、岗上肌、冈下肌和肱二头肌无力和萎缩，最可能是由于 C_5 根性损害。

运动神经根及其所支配运动肌的关系，要注意神经根支配肌肉的分布间有重叠现象。而且注意 T_2 至 L_1 运动根损害通常难以检查出，这是由于检查肋间肌和腹壁肌困难，神经根支配的肌肉分布区有重叠现象。

2. 感觉根损害

感觉根的损害可引起皮肤感觉减弱或消失，在皮肤的相应皮节区损害，其轻触觉受累区较轻痛觉更广泛。损害的类型依据个体有所变异，这主要是因为邻近皮节区间有重叠现象。如单一神经根损害所致的感觉缺失可能症状很轻，甚至可能没有感觉缺失的症状。

因此，皮节和感觉神经损害的感觉缺失的类型，可定位周围神经路的损害。躯干的皮节在 T_3 和 T_{12} 间呈带状排列，T_4 在乳头，T_6 约在剑突，T_{10} 在脐，没有 C_1 的皮肤代表区，故头背面及上颈部麻木是由于 C_2 神经根损害，皮节在中线不发生交叉现象。

感觉根损害也引起痛觉，其痛觉在相应肌节区放射(如下腰根损害的坐骨神经痛)。对关节运动感觉得损害临床难以预测的，如 C_8 根损害可引起小指受累，但又不总是如此，特定感觉根所支配的肌腱反射将减弱或消失。

S_2 ～ S_4 根损害可影响膀胱和直肠功能及在男性可引起阳痿。在 T_1 根损害时可引起同侧霍纳综合征。

第二节 脊髓压迫症与脊神经根压迫症

这是一种急症，有时需外科紧急减压手术。因此重要的是尽早明确诊断。

一、辅助检查

对脊髓压迫症，常规要进行以下检查。

1. 实验室检查

全血细胞计数和血沉、梅毒血清检查、胸 X 线检查(以除外原发性或继发肿瘤、结核、锥体旁阴影如 Port 病或神经纤维瘤)、脊椎 X 线检查神经损害所提示的相应平面等。

2. 脊髓造影

除非有明显的非压迫性因素导致脊髓、神经根损害的证据，这种脊髓造影检查通常是需要的。除创伤外，急性脊髓综合征总是需要做这种检查。脊髓造影可揭示脊髓和神经根周围脑脊液间隙变形和(或)阻塞。临床损害的部位应提醒放射医生注意，但是除非发现的损害能解释临床表现，否则必须使造影剂通过枕骨大孔以防止漏掉该区的脑膜瘤或 Arnold-Chiari 畸形。对腰骶根损害的患者不要仅从第 1 腰椎向下造影，腰神经根向上可达第 10 胸椎。如果腰穿注射造影剂失败(例如针垂直进入肿瘤)，可采用颈侧方入路(或小脑延髓池入路)注入造影剂。临床上注意，前后位上显示脊髓增宽可能是由于前或后脊髓压迫，但是如侧位也有表现则可能是脊髓肿瘤、横贯性脊髓炎或脊髓空洞症及椎间盘突出。

3. CT 扫描

脊柱 CT 扫描广泛用于椎间盘损害和脊椎骨关节病。增强扫描多可以发现肿瘤，而在脊髓造影后立即行 CT 扫描可清楚显示脊髓压迫的细节，特别在枕颈区，外侧椎间盘突出、脊髓外肿瘤。如在脊髓造影一段时间后行 CT 扫描，则随着时间推移对比剂可进入脊髓显示出脊髓空洞的情况。有时脊髓腔穿刺后可进一步显示出解剖学细节(脊髓内造影)。

4. MRI

MRI 为脊髓疾患检查的优选方法，其对脊髓和神经根的显示比脊髓造影、CT 效果更好，且对骨、软组织结构显示更为清楚，同时也能显示脊髓腔(如脊髓空洞症)、炎症(横贯性脊髓炎，多发性硬化)和髓内肿瘤。

5. 腰穿

对明确的脊髓压迫症，有时并不主张单独进行腰穿，因为可能有副作用，特别是如有脑脊液外溢，则可能使随后的脊髓造影更困难。而且若有急性脊髓压迫时则可能使病情出现急剧恶化。

6. 脑脊液

脑脊液要检查蛋白、糖和细胞计数，并把脑脊液加以贮存，特别是脊髓造影未明确外科治疗的指征(如脊髓造影正常，可疑有脊椎骨关节强直改变等)。脑脊液可提示脊髓或神经根压迫的另外一些原因。

(1) 恶性细胞出现于恶性脑膜炎。

(2) 寡克隆区带出现于多发性硬化。

(3) 慢性感染的脑脊液培养阳性(如结核、真菌等)。

如有椎管梗阻，脑脊液蛋白将非常高(或许超过 5 g/L)。并偶可引起颅内压增高。

二、诊断

(1) 脊髓和脊神经根极易受椎管的周围组织压迫受损。椎管结构性狭窄往往最可能压迫脊髓。后部中央型椎间盘突出最易损害脊髓，后外侧椎间盘突出及椎间小关节周围骨质增生则最易损害脊神经。

(2) 主要是依压迫的部位和压迫出现的急性起病多提示椎间盘突出、锥体压缩、硬膜外出血等。亚急性起病多为脊椎结核、硬膜外脓肿等，而慢性隐匿性进展起病多为神经纤维瘤、脑膜瘤、脊椎骨关节病等。

(3) 脊髓压迫引起损害平面以下的上运动神经元损害，临床表现可以非常不对称，但常是双侧。高位颈髓损害出现双手臂及双腿的症状和(或)体征。胸髓损害仅累及双腿。

(4) 脊髓损害平面以下的某些类型感觉或各种感觉均可以缺失，有时可较轻或甚至正常。这主要依据上行脊髓路径受累部位有关。感觉症状和体征多从双足开始，向上扩展到恰在解剖学损害平面之下。颈髓压迫可以引起 Lhermitte 征，偶可有同侧霍纳综合征。有时甚至在其他感觉体征和皮质脊髓特征很轻或缺少时，特别突出有手指的关节位置觉丧失。脊髓损害早期，甚至关节位置觉正常，首先可出现类似小脑共济失调的体征。

(5) 急性脊髓损害时，有脊髓休克和受累肢体无力与疲软症状，在损害平面以下的腱反射丧失，根据病程不同，巴宾斯基征可出现或不出现，通常有感觉障碍平面和膀胱受累。

(6) 急性脊髓压迫可引起无痛性无张力性扩张膀胱，伴尿失禁，而一种不完全或缓慢进展损害易引起痉挛的小膀胱，双侧脊髓损害可出现尿急，膀胱受累症状，男性患者常伴有阳痿，可伴有直肠括约肌障碍，患者表现便秘，但便失禁罕见。

(7) 急性重度高位颈髓损害时，若影响到膈神经 (C_3，C_4，C_5)，可以影响通气功能。

(8) 脊髓和脊神经根受压还可引起节段性的运动、感觉及括约肌的症状与体征。这对损害部位有定位价值。在 L_1 锥体以下的损害仅累及脊神经根，如在此水平以上压迫时则可累及脊髓或神经根，或两者均受累。例如，在第 5 颈椎的压迫性损害可以引起 C_5 神经根的节段性运动和感觉体征(可能仅有损害侧的肱二头肌和肱桡肌反射缺失)，同时有下肢的皮质脊髓束征，有或无 C_5 以下感觉障碍平面。在 T_{12} 锥体的损害可以引起腰骶根征，脊髓骶段受压(圆锥)仍出现巴宾斯基征阳性。

临床常见的一些其他特征可以提示损害的原因：①脊椎疼痛和（或）触痛：如硬膜外脓肿，急性椎间盘突出，硬膜外出血，转移性疾病和椎骨压缩等。如在夜间出现脊柱疼痛则高度提示脊髓肿瘤。②直腿抬高试验阳性：为腰骶神经根刺激的体征。③脊柱成角改变：由于锥体压缩引起的脊柱成角改变（结核，肿瘤等）。④皮肤损害：如神经纤维瘤的牛奶咖啡色斑。⑤全身不适、发热、体重下降，可能为转移性瘤或感染所致。⑥已知现有的原发性癌或既往有切除史，可能为转移性脊髓压迫。

(9) 患者出现双腿和（或）双臂无力首先要想到可能为脊髓或神经根压迫，特别是四肢有感觉丧失和括约肌障碍的患者。急性脊髓压迫病例，需要紧急检诊，可能时则应立即予以治疗。否则一旦脊髓完全麻痹，出现双手（和臂）瘫或尿潴留则预后多很差。

诊断主要依据病史、神经系统检查（如患者术后卧床或患有肿瘤则易于忽略这种检查）及普通内科检查。急诊病例可直接进行脊髓造影、头颅 CT 和 MRI 检查。

三、治疗原则

主要是对症治疗，根据不同情况，有的则需行紧急减压手术治疗。

第三节　脊椎和椎间盘变性病

一、急性椎间盘突出

急性椎间盘髓核突出可以为自发性，或由于提物、突然向后运动和牵拉等促发，椎间盘突出通常是后外侧型而不是中心型。按椎间盘损害部位排序，腰椎间盘最常受累 ($L_4 \sim S_1$)，颈椎间盘偶尔受累 ($C_4 \sim T_1$)，胸椎间盘受累较罕见。此类患者通常为年轻人或中年人。

（一）诊断

1. 急性椎间盘

在椎部盘突出的平面出现急性疼痛、局灶触痛和椎旁肌痉挛，运动或咳嗽时疼痛加重，在某种姿势和休息时可缓解。如疼痛在静止时加重，更可能是由于肿瘤或脓肿。

2. 急性神经根压迫症状

通常为单侧，累及一侧或双侧神经根，换言之，腰椎间盘中心型突出可压迫大多数尾部神经根，引起多个腰骶神经根损害和括约肌障碍，根性疼痛和感觉障碍因运动和牵拉加重，根性刺激可用直腿抬高试验（下腰骶神经压迫）和股神经牵拉试验（上腰神经根受压，但该处腰椎间盘受累罕见）。

在颈段，椎间盘突出累及其自身平面相对应的神经根，但是腰段的神经根区是成角的，并与后突的椎间盘平面是呈不一致的关系，其部位更精确地确定用影像学(通常为脊髓造影或CT)做出，而不是单纯依据临床特征。最好是直接由放射医生准确地定位，椎间盘突出则损害通过椎间孔前的神经根，如L_4/L_5腰椎间盘通常累及L_5神经根。

3. 急性脊髓压迫

急性脊髓压迫(仅见胸椎间盘和颈椎间盘突出)。

(二)治疗原则

1. 保守性的治疗措施

治疗首先采取保守性的原则，因为通常在几天或几周内用适当止痛剂症状可缓解，避免一些不适当的活动(腰椎弯曲或提拉)并在硬床或硬板上卧床休息。进一步制动可能有帮助，颈领必须坚固以足够阻止颈的运动，特别是，如屈和伸颈运动时出现疼痛者。在晚上，软的颈领可能更易于耐受。围腰必须坚硬，能够限制有疼痛症状的背部运动。以正确的手法牵引和推拿可能是有效的。

2. 外科手术治疗

外科手术的指征为：

(1) 急性脊髓压迫。

(2) 由于中心型椎间盘突出导致急性膀胱功能障碍。

(3) 腰椎间盘突出或颈椎间盘突出引起持续的根性疼痛，而保守治疗6周没有疗效者。

(4) 进行性运动和感觉功能丧失，而单纯的根性体征，如腱反射消失并不是外科手术的指征。

二、脊椎骨关节病

临床上有几个特征：椎间小关节骨性过度增生，骨赘和椎间隙骨性隆起，椎间韧带变厚，一个锥体在下一个锥体上位移(脊椎前移)伴椎间隙狭窄。这些骨性变化在老年人普遍地在中下颈椎和下腰骶椎经由X线检查发现，在脊髓造影、CT或MRI检查时除非有脊髓和神经根受压迫相应的表现，否则不能确定其是神经症状和体征的明确原因。脊椎骨关节病的原因是锥体不稳定性，或许由于过去椎间盘脱出，重复脊椎创伤和“老年性改变”所致。

(一)诊断

(1) 局部疼痛和僵硬，其常为间歇性，也可持续数天或数周，可有数月或数年的无症状期。一般可因运动、姿势改变、咳嗽、牵拉等动作加重。不过，即使病情较重及有神经并发症，疼痛症状也可完全缺失。

(2) 急性椎间盘前突少见，但文献上曾有报道。

(3) 一个以上平面的亚急性或慢性颈髓压迫及缺血因先天性椎管狭窄所加重。发作可能是在颈部损伤后突然出现(如鞭索性损伤甚至发生在一次短程旅行后)，进展性可能由频繁的颈部伸屈加重。膀胱症状相当少见。颈椎骨关节病性脊髓病可以不明显，而可能有较长时期神经病症状而不发展，甚至症状可消失，但也可以导致进展性病残。

(4) 亚急性或慢性神经根压迫或缺血可以不明显或呈稳定性或进展性。感觉症状通常因运动而加重。常见受累神经根是 C_5，C_6，C_7 和 L_5，S_1。

(5) 马尾跛行可能为腰骶骨关节病伴先天性椎管狭窄所致，患者可能系下段主动脉粥样病变引起缺血。患者近来或过去有腰痛、腰外伤或坐骨神经痛史。患者主诉疼痛、麻木，可能臀肌和腿肌无力 (通常为双侧)，其发生于直立或行走一会时，前弯、平卧或坐下较站位或直立减轻。而肌肉缺血性跛行仅在行走后，而站立减轻，不一定前弯。腰骶神经根征常缺如或仅可能在锻炼后发现 (腱反射缺如，无力等)，直腿抬高试验可能完全正常。脊髓造影在一个以上的腰平面的脑脊液完全或不完全性阻塞。

(6) 由于椎动脉受压可出现晕厥或脑干 TIA。

(二) 治疗原则

通常采用保守性治疗，可首先用适当的止痛药，尽可能的休息和制动，在腰椎关节病出现疼痛时，避免提重物、弯曲等动作。外科手术的指征如下。

(1) 进展性脊髓病伴病残时，有时行颈椎减压和 (或) 受累锥体融合术。

(2) 出现持续的神经根痛，或进展性运动神经根功能丧失，行椎板切除术或减压术可能对症状缓解是有帮助的。

(3) 有马尾跛行的症状则常采用较宽的腰椎板切除术，可使症状缓解，但患者多可能再发。

第四节　脊髓梗死

脊髓梗死是由于脊髓动脉闭塞、静脉闭塞 (较少见) 所致，这种状态均罕见。脊髓血液供给来自脊髓前动脉和脊髓后动脉，其中主要来源于脊髓前动脉，后者由椎动脉，及颈肋动脉、根动脉和肋间动脉共同加入形成。胸段脊髓的前部似对缺血最敏感，可能因为此处的血液供给最不稳定之故。

一、诊断

1. 脊髓梗死的原因

(1) 脊椎创伤 (不一定很重)。

(2) 急性脊髓压迫症。

(3) 主动脉或源于肋间动脉、腰动脉的粥样血栓的栓塞。

(4) 主动脉瘤破裂或主动脉夹层分离。

(5) 外科手术或放射治疗后的主动脉。

(6) 较长时间和(或)严重的低血压。

(7) 炎性动脉疾病(如结节性多动脉炎、梅毒、结节病、结核病)。

(8) 血液疾病，特别是镰刀细胞性贫血。

(9) 减压病。

(10) 脊椎内感染。

(11) 因创伤性或自发性椎间盘破裂所致的纤维软骨性脊髓栓塞。

(12) 脊动静脉畸形。

(13) “高凝状态”(血小板增多血症，转移性癌等)。

2. 临床特征

脊髓梗死的发病为突发性，有时表现为背痛，其往往呈进行性加重，在几天内可达到疾病高峰。临床特征为急性脊髓综合征表现，但后柱功能可相对保留(位置觉可不受损害)。早期症状为麻痹性软瘫，并可能持续存在较长时间，这是因为前角细胞缺血损害损及长段脊髓之故。如有恢复通常可能性极小，偶有特异性治疗。除明显原因外(如主动脉外科手术)，需要脊髓造影除外急性脊髓压迫症(如胸椎间盘脱出)。脑脊液检查正常，或有中度白细胞增多症(单核细胞＜ 100/cm^3) 和轻度蛋白增高(＜1 g/L)。

临床上以脊髓前动脉闭塞较多见。

(1) 起病大多急骤，呈卒中样，也有数小时或数日内逐渐起病者。

(2) 首发症状多为病变水平急性疼痛、麻木，呈根性和弥漫性。

(3) 以脊髓中胸段和下颈段多见，短时间出现病灶水平以下的瘫痪，并进行性加重，常为不完全性瘫痪，双侧均受累，偶有单侧性，早期可表现为脊髓休克。

(4) 病变水平以下分离性感觉障碍，痛、温觉缺失，深感觉正常，触觉轻度障碍。由于脊髓冠状动脉的侧支循环，故感觉障碍轻且时间短。

(5) 尿便障碍可早期出现，早期为尿潴留，后期为尿失禁。

(6) 可有压疮、出汗异常和冷热感等自主神经症状。

(7) 椎管通畅，脑脊液蛋白多增高。

二、治疗原则

脊髓梗死治疗原则同脑血栓形成，除用扩血管药、糖皮质激素、兴奋脊髓药物外，配合中药川芎、丹参、葛根素、银杏叶等治疗，可解除血管痉挛，增加动脉血流量，解除血小板聚集，改善脊髓功能。纳洛酮可直接扩张血管降低血管阻力，增加脊髓血流量，促进神经功能恢复，另外有抗休克作用，可适当选用。

三、治疗方案

同脑梗死治疗。

四、注意事项

在脊髓前动脉血栓形成的脊髓梗死中，仅有少部分患者可恢复肢体功能，占37%，大部分患者都留有不同程度的后遗症。脊髓梗死的病因除与脑卒中一样广泛外，还有脊髓本身特有的敏感性，即脊髓供血血管与脊椎和主动脉的解剖关系。其临床表现有其特异临床综合征。且其预后与脑卒中相比要差，但取决于血管受损部位及程度、侧支循环情况及病因等，年轻者多恢复良好，老年患者预后欠佳。

第五节　横贯性脊髓炎

横贯性脊髓炎为急性或亚急性脊髓综合征（通常为胸段）的表现，脊髓造影多正常（或可能在影像上有脊髓肿胀），脑脊液呈炎性改变（细胞数增多，多为淋巴细胞），脑脊液电泳时有时可查出寡克隆区带。

一、诊断

本病恢复时日根据个体差异有所不同，一般恢复要数周或数月时间，甚至有的患者不能恢复。这种综合征可以是以下一些疾病的表现：

(1) 多发性硬化。

(2) 系统性红斑狼疮。

(3) 结节病，或可能是某种感染。

(4) 布鲁分枝杆菌病。

(5) 脊髓结核病。

(6) 梅毒。

(7) 疏螺旋体感染。

(8) 支原体肺炎。

(9) 感染后脑脊髓炎。

(10) 肠道病毒感染。

(11) 单纯型疱疹病毒 2 型。

(12) 带状疱疹。

(13) EB 病毒。

(14) 风疹。

大多数病例可能并不能发现确切的原因，不过随着疾病的发展最后可以明确诊断（如多发性硬化）。

二、治疗原则

如找不到明确的病因，治疗限于对症或非特异性处理。肾上腺糖皮质激素的疗效尚有争议，在多发性硬化的脊髓炎病例中 ACTH 或糖皮质激素是有效的。

三、治疗方案

(1) 甲泼尼龙 1 g，1 次 /d，静滴，冲击连用 3 ～ 5 天，后改为口服，逐渐减量维持治疗。

(2) 丙种球蛋白按 0.4g/(kg·d) 量计算，至少连用 5 天。

(3) 弥可保片 1 000μg，1 次 /d，口服。

四、注意事项

据华山医院统计，接受激素治疗组中，2/3 患者可望在 1 ～ 3 个月内恢复，与不用激素组有极显著的差异。然而，急性脊髓炎与多发性硬化的关系如何，尚难肯定。根据有人对 114 例脊髓炎发病后 1 ～ 25 年的随访结果提示，首次诊为急性脊髓炎的病例中，共有 17.5％的患者以后转化为多发性硬化，其余患者虽有部分残留感觉缺失、病理反射阳性等症状和体征，但多数患者的劳动能力均有不同程度的恢复。

第六节　脊髓空洞症

脊髓空洞症是主要累及脊髓的慢性进行性变性病，脊髓中央管室管膜内外有液体积聚，且呈筒样串联，临床上称为脊髓空洞症。本病临床罕见 (发生率仅为 7/10 万)，通常发生在颈段，有时可向下延伸至胸髓或向上延伸到脑干 (延髓空洞症)，多在中年以上发病，其病程通常进展相当缓慢，偶可出现突然的病情恶化，一般长时期处于临床稳定状态。在先天性枕大孔区畸形和后脑畸形者中，多有脊髓空洞发现，故也常称为 Amold Chiari 畸形脊髓空洞症。

一、诊断

1. 临床特征

临床特征是中心性脊髓损害，症状可与脊髓肿瘤相类似，其本身可以为囊性。

(1) 感觉分离及模糊的几个颈皮节区延到胸节区感觉缺失，常为非对称性，可出现与损害平面的相应节段的反射消失、肌无力和肌萎缩。最后可因空洞膨胀而损害脊髓白质，出现皮质脊髓束征和感觉征，但其与空洞的大小及长度并不是密切相关。

(2) 延髓空洞症症状，有下部脑干受累的临床证据，伴三叉神经分布区痛觉缺失，吞咽困难，言语构音障碍，舌萎缩，肢体和躯干的共济失调及眼震。常伴有 Arnold-Chiari 畸形，引起上颈髓压迫，有枕颈痛、下部脑干征、特征性垂直下视性眼震。

有时空洞在严重脊髓损害后数月和数年出现，引起疼痛增加伴已知损害部位以上脊髓上行体征。

(3) 颅内压增高：头痛、呕吐、视盘水肿。

(4) 自主神经损害：一侧面部无汗、半身无汗、皮肤划痕症阳性。

(5) 其他体征：后发际低、脊柱侧弯。

2. MRI 检查

最好的手段是 MRI，在 MRI 上可清楚显示空腔和伴随的枕骨大孔异常，MRI 也能良好地显示中心性脊髓肿瘤。如 MRI 正常，那么应考虑诊断 Tangier 病，因其能引起一种非常类似的临床综合征。

3. 临床分型

(1) ACM–A 型：合并有脊髓空洞症者，临床上主要表现为脊髓症状，手术治疗效果差。

(2) ACM–B 型：小脑扁桃体下疝无脊髓空洞症者。主要是出现脑干和小脑症状，手术疗效较明显。

4. 实验室检查

(1) 电生理检查：① EMG。神经元性损害。② SEP。潜伏期延长。

(2) X 线片：有助于发现骨骼畸形。

(3) 腰穿：50% CSF、蛋白增高。

(4) MRI：是目前最有效的检查方法，矢状位证实 Chiari 型畸形：小脑扁桃体下疝伴发脊髓空洞症，轴面像显示空洞的大小及残存脊髓的范围。

二、治疗方案

脊髓空洞症治疗仍较为困难。若有 Amold–Chiari 畸形，枕骨大孔减压可能减轻疼痛，并可能使进展的神经损害得以稳定。此外，使用脊髓空洞症 – 腹腔或脊髓空洞症 – 蛛网膜下分流术，抽除空洞，据说对此病有益。

1. 颅后凹和颈椎减压术

(1) 扩大枕下开颅，尽可能打开枕大孔和切除颈椎 1 ～ 3 椎板，向下达扁桃体下端。

(2) 切开硬脑膜，但保持蛛网膜完整。

(3) 用人工硬脑膜缝合修补，重建枕大池。

(4) 硬膜上缝置 3 ～ 4 根丝线穿过肌肉固定于筋膜，以防硬膜粘连。

2. 空洞体腔引流术

在空洞最宽平面处切除半个椎板或全椎板切除，用手术显微镜，在脊神经后根进入脊髓的最薄处，切一小口，将 T 形硅胶管或带有孔硅胶管向下置于空洞处，引流入蛛网膜下腔，并用细丝线固定于蛛网膜上。

3. 其他

切断空洞附近一侧脊神经感觉根，将远端游离置于空洞腔内引流于蛛网膜下腔内。

第七节　脊髓蛛网膜炎

脊髓蛛网膜炎又称粘连性脊髓蛛网膜炎，此病引起蛛网膜增厚、脊神经根粘连或形成囊肿，使脊髓腔阻塞，并可导致脊髓功能障碍。

一、诊断

本病为蛛网膜下腔内纤维增生过度并呈进行性发展，多在以下情况出现。

(1) 使用油剂或碘水对比剂脊髓造影。

(2) 蛛网膜下腔出血。

(3) 创伤，包括脊髓手术。

(4) 强直性脊柱炎。

本病脊髓造影可无异常发现，有时对脊髓造影检查的解释相当困难。不过本病可导致脊髓与脊神经根进行性血管闭塞、缺血。脊髓和(或)神经根压迫出现疼痛，脑脊液在枕骨大孔流动受阻，可能引起脊髓空洞症。

脑脊液蛋白通常增高，脑脊液白细胞数可增高，以淋巴细胞为主。非离子性水溶性脊髓造影显示神经根梢强直，鞘膜呈平滑外形，鞘囊永久性狭窄或闭塞，缺乏有效的治疗。

根据病变可分两型：

(1) 局限型：可发生在腰、颈或胸段。多有急性感染史，随即出现根疼及较明显固定的感觉障碍或有运动障碍，还可细分为粘连型和囊肿型。

(2) 弥漫型：多以胸段开始，病程进展缓慢，于数月到数年内逐渐出现感觉异常、过敏及感觉麻木。病变范围较广者同时侵及颈段、胸段及腰段，分布弥漫，可出现多发性阶段型感觉障碍。亦可逐渐进行性感觉水平上升或下降，有束带感觉。运动障碍，可为逐渐进行性肌无力或瘫痪，伴有肌萎缩。

二、治疗原则

(1) 在疑为或确定为感染者，可给抗生素或抗病毒制剂或抗结核治疗，后者治疗在2周左右，如有疗效，则继续按结核治疗。

(2) 糖皮质激素及其他治疗，激素可静滴、口服或椎管内注射。扩张血管、改善血液循环也是重要的治疗方法，包括烟酸、地巴唑、654-2、东莨菪碱注射液等。此外根据病情还可以理疗、放射治疗等。后者多用于脊髓蛛网膜炎及大脑半球凸面蛛网膜炎，剂量宜小，对改善血运有一定帮助。最后的选择是手术治疗，其主要用于囊肿切除及手术减压，对粘连的剥离有一定困难。

三、治疗方案

1. 氢化可的松

氢化可的松 100 ～ 200mg，1 次 /d，10 次为 1 个疗程。

2. 椎管内注射

地塞米松 2 ～ 5mg，和脑脊液混合后缓慢注射至蛛网膜下腔内，由小量开始，每周 2 ～ 3 次，10 次为 1 个疗程。

四、注意事项

弥漫型脊髓蛛网膜炎不宜手术治疗。局限型脊髓蛛网膜炎经积极治疗后，多数患者症状可得到改善，患者可遗留不同程度的感觉，运动以及自主神经功能障碍，表现为肢体麻木或疼痛，肌肉萎缩无力，行走困难，大、小便不能自控等。整个过程时好时坏，有波动性，后期可出现括约肌功能障碍，部分病例发展较快。如病情继续发展，则出现感觉障碍的水平继续上升。如蛛网膜炎起始于马尾部，则病变的蛛网膜与马尾神经根广泛粘连，留有为进行性的坐骨神经痛及下肢肌萎缩、肌无力，腱反射降低或消失及感觉缺失，括约肌功能障碍等。

第八节　脊髓亚急性联合变性

脊髓亚急性联合变性是由于维生素 B_{12} 缺乏而引起的神经系统变性。维生素 B_{12} 缺乏通常与先天性缺陷有关，也可能因各种原因造成维生素 B_{12} 吸收不良。

一、诊断

(1) 中青年发病。

(2) 神经症状出现前有巨细胞性高色素性贫血。

(3) 脊髓后索、侧索及周围神经损害的症状。步态蹒跚、基底步增宽、深感觉缺失及感觉性共济失调；下肢肌张力增高、腱反射亢进、反射阳性；远端感觉异常、感觉减退，呈手套、袜套样分布。

(3) 可有膀胱括约肌功能障碍。

(4) 可有精神异常。

(5) 有关实验室检查有异常发现，如胃酸缺乏、巨细胞性高色素性贫血、血清维生素 B_{12} 含量降低等。有胃大部切除等病史及其症状、体征。

(6) 排除脊髓压迫症、周围神经病、多发性硬化等疾病。

二、治疗原则

(1) 早期诊断及时治疗。

(2) 一旦确诊或拟诊立即开始大剂量维生素 B_{12} 治疗。

(3) 加强营养，加用其他维生素。

(4) 对瘫痪肢体应加强功能锻炼，进行理疗和康复医疗。

三、治疗方案

1. 轻者

维生素 B_{12}，500μg，1 次 /d，肌注。

2. 重者

维生素 B_{12}，1000μg，1 次 /d，肌注。或弥可保同等剂量静脉滴注，1 次 /d。治疗 14 ～ 30 天后减至 500μg/d，每周 2 次。

四、注意事项

本病主要累及脊髓的后索和侧索，本病如能在发病后 3 个月内积极用维生素 B_{12} 治疗，常可获得完全恢复。若不治疗，常在发病 2 ～ 3 年后进展，甚至危及生命。因此早期诊断及时治疗是决定本病预后的关键。

第九节　脊髓动静脉畸形

脊髓动静脉畸形，可发生于任何年龄，这种畸形在髓外比髓内更常见，在性别上男性较女性更常受累 (2∶1)。

一、诊断

1. 渐进性或偶尔为急性脊髓综合征

背痛很常见，有时神经功能缺陷因锻炼而加重。临床征象可以有较长节段的脊髓损害表现。这种脊髓病是由于脊髓压迫、静脉性梗死所致，也可能由于脊髓动静脉畸形的血管“偷流”所致，甚至可能为低压力性出血所致。

2. 脊髓蛛网膜下腔出血少见

其他的原因包括：血液出凝血机制障碍；主动脉缩窄；炎症性动脉性疾病 (如系统性血管炎)；真菌性脊髓动脉瘤；血管性脊髓肿瘤 (如室管膜瘤)。

可出现突发性疼痛，在背部的疼痛较头部疼痛更明显，但注意颈动静脉瘤可能与颅内蛛网膜下腔出血相混，也出现虚性脑膜炎征。神经根痛是一个线索。局灶血肿可能引起急性脊髓压迫。

3. 脊髓血管杂音(在不足10%病例出现)

诊断通常是在脊髓造影时疑及，显示脊髓表面有扩张的和迂曲的血管，或MRI疑及，最后应由脊髓血管造影证实。

二、治疗原则

如动静脉畸形患者出血，或有进行性神经病情恶化，如果技术上可能，则应行动静脉栓塞或外科手术切除。

第十节 Friedreich共济失调

Friedreich共济失调又称少年脊髓型遗传性共济失调。这是一种罕见的进展性常染色体隐性遗传病，发生率为2/10万，儿童或青春期开始发病，约30岁左右就不能行走，稍后些年死亡。病变主要是脊髓后柱和侧柱及背根变性；而脑干及小脑受累轻微。

一、诊断

1. 首发症状

首发症状是步态不稳和肢体麻木，在这时期出现常有四肢共济失调及下肢腱反射缺如，并多有轻度构音障碍。几年内可有进展出现躯干共济失调，损害足的关节位置觉和震颤觉及锥体束性肌无力(小腿比手臂更明显)，双侧巴宾斯基征阳性，最后可出现远端肌萎缩和无力，无肢体痉挛，偶有皮肤感觉丧失或眼震。弓形足、脊柱侧凸和心肌病是常见的症状。眼视神经萎缩、感觉神经性耳聋和糖尿病可发生。有一种变异型，其腱反射保留，预后相当好。运动神经传导速度正常或轻微减低，感觉动作电位是减低或消失。

2. 鉴别

需要和维生素E缺陷、β脂蛋白缺乏症及GM_2神经节苷脂贮积病相鉴别。

二、治疗原则

(1) 极预防和控制感染。

(2) 注意防止肢体畸形和挛缩的发生和发展，加强各种动作的正确性训练。

(3) 试用胞磷胆碱治疗，用水杨酸毒扁豆碱及脑活素治疗，亦可试用中药治疗和针灸、按摩、理疗、医疗体育等方法治疗。

该病进展缓慢，每因某种疾病而加重，多因并发症而死亡。

第十一节　遗传性痉挛性截瘫

遗传性痉挛性截瘫又称 stmmpeu-Lomin 病。这是一种显性或隐性遗传病。

一、诊断

1. 家族史

儿童期发病，有家族史。

2. 临床特征

(1) 任何年龄均可发病，通常在 10 岁后起病，男性多于女性。

(2) 临床上病情严重程度变异极大。晚期可出现痴呆。

(3) 行走缓慢，逐渐加重，主要双腿的痉挛性瘫痪、剪刀样步态，常呈阵挛发作。可伴有共济一协调运动障碍。

(4) 双巴宾斯基征阳性。

(5) 尿急和弓形足较为常见，晚期出现明显大、小便障碍。

(6) 有时可伴震颤觉和位置觉减低伴踝反射消失。

(7) 双上肢偶尔受累，并可伴有远端肌萎缩和感觉神经病。

(8) 可有心电图异常及骨骼畸形等。

轻度病例可无症状，但有反射活跃及巴宾斯基征阳性。所以重要的是拟定诊断为多发性硬化前，检查患者的兄弟姐妹和父母亲中患有缓慢进展性痉挛性截瘫者，后者中有隐性遗传的散在病例发生。如果遗传呈 X 性连锁，则诊断可能是肾上腺白质性营养不良。

3. 排除疾病

排除脑瘫和运动神经元疾病。

二、治疗原则

(1) 对症及支持疗法。

(2) 针灸及康复治疗。

(3) 早期可考虑基因治疗。

药物只能缓解或减轻症状，有条件时可选用营养药物以增强体质、提高抵抗力。可用肌注神经生长因子或细胞生长肽。

三、注意事项

遗传性痉挛性截瘫是一种遗传病，没有特效的治疗方法，重点在于预防。避免近亲结婚，做好婚前检查，本病患者尽量不结婚或结婚后不要生育，应加强体育锻炼，防止过早卧床而致残废，本病发展缓慢，只要注意护理，可维持数十年生命。

第七章 帕金森病

第一节 概 述

帕金森病 (PD) 也称为震颤麻痹，是一种常见的神经系统变性疾病，临床上特征性表现为静止性震颤、运动迟缓、肌强直及姿势步态异常。病理特征是黑质多巴胺能神经元变性缺失和路易 (Lewy) 小体形成。

一、病因及发病机制

特发性帕金森病的病因未明。研究显示，农业环境如杀虫剂和除草剂的使用，以及遗传因素等是 PD 较确定的危险因素。居住在农村或橡胶厂附近、饮用井水、从事田间劳动、在工业化学品厂工作等也可能是危险因素。吸烟与 PD 发病间存在负相关，被认为是保护因素，但吸烟有众多危害性，不能因 PD 的“保护因素”而提倡吸烟。饮茶和喝咖啡者患病率也较低。

本病的发病机制复杂，可能与下列因素有关。

(一) 环境因素

例如，20 世纪 80 年代初美国加州一些吸毒者因误用 MPTP，出现酷似原发性 PD 的某些病理变化、生化改变、症状和药物治疗反应，给猴注射 MPTP 也出现相似效应。鱼藤酮为脂溶性，可穿过血脑屏障，研究表明鱼藤酮可抑制线粒体复合体 I 活性，导致大量氧自由基和凋亡诱导因子产生，使 DA 能神经元变性。与 MPP+ 结构相似的百草枯及其他吡啶类化合物，也被证明与帕金森病发病相关。利用 MPTP 和鱼藤酮制作的动物模型已成为帕金森病实验研究的有效工具。锰剂和铁剂等也被报道参与了帕金森病的发病。

(二) 遗传因素

流行病学资料显示，近 10% ～ 15% 的 PD 患者有家族史，呈不完全外显的常染色体显性或隐性遗传，其余为散发性 PD。目前已定位 13 个 PD 的基因位点，分别被命名为 PARK1–13，其中 9 个致病基因已被克隆。

1. 常染色体显性遗传性帕金森病致病基因

常染色体显性遗传性帕金森病致病基因包括 α– 突触核蛋白基因 (PARK1/PARK4)、UCH–L1 基因 (PARK5)、LRRK2 基因 (PARK8)、GIGYF2 基因 (PARK11) 和 HTRA2/Omi 基因 (PARK13)。

①α-突触核蛋白(PARK1)基因定位于4号染色体长臂4q21～23，α-突触核蛋白可能增高DA能神经细胞对神经毒素的敏感性，α-突触核蛋白基因Ala53Thr和Ala39Pro突变导致α-突触核蛋白异常沉积，最终形成路易小体；②富亮氨酸重复序列激酶2(LRRK2)基因(PARK8)，是目前为止帕金森病患者中突变频率最高的常染色体显性帕金森病致病基因，与晚发性帕金森病相关；③HTRA2也与晚发性PD相关；④泛素蛋白C末端羟化酶-L1(UCH-L1)为PARK5基因突变，定位于4号染色体短臂4p14。

2. 常染色体隐性遗传性帕金森病致病基因

常染色体隐性遗传性帕金森病致病基因包括Parkin基因(PARK2)、PINK1基因(PARK6)、DJ-1基因(PARK7)和ATP13A2基因(PARK9)。

(1) Parkin基因定位于6号染色体长臂6q25.2～27，基因突变常导致Parkin蛋白功能障碍，酶活性减弱或消失，造成细胞内异常蛋白质沉积，最终导致DA能神经元变性。Parkin基因突变是早发性常染色体隐性家族性帕金森病的主要病因之一。

(2) ATP13A2基因突变在亚洲人群中较为多见，与常染色体隐性遗传性早发性帕金森病相关，该基因定位在1号染色体，包含29个编码外显子，编码1180个氨基酸的蛋白质，属于三磷腺苷酶的P型超家族，主要利用水解三磷腺苷释能驱动物质跨膜转运。ATP13A2蛋白的降解途径主要有2个：溶酶体通路和蛋白酶体通路。蛋白酶体通路的功能障碍是导致神经退行性病变的因素之一，蛋白酶体通路E3连接酶Parkin蛋白的突变可以导致PD的发生。

(3) PINK1基因最早在3个欧洲帕金森病家系中发现，该基因突变分布广泛，在北美、亚洲及中国台湾地区均有报道，该基因与线粒体的融合、分裂密切相关，且与Parkin、DJ-1和Htra2等帕金森病致病基因间存在相互作用，提示其在帕金森病发病机制中发挥重要作用。

(4) DJ-1蛋白是氢过氧化物反应蛋白，参与机体氧化应激。DJ-1基因突变后DJ-1蛋白功能受损，增加氧化应激反应对神经元的损害。DJ-1基因突变与散发性早发性帕金森病的发病有关。

3. 细胞色素P4502D6基因和某些线粒体DNA突变

细胞色素P4502D6基因和某些线粒体DNA突变可能是PD发病易感因素之一，可能使P450酶活性下降，使肝脏解毒功能受损，易造成MPTP等毒素对黑质纹状体损害。

(三)氧化应激与线粒体功能缺陷

氧化应激是PD发病机制的研究热点。自由基可使不饱和脂肪酸发生脂质过氧化(LPO)，后者可氧化损伤蛋白质和DNA，导致细胞变性死亡。PD患者由于B型单胺氧化酶(MAO-B)活性增高，可产生过量OH·基，破坏细胞膜。在氧化的同时，黑质细胞内DA氧化产物聚合形成神经黑色素，与铁结合产生Fenton反应可形成OH·基。在正常情况下细胞内有足够的抗氧化物质，如脑内的谷胱甘肽(GSH)、谷胱甘肽过氧化物酶

(GSH-PX) 和超氧化物歧化酶 (SOD) 等，因而 DA 氧化产生自由基不会产生氧化应激，保证免遭自由基损伤。PD 患者黑质部还原型 GSH 降低和 LPO 增加，铁离子 (Fe^{2+}) 浓度增高和铁蛋白含量降低，使黑质成为易受氧化应激侵袭的部位。近年发现线粒体功能缺陷在 PD 发病中起重要作用。对 PD 患者线粒体功能缺陷认识源于对 MPTP 作用机制研究，MPTP 通过抑制黑质线粒体呼吸链复合物 I 活性导致 PD。体外实验证实 MPTP 活性成分 MPP* 能造成 MES23.5 细胞线粒体膜电势 (Aψm) 下降，氧自由基生成增加。PD 患者黑质线粒体复合物 I 活性可降低 32% ～ 38%，复合物 I 活性降低使黑质细胞对自由基损伤敏感性显著增加。在多系统萎缩及进行性核上性麻痹患者黑质中未发现复合物 I 活性改变，表明 PD 黑质复合物 I 活性降低可能是 PD 相对特异性改变。PD 患者存在线粒体功能缺陷可能与遗传和环境因素有关，研究提示 PD 患者存在线粒体 DNA 突变，复合物 I 是由细胞核和线粒体两个基因组编码翻译，两组基因任何片段缺损都可影响复合物 I 功能。近年来 PARK1 基因突变受到普遍重视，它的编码蛋白就位于线粒体内。

（四）免疫及炎性机制

Abramsky(1978) 提出 PD 发病与免疫 / 炎性机制有关。研究发现 PD 患者细胞免疫功能降低，白介素 -1(IL-1) 活性降低明显。PD 患者脑脊液 (CSF) 中存在抗 DA 能神经元抗体。细胞培养发现，PD 患者的血浆及 CSF 中的成分可抑制大鼠中脑 DA 能神经元的功能及生长。采用立体定向技术将 PD 患者血 IgG 注入大鼠一侧黑质，黑质酪氨酸羟化酶 (TH) 及 DA 能神经元明显减少，提示可能有免疫介导性黑质细胞损伤。许多环境因素如 MPTP、鱼藤酮、百草枯、铁剂等诱导的 DA 能神经元变性与小胶质细胞激活有关，小胶质细胞是脑组织主要的免疫细胞，在神经变性疾病发生中小胶质细胞不仅是简单的“反应性增生”，而且参与了整个病理过程。小胶质细胞活化后可通过产生氧自由基等促炎因子，对神经元产生毒性作用。DA 能神经元对氧化应激十分敏感，而活化的小胶质细胞是氧自由基产生的主要来源。此外，中脑黑质是小胶质细胞分布最为密集的区域，决定了小胶质细胞的活化在帕金森病发生发展中有重要作用。

（五）年龄因素

PD 主要发生于中老年，40 岁以前很少发病。研究发现自 30 岁后黑质 DA 能神经元、酪氨酸羟化酶 (TH) 和多巴脱羧酶 (DDC) 活力，以及纹状体 DA 递质逐年减少，DA 的 D_1 和 D_2 受体密度减低。然而，罹患 PD 的老年人毕竟是少数，说明生理性 DA 能神经元退变不足以引起 PD。只有黑质 DA 能神经元减少 50% 以上，纹状体 DA 递质减少 80% 以上，临床才会出现 PD 症状，老龄只是 PD 的促发因素。

（六）泛素 - 蛋白酶体系统功能异常

泛素 - 蛋白酶体系统 (ubiquitin-proteasomesystem，UPS) 可选择性降低细胞内的蛋白质，在细胞周期性增殖及凋亡相关蛋白的降解中发挥重要作用。Parkin 基因突变常导致 UPS 功能障碍，不能降解错误折叠的蛋白，错误折叠蛋白的过多异常聚集则对细胞有毒性作用，引起氧化应激增强和线粒体功能损伤。应用蛋白酶体抑制剂已经构建成模拟 PD 的细胞模型。

（七）兴奋性毒性作用

应用微透析及高压液相色谱 (HPLC) 检测发现，由 MPTP 制备的 PD 猴模型纹状体中兴奋性氨基酸（谷氨酸、天门冬氨酸）含量明显增高。若细胞外间隙谷氨酸浓度异常增高，过度刺激受体可对 CNS 产生明显毒性作用。动物实验发现，脑内注射微量谷氨酸可导致大片神经元坏死，谷氨酸兴奋性神经毒作用是通过 N- 甲基 -D- 天冬氨酸受体 (N-methyl-D-asparticacidreceptor，NMDA) 介导的，与 DA 能神经元变性有关。谷氨酸可通过激活 NMDA 受体产生一氧化氮 (NO) 损伤神经细胞，并释放更多的兴奋性氨基酸，进一步加重神经元损伤。

（八）细胞凋亡

PD 发病过程存在细胞凋亡及神经营养因子缺乏等。细胞凋亡是帕金森病患者 DA 能神经元变性的基本形式，许多基因及其产物通过多种机制参与 DA 能神经元变性的凋亡过程。此外，多种迹象表明多巴胺转运体和囊泡转运体的异常表达与 DA 能神经元的变性直接相关。其他如神经细胞自噬、钙稳态失衡可能也参与帕金森病的发病。

目前，大多数学者认同帕金森病并非单一因素引起，是由遗传、环境因素、免疫 / 炎性因素、线粒体功能衰竭、兴奋性氨基酸毒性、神经细胞自噬及老化等多种因素通过多种机制共同作用所致。

二、病理及生化病理

（一）病理

PD 主要病理改变是含色素神经元变性、缺失，黑质致密部 DA 能神经元最显著。镜下可见神经细胞减少，黑质细胞黑色素消失，黑色素颗粒游离散布于组织和巨噬细胞内，伴不同程度神经胶质增生。正常人黑质细胞随年龄增长而减少，黑质细胞 80 岁时从原有 42.5 万减至 20 万个，PD 患者少于 10 万个，出现症状时 DA 能神经元丢失 50% 以上，蓝斑、中缝核、迷走神经背核、苍白球、壳核、尾状核及丘脑底核等也可见轻度改变。

残留神经元胞质中出现嗜酸性包涵体路易小体 (Lewybody) 是本病重要的病理特点。Lewy 小体是细胞质蛋白质组成的玻璃样团块，中央有致密核心，周围有细丝状晕圈。一个细胞有时可见多个大小不同的 Lewy 小体，见于约 10% 的残存细胞，黑质明显，苍白球、纹状体及蓝斑等亦可见，α- 突触核蛋白和泛素是 Lewy 小体的重要组分。α- 突触核蛋白在许多脑区含量丰富，多集中于神经元突触前末梢。在小鼠或果蝇体内过量表达 α- 突触核蛋白可产生典型的帕金森病症状。尽管 α- 突触核蛋白基因突变仅出现在小部分家族性帕金森病患者中，但该基因表达的蛋白是路易小体的主要成分，提示它在帕金森病发病过程中起重要作用。

（二）生化病理

PD 最显著的生物化学特征是脑内 DA 含量减少。DA 和乙酰胆碱 (ACh) 作为纹状体两种重要神经递质，功能相互拮抗，两者平衡对基底核环路活动起重要的调节作用。脑内 DA 递质通路主要为黑质－纹状体系，黑质致密部 DA 能神经元自血流摄入左旋酪氨酸，在细胞内酪氨酸羟化酶 (TH) 作用下形成左旋多巴 (L-dopa)→经多巴胺脱羧酶 (DDC)→DA→通过黑质－纹状体束，DA 作用于壳核、尾状核突触后神经元，最后被分解成高香草酸 (HVA)。由于特发性帕金森病 TH 和 DDC 减少，使 DA 生成减少。单胺氧化酶 B(MAO-B) 抑制剂减少神经元内 DA 分解代谢，增加脑内 DA 含量。儿茶酚－氧位－甲基转移酶 (COMT) 抑制剂减少 L-dopa 外周代谢，维持 L-dopa 稳定血浆浓度，可用于 PD 治疗。

PD 患者黑质 DA 能神经元变性丢失，黑质－纹状体 DA 通路变性，纹状体 DA 含量显著降低 (>80%)，使 ACh 系统功能相对亢进，是导致肌张力增高、动作减少等运动症状的生化基础。此外，中脑－边缘系统和中脑－皮质系统 DA 含量亦显著减少，可能导致智能减退、行为情感异常、言语错乱等高级神经活动障碍。DA 递质减少程度与患者症状严重度一致，病变早期通过 DA 更新率增加（突触前代偿）和 DA 受体失神经后超敏现象（突触后代偿），临床症状可能不明显（代偿期），随疾病的进展可出现典型 PD 症状（失代偿期）。基底核其他递质或神经肽如去甲肾上腺素 (NE)、5-羟色胺 (5-HT)、P 物质 (SP)、脑啡肽 (ENK)、生长抑素 (SS) 等也有变化。

三、临床表现

帕金森病通常在 40 ～ 70 岁发病，60 岁后发病率增高，在 30 多岁前发病者少见，男性略多。起病隐袭，发展缓慢，主要表现静止性震颤、肌张力增高、运动迟缓和姿势步态异常等，症状出现孰先孰后可因人而异。首发症状以震颤最多见 (60% ～ 70%)，其次为步行障碍 (12%)、肌强直 (10%) 和运动迟缓 (10%)。症状常自一侧上肢开始，逐渐波及同侧下肢、对侧上肢与下肢，呈 N 字形的进展顺序 (65% ～ 70%)；25% ～ 30% 的病例可自一侧的下肢开始，两侧下肢同时开始极少见，不少病例疾病晚期症状仍存在左右差异。

（一）静止性震颤

本症状常为 PD 的首发症状，多由一侧上肢远端（手指）开始，逐渐扩展到同侧下肢及对侧肢体，上肢震颤幅度较下肢明显，下颌、口唇、舌及头部常最后受累。典型表现静止性震颤，拇指与屈曲示指呈搓丸样 (pill-rolling) 动作，节律 4 ～ 6Hz，静止时出现，精神紧张时加重，随意动作时减轻，睡眠时消失；常伴交替旋前与旋后、屈曲与伸展运动。令患者活动一侧肢体如握拳或松拳，可引起另侧肢体出现震颤，该试验有助于发现早期轻微震颤。少数患者尤其 70 岁以上发病者可能不出现震颤。部分患者可合并姿势性震颤。

（二）肌强直

锥体外系病变导致屈肌与伸肌张力同时增高，关节被动运动时始终保持阻力增高，似弯曲软铅管，称为铅管样强直，如患者伴有震颤，检查者感觉在均匀阻力中出现断续停顿，如同转动齿轮，称为齿轮样强直 (cogwheelrigidity)，是肌强直与静止性震颤叠加所致。这两种强直与锥体束受损的折刀样强直不同，后者可伴腱反射亢进及病理征。以下的临床试验有助于发现轻微的肌强直：①令患者运动对侧肢体，被检肢体肌强直可更明显；②头坠落试验：患者仰卧位，快速撤离头下枕头时头常缓慢落下，而非迅速落下；③令患者把双肘置于桌上，使前臂与桌面成垂直位，两臂及腕部肌肉尽量放松，正常人此时腕关节与前臂约成 90° 角屈曲，PD 患者腕关节或多或少保持伸直，好像竖立的路标，称为“路标现象”。老年患者肌强直可能引起关节疼痛，是肌张力增高使关节血供受阻所致。

（三）运动迟缓

运动迟缓表现为随意动作减少，包括始动困难和运动迟缓，因肌张力增高、姿势反射障碍出现一系列特征性运动障碍症状，如起床、翻身、步行和变换方向时运动迟缓，面部表情肌活动减少，常双眼凝视，瞬目减少，呈面具脸；以及手指精细动作如扣纽扣、系鞋带等困难，书写时字愈写愈小，称为写字过小征 (micrographia) 等。口、咽、腭肌运动障碍，使讲话缓慢，语音低沉单调，流涎等，严重时吞咽困难。

（四）姿势步态异常

患者四肢、躯干和颈部肌强直呈特殊屈曲体姿，头部前倾，躯干俯屈，上肢肘关节屈曲，腕关节伸直，前臂内收，指间关节伸直，拇指对掌。下肢髋关节与膝关节均略呈弯曲，随疾病进展姿势障碍加重，晚期自坐位、卧位起立困难。早期下肢拖曳，逐渐变为小步态，起步困难，起步后前冲，愈走愈快，不能及时停步或转弯，称慌张步态 (festination)，行走时上肢摆动减少或消失；因躯干僵硬，转弯时躯干与头部连带小步转弯，与姿势平衡障碍导致重心不稳有关。患者害怕跌倒，遇小障碍物也要停步不前。

（五）非运动症状

PD 的非运动症状包括疾病早期常出现的嗅觉减退、快动眼期睡眠行为障碍、便秘等症状。

(1) 嗅觉缺失经常出现在运动症状前，是 PD 的早期特征，嗅觉检测作为一种可能的生物学标记物，有助于将来对 PD 高危人群的识别。

(2) 抑郁症在 PD 患者中常见，约占患者的 50%，多为疾病本身的表现，患者可能同时伴有 5- 羟色胺递质功能减低；通常应用 5- 羟色胺再摄取抑制剂，如舍曲林 50mg、西酞普兰 20mg 等治疗可改善。运动症状好转常可使抑郁症状缓解。

(3) 快动眼期睡眠行为障碍 (RBD) 可见于 30% 的 PD 患者，20% ～ 38% 的 RBD 患者可能发展为PD。与正常人相比，RBD患者存在明显的嗅觉障碍、颜色辨别力及运动速度受损。功能影像学显示特发性RBD患者纹状体内存在多巴胺转运体减少。RBD同样可能是PD的早期标志物，其确切的病理基础尚不清楚，可能与蓝斑下核及桥脚核等下位脑干病变有关。

(4) 便秘是PD患者的常见症状，具有顽固性、反复性、波动性及难治性等特点。其可能与肠系膜神经丛的神经元变性导致胆碱能功能降低、胃肠道蠕动减弱有关，此外，抗胆碱药等抗帕金森病药物可使蠕动功能下降，加重便秘。

(5) 其他症状：诸如皮脂腺、汗腺分泌亢进引起脂颜 (oilyface)、多汗，交感神经功能障碍导致直立性低血压等；部分患者晚期出现轻度认知功能减退或痴呆、视幻觉等，通常不严重。

（六）辅助检查

(1) PD患者的CT、MRI检查通常无特征性异常。

(2) 生化检测：高效液相色谱－电化学法 (HPLC-EC) 检测患者CSF和尿中高香草酸 (HVA) 含量降低，放免法检测CSF中生长抑素含量降低。血及脑脊液常规检查无异常。

(3) 基因及生物标志物：家族性PD患者可采用DNA印迹技术、PCR、DNA序列分析等检测基因突变。采用蛋白组学等技术检测血清、CSF、唾液中α-突触核蛋白、DJ-1等潜在的早期PD生物学标志物。

(4) 超声检查可见对侧中脑黑质的高回声。

(5) 功能影像学检测：①DA受体功能显像：PD纹状体DA受体，主要是D_2受体功能发生改变，PET和SPECT可动态观察DA受体，SPECT较简便经济，特异性D_2受体标记物123碘Iodobenzamide(12I-IBZM)合成使SPECT应用广泛；②DA转运体 (dopaminetransporter，DAT) 功能显像：纹状体突触前膜DAT可调控突触间隙中DA有效浓度，使DA对突触前和突触后受体发生时间依赖性激动，早期PD患者DAT功能较正常下降31%～65%，应用12I-β-CITPET或mTc-TRODAT-1SPECT可检测DAT功能，用于PD早期和亚临床诊断；③神经递质功能显像：F-dopa透过血脑屏障入脑，多巴脱羧酶将I8F-dopa转化为|F-DA，PD患者纹状体区F-dopa放射性聚集较正常人明显减低，提示多巴脱羧酶活性降低。

(6) 药物试验：目前临床已很少采用。

左旋多巴试验：①试验前24小时停用左旋多巴、多巴胺受体激动剂、抗胆碱能药、抗组胺药；②试验前30分钟和试验开始前各进行1次临床评分；③早8～9时患者排尿便，然后口服375～500mg多巴丝肼；④服药45～150分钟按UPDRS-Ⅲ量表测试患者的运动功能；⑤病情减轻为阳性反应。

多巴丝肼弥散剂试验：药物吸收快，很快达到有效浓度，代谢快，用药量较小，可短时间 (10～30分钟) 内确定患者对左旋多巴反应。对PD诊断、鉴别诊断及药物选择等有价值。

阿扑吗啡试验：①②项同左旋多巴试验；③皮下注射阿扑吗啡 2mg；④用药后 30 ～ 120 分钟，测试患者的运动功能，病情减轻为阳性反应，如阴性可分别隔 4 小时用 3mg、5mg 或 10mg 阿扑吗啡重复试验。

第二节　治疗与康复

一、药物治疗

（一）药物治疗原则

应从小剂量开始，缓慢递增，以较小剂量达到较满意的疗效。治疗应考虑个体化特点，用药选择不仅要考虑病情特点，而且要考虑患者的年龄、就业状况、经济承受能力等因素。药物治疗目标是延缓疾病进展、控制症状，并尽可能延长症状控制的年限，同时尽量减少药物不良反应和并发症。

（二）保护性治疗

保护性治疗目的是延缓疾病发展，改善患者症状。原则上，帕金森病一旦被诊断就应及早进行保护性治疗。目前临床应用的保护性治疗药物主要是单胺氧化酶B型 (MAO-B) 抑制剂。曾报道司来吉兰 + 维生素 E 疗法 (DATATOP) 可推迟使用左旋多巴、延缓疾病发展约 9 个月，可用于早期轻症 PD 患者；但司来吉兰的神经保护作用仍未定论。多巴胺受体激动剂和辅酶 Q_{10} 也可能有神经保护作用。

（三）症状性治疗

选择药物的原则如下。

(1) 老年前期 (＜ 65 岁) 患者，且不伴智能减退，可以选择：①多巴胺受体激动剂；② MAO-B 抑制剂司来吉兰，或加用维生素 E；③复方左旋多巴 + 儿茶酚 - 氧位 - 甲基转移酶 (COMT) 抑制剂；④金刚烷胺和 (或) 抗胆碱能药：震颤明显而其他抗帕金森病药物效果不佳时，可试用抗胆碱能药；⑤复方左旋多巴：一般在①、②、④方案治疗效果不佳时加用。在某些患者，如果出现认知功能减退，或因特殊工作之需，需要显著改善运动症状，复方左旋多巴也可作为首选。

(2) 老年期 (≥ 65 岁) 患者或伴智能减退：首选复方左旋多巴，必要时可加用多巴胺受体激动剂、MAO-B 抑制剂或 COMT 抑制剂。尽可能不用苯海索，尤其老年男性患者，除非有严重震颤，并明显影响患者的日常生活或工作能力时。

（四）治疗药物

1. 抗胆碱能药

该药可抑制 ACh 的活力，提高脑内 DA 的效应和调整纹状体内的递质平衡，临床常用盐酸苯海索（安坦，artane)。对震颤和强直有效，对运动迟缓疗效较差，适于震颤明显年龄较轻的患者。常用 1 ～ 2mg 口服，每天 3 次。该药改善症状短期效果较明显，但常见口干、便秘和视物模糊等不良反应，偶可见神经精神症状。闭角型青光眼及前列腺肥大患者禁用。中国指南建议苯海索由于有较多的不良反应，尽可能不用，尤其老年男性患者。

2. 金刚烷胺

该药可促进神经末梢 DA 释放，阻止再摄取，可轻度改善少动、强直和震颤等。起始剂量 50mg，每天 2 ～ 3 次，1 周后增至 100mg，每天 2 ～ 3 次，一般不超过 300mg/d，老年人不超过 200mg/d。药效可维持数月至一年。不良反应较少，如不安、意识模糊、下肢网状青斑、踝部水肿和心律失常等，肾功能不全、癫痫、严重胃溃疡和肝病患者慎用，哺乳期妇女禁用。

3. 左旋多巴 (L-dopa) 及复方左旋多巴

PD 患者迟早要用到 L-dopa 治疗。L-dopa 可透过血脑屏障，被脑 DA 能神经元摄取后脱羧变为 DA，改善症状，对震颤、强直、运动迟缓等运动症状均有效。由于 95% 以上的 L-dopa 在外周脱羧成为 DA，仅约 1% 通过血脑屏障进入脑内，为减少外周不良反应，增强疗效，多用 L-dopa 与外周多巴脱羧酶抑制剂 (DCI) 按 4 ∶ 1 制成的复方左旋多巴制剂，用量较 L-dopa 减少 3/4。

(1) 复方左旋多巴剂型：包括标准片、控释片、水溶片等。

①标准片：多巴丝肼 (Madopar) 由 L-dopa 与苄丝肼按 4 ∶ 1 组成，多巴丝肼 250 为 L-dopa200mg 加苄丝肼 50mg，多巴丝肼 125 为 L-dopa100mg 加苄丝肼 25mg；国产多巴丝肼胶囊成分与多巴丝肼相同。息宁 (Sinemet)250 和 Sinemet125 是由 L-dopa 与卡比多巴按 4 ∶ 1 组成。

②控释片：有多巴丝肼液体动力平衡系统 (madopar-HBS) 和息宁控释片 (sinemetCR)。a. 多巴丝肼 -HBS：剂量为 125mg，由 L-dopa100mg 加苄丝肼 25mg 及适量特殊赋形剂组成。口服后药物在胃内停留时间较长，药物基质表面先形成水化层，通过弥散作用逐渐释放，在小肠 pH 较高的环境中逐渐被吸收。多种因素可影响药物的吸收，如药物溶解度、胃液与肠液的 pH、胃排空时间等。本品不应与制酸药同时服用。b. 息宁控释片 (sinemetCR)：L-dopa200mg 加卡比多巴 50mg，制剂中加用单层分子基质结构，药物不断溶释，达到缓释效果，口服后 120 ～ 150 分钟达到血浆峰值浓度；片中间有刻痕，可分为半片服用。

③水溶片：弥散型多巴丝肼 (madopardispersible)，剂量为 125mg，由 L-dopa100mg

加苄丝肼 25mg 组成。其特点是易在水中溶解，吸收迅速，很快达到治疗阈值浓度。

(2) 用药时机：何时开始复方左旋多巴治疗尚有争议，长期用药会产生疗效减退、症状波动及异动症等运动并发症。一般应根据患者年龄、工作性质、症状类型等决定用药。年轻患者可适当推迟使用，患者因职业要求不得不用 L-dopa 时应与其他药物合用，减少复方左旋多巴剂量。年老患者可早期选用 L-dopa，因发生运动并发症机会较少，对合并用药耐受性差。

(3) 用药方法：从小剂量开始，根据病情逐渐增量，用最低有效量维持。

①标准片：复方左旋多巴开始用 62.5mg(1/4 片)，每天 2 ～ 4 次，根据需要逐渐增至 125mg，每天 3 ～ 4 次；最大剂量一般不超过 250mg，每天 3 ～ 4 次；空腹(餐前 1 小时或餐后 2 小时)用药疗效好。

②控释片：优点是减少服药次数，有效血药浓度稳定，作用时间长，可控制症状波动；缺点是生物利用度较低，起效缓慢，标准片转换成为控释片时每日剂量应相应增加并提前服用；适于症状波动或早期轻症患者。

③水溶片：易在水中溶解，吸收迅速，10 分钟起效，作用维持时间与标准片相同，该剂型适用于有吞咽障碍或置鼻饲管、清晨运动不能、“开－关”现象和剂末肌张力障碍患者。

(4) 运动并发症及其他药物不良反应：主要有周围性和中枢性两类，前者为恶心、呕吐、低血压、心律失常(偶见)；后者有症状波动、异动症和精神症状等。前者的不良反应可以通过小剂量开始渐增剂量、餐后服药、加用多潘立酮等可避免或减轻上述症状。后者的不良反应都在长期用药后发生，一般经过 5 年治疗后，约 50% 患者会出现症状波动或异动症等运动并发症。具体处理详见本节运动并发症的治疗。

4. DA 受体激动剂

DA 受体包括五种类型，D_1 受体和 D_2 受体亚型与 PD 治疗关系密切。DA 受体激动剂可：①直接刺激纹状体突触后 DA 受体，不依赖于多巴脱羧酶将 L-dopa 转化为 DA 发挥效应；②血浆半衰期(较复方左旋多巴)长；③推测可持续而非波动性刺激 DA 受体，预防或延迟运动并发症发生；PD 早期单用 DA 受体激动剂有效，若与复方左旋多巴合用，可提高疗效，减少复方左旋多巴用量，且可减少或避免症状波动或异动症的发生。

(1) 适应证：PD 后期患者用复方左旋多巴治疗产生症状波动或异动症，加用 DA 受体激动剂可减轻或消除症状，减少复方左旋多巴用量。疾病后期黑质纹状体 DA 能系统缺乏多巴脱羧酶，不能把外源性 L-dopa 脱羧转化为 DA，用复方左旋多巴无效，用 DA 受体激动剂可能有效。发病年纪轻的早期患者可单独应用，应从小剂量开始，渐增量至获得满意疗效。不良反应与复方左旋多巴相似，症状波动和异动症发生率低，直立性低血压和精神症状发生率较高。

(2) 该类药物有两种类型。麦角类和非麦角类。目前大多推荐非麦角类 DA 受体激动剂，尤其是年轻患者病程初期。这类长半衰期制剂能避免对纹状体突触后膜 DA 受体产生“脉冲”样刺激，从而预防或减少运动并发症的发生。麦角类 DA 受体激动剂可导致心脏瓣膜病和肺胸膜纤维化，多不主张使用。

①非麦角类：被美国神经病学学会、运动障碍学会，以及我国帕金森病治疗指南推荐为一线治疗药物。a. 普拉克索 (Pramipexole)：为新一代选择性 D_2、D_3 受体激动剂，开始 0.125mg，每天 3 次，每周增加 0.125mg，逐渐加量至 0.5 ～ 1.0mg，每天 3 次，最大不超过 4.5mg/d；服用左旋多巴的 PD 晚期患者加服普拉克索可改善左旋多巴不良反应，对震颤和抑郁有效。b. 罗匹尼罗 (Ropinirole)：用于早期或进展期 PD，开始 0.25mg，每天 3 次，逐渐加量至 2 ～ 4mg，每天 3 次，症状波动和异动症发生率低，常见意识模糊、幻觉及直立性低血压。c. 吡贝地尔 (泰舒达缓释片)：为缓释型选择性 D_2、D_3 受体激动剂，对中脑 - 皮质和边缘叶通路 D_3 受体有激动效应，改善震颤作用明显，对强直和少动也有作用；初始剂量 50mg，每天 1 次，第 2 周增至 50mg，每天 2 次，有效剂量 150mg/d，分 3 次口服，最大不超过 250mg/d。d. 罗替戈汀 (Rotigotine)：为一种透皮贴剂，有 4.5mg/10cm²，9mg/20cm²，13.5mg/30cm²，18mg/40cm² 等规格；早期使用 4.5mg/10cm²，以后视病情发展及治疗反应可增大剂量，均每日 1 贴；治疗 PD 优势为可连续、持续释放药物，消除首关效应，提供稳态血药水平，避免对 DA 受体脉冲式刺激，减少口服药治疗突然“中断”状态，减少服左旋多巴等药物易引起运动波动、“开 - 关”现象等。e. 阿扑吗啡 (apomorphine)：为 D_2 和 D_3 受体激动剂，可显著减少“关期”状态，对症状波动，尤其“开 - 关”现象和肌张力障碍疗效明显，采取笔式注射法给药后 5 ～ 15 分钟起效，有效作用时间 60 分钟，每次给药 0.5 ～ 2mg，每日可用多次，便携式微泵皮下持续灌注可使患者每日保持良好运动功能；也可经鼻腔给药。

②麦角类：a. 溴隐亭：D_2 受体激动剂，开始 0.625mg/d，每隔 3 ～ 5 天增加 0.625mg，通常治疗剂量 7.5 ～ 15mg/d，分 3 次口服；不良反应与左旋多巴类似，错觉和幻觉常见，精神病病史患者禁用，相对禁忌证包括近期心肌梗死、严重周围血管病和活动性消化性溃疡等。b.α- 二氢麦角隐亭 (dihydroaergocryptine)：2.5mg，每天 2 次，每隔 5 天增加 2.5mg，有效剂量 30 ～ 50mg/d，分 3 次口服。上述四种药物之间的参考剂量转换为：吡贝地尔：普拉克索：溴隐亭：α- 二氢麦角隐亭为 100 ∶ 1 ∶ 10 ∶ 60。c. 卡麦角林 (cabergoline)：是所有 DA 受体激动剂中半衰期最长 (70 小时) 作用时间最长，适于 PD 后期长期应用复方左旋多巴产生症状波动和异动症患者，有效剂量 2 ～ 10mg/d，平均 4mg/d，只需每天 1 次，较方便。d. 利舒脲 (lisuride)：具有较强的选择性 D_2 受体激动作用，对 D_1 受体作用很弱。按作用剂量比，其作用较溴隐亭强 10 ～ 20 倍，但作用时间短于溴隐亭；其 tyz 短 (平均 2.2 小时)，该药为水溶性，可静脉或皮下输注泵应用，主要用于因复方左旋多巴治疗出现明显的“开 - 关”现象者；治疗须从小剂量开始，0.05 ～ 0.1mg/d，逐渐增量，平均有效剂量为 2.4 ～ 4.8mg/d。5. 单胺氧化酶 B(MAO-B) 抑制剂该药可抑制神经元内 DA 分解，增加脑内 DA 含量。合用复方左旋多巴有协同作用，减少 L-dopa 约 1/4 用量，延缓“开 - 关”现象。MAO-B 抑制剂中的司来吉兰 (selegiline) 即丙炔苯丙胺

(deprenyl)2.5 ～ 5mg，每天 2 次，因可引起失眠，不宜傍晚服用。不良反应有口干、胃纳少和直立性低血压等，胃溃疡患者慎用。该药可与左旋多巴合用，亦可单独应用，可缓解 PD 症状，也可能有神经保护作用。第二代 MAO–B 抑制剂雷沙吉兰 (rasagiline) 已投入临床应用，其作用优于第 1 代司来吉兰 5 ～ 10 倍，对各期 PD 患者症状均有改善作用，也可能有神经保护作用；其代谢产物为一种无活性非苯丙胺物质 Aminoindan，安全性较第 1 代 MAO–B 抑制剂好。唑尼沙胺 (zonisamide) 原为抗癫痫药，偶然发现应用唑尼沙胺 300mg/d 有效控制癫痫的同时，也显著改善 PD 症状，抗 PD 机制证实为抑制 MAO–B 活性。

6. 儿茶酚 – 氧位 – 甲基转移酶 (COMT) 抑制剂

COMT 是由脑胶质细胞分泌参与 DA 分解酶之一。COMT 抑制剂通过抑制脑内、脑外 COMT 活性，提高左旋多巴生物利用度，显著改善左旋多巴疗效。COMT 抑制剂本身不会对 CNS 产生影响，在外周主要阻止左旋多巴被 COMT 催化降解成 3- 氧甲基多巴。须与复方左旋多巴合用，单独使用无效，用药次数一般与复方左旋多巴次数相同。主要用于中晚期 PD 患者的剂末现象、“开 – 关”现象等症状波动的治疗，可使“关期”时限缩短，“开期”时限增加，也推荐用于早期 PD 患者初始治疗，希望通过持续 DA 能刺激 (CDS)，以推迟出现症状波动等运动并发症，但尚有待进一步研究证实。①恩他卡朋：亦名珂丹 (comtan)，是周围 COMT 抑制剂，100 ～ 200mg 口服；可提高 CNS 对血浆左旋多巴的利用，提高血药浓度，增强左旋多巴疗效，减少临床用量；该药耐受性良好，主要不良反应是胃肠道症状，尿色变浅，但无严重肝功能损害报道。②托卡朋：亦名答是美 (tasmar)，100 ～ 200mg 口服；该药是治疗 PD 安全有效的辅助药物，不良反应有腹泻、意识模糊、转氨酶升高，偶有急性重症肝炎报道，应注意肝脏毒副作用，用药期间须监测肝功能。

7. 腺苷 A_2A 受体阻断剂

腺苷 A_2A 受体在基底核选择性表达，与运动行为有关。多项证据表明，阻断腺苷 A_2A 受体能够减轻 DA 能神经元的退变。

伊曲茶碱 (istradefylline) 是一种新型腺苷 A_2A 受体阻断剂，可明显延长 PD 患者“开期”症状，缩短“关期”，具有良好安全性和耐受性，临床上已用于 PD 治疗。

（五）治疗策略

1. 早期帕金森病治疗

疾病早期若病情未对患者造成心理或生理影响，应鼓励患者坚持工作，参与社会活动和医学体疗（关节活动、步行、平衡及语言锻炼、面部表情肌操练、太极拳等），可暂缓用药。若疾病影响患者的日常生活和工作能力，应开始症状性治疗。

2. 中期帕金森病治疗 (Hoehn&Yahr Ⅲ级)

若在早期阶段首选 DA 受体激动剂、司来吉兰或金刚烷胺 / 抗胆碱能药治疗的患者，发展至中期阶段时症状改善往往已不明显，此时应添加复方左旋多巴治疗；若在早期阶段首选小剂量复方左旋多巴治疗患者，应适当增加剂量，或添加DA受体激动剂、司来吉兰或金刚烷胺，或COMT抑制剂。

3. 晚期帕金森病治疗(Hoehn&Yahr Ⅳ～Ⅴ级)

晚期帕金森病临床表现极复杂，包括疾病本身进展，也有药物不良反应因素。晚期患者治疗，一方面继续力求改善运动症状，另一方面需处理伴发的运动并发症和非运动症状。

(六)运动并发症治疗

运动并发症，如症状波动和异动症是晚期PD患者治疗中最棘手的问题，包括药物剂量、用法等治疗方案调整及手术治疗(主要是脑深部电刺激术)。

1. 症状波动的治疗

症状波动有三种形式。

(1) 疗效减退或剂末恶化：指每次用药的有效作用时间缩短，症状随血液药物浓度发生规律性波动，可增加每日服药次数或增加每次服药剂量或改用缓释剂，也可加用其他辅助药物。

(2)“开－关”现象：指症状在突然缓解(“开期”)与加重(“关期”)之间波动，开期常伴异动症；多见于病情严重者，发生机制不详，与服药时间、血浆药物浓度无关；处理困难，可试用DA受体激动剂。

(3) 冻结现象：患者行动踌躇，可发生于任何动作，突出表现是步态冻结，推测是情绪激动使细胞过度活动，增加去甲肾上腺素能介质输出所致；如冻结现象发生在复方左旋多巴剂末期，伴PD其他体征，增加复方左旋多巴单次剂量可使症状改善；如发生在“开期”，减少复方左旋多巴剂量，加用MAO-B抑制剂或DA受体激动剂或许有效，部分患者经过特殊技巧训练也可改善。

2. 异动症的治疗

异动症(AIMs)又称为运动障碍，常表现舞蹈－手足徐动症样、肌张力障碍样动作，可累及头面部、四肢及躯干。

异动症常见的三种形式是：①剂峰异动症或改善－异动症－改善：常出现在血药浓度高峰期(用药1～2小时)，与用药过量或DA受体超敏有关，减少复方左旋多巴单次剂量可减轻异动症，晚期患者治疗窗较窄，减少剂量虽有利于控制异动症，但患者往往不能进入“开期”，故减少复方左旋多巴剂量时需加用DA受体激动剂。②双相异动症或异动症－改善－异动症(D-I-D)：剂峰和剂末均可出现，机制不清，治疗困难，可尝试增加复方左旋多巴每次剂量或服药次数，或加用DA受体激动剂。③肌张力障碍：常表现足或小腿痛性痉挛，多发生于清晨服药前，可睡前服用复方左旋多巴控释剂或长效DA受体激动剂，或起床前服用弥散型多巴丝肼或标准片；发生于剂末或剂峰的肌张力障碍可相应增减复方左旋多巴用量。

不常见的异动症也有三种形式：①反常动作：可能由于情绪激动使神经细胞产生或释放DA引起少动现象短暂性消失；②少动危象：患者较长时间不能动，与情绪改变无关，是PD严重的少动类型，可能由于纹状体DA释放耗竭所致；③出没现象(yo-yoing)：表现出没无常的少动，与服药时间无关。

(七)非运动症状的治疗

帕金森病的非运动症状主要包括精神障碍、自主神经功能紊乱、感觉障碍等。

1. 精神障碍的治疗

PD患者的精神症状表现形式多种多样，如生动梦境、抑郁、焦虑、错觉、幻觉、欣快、轻躁狂、精神错乱及意识模糊等。治疗原则是：首先考虑依次逐减或停用抗胆碱能药、金刚烷胺、DA受体激动剂、司来吉兰等抗帕金森病药物；若采取以上措施患者仍有症状，可将复方左旋多巴逐步减量；经药物调整无效的严重幻觉、精神错乱、意识模糊可加用非经典抗精神病药如氯氮平、喹硫平。氯氮平被B级推荐，可减轻意识模糊和精神障碍，不阻断DA能药效，可改善异动症，但需定期监测粒细胞；喹硫平(quetiapine)被C级推荐，不影响粒细胞数；奥氮平不推荐用于PD精神症状治疗(B级推荐)。抑郁、焦虑、痴呆等可为疾病本身表现，用药不当可能加重。精神症状常随运动症状波动，“关期”出现抑郁、焦虑，“开期”伴欣快、轻躁狂，改善运动症状常使这些症状缓解。较重的抑郁症、焦虑症可用5-羟色胺再摄取抑制剂。对认知障碍和痴呆可应用胆碱酯酶抑制剂，如石杉碱甲、多奈哌齐、利斯的明或加兰他敏。

2. 自主神经功能障碍治疗

自主神经功能障碍常见便秘、排尿障碍及直立性低血压等。便秘增加饮水量和高纤维含量食物对大部分患者有效，停用抗胆碱能药，必要时应用通便剂；排尿障碍患者需减少晚餐后摄水量，可试用奥昔布宁、莨菪碱等外周抗胆碱能药；直立性低血压患者应增加盐和水摄入量，睡眠时抬高头位，穿弹力裤，从卧位站起宜缓慢，α肾上腺素能激动剂米多君治疗有效。

3. 睡眠障碍

睡眠障碍较常见，主要为失眠和快速眼动期睡眠行为异常(RBD)，可应用镇静安眠药。失眠若与夜间帕金森病运动症状相关，睡前需加用复方左旋多巴控释片。若伴不宁腿综合征(RLS)睡前加用DA受体激动剂如普拉克索，或复方左旋多巴控释片。

二、现代康复

(一)PD的康复治疗及不同时期康复目标

康复治疗的目的：在药物治疗的基础上，通过加强自我管理及参与，改善功能障碍，提高功能独立性和整体适应性，改善日常生活自理能力，最大限度地延缓疾病进展。对于不同时期的患者，康复手段及目的也不尽相同，需要根据患者的个人情况，制定个体化康复目标和有针对性的康复治疗措施。

（二）运动功能康复

1. 耐力训练

能够提高心肺功能、最大摄氧量，同时，耐力训练也能提高PD患者收缩压以及对于体位性压力改变的能力。对于早中期PD患者而言，耐力训练能够改善患者的疲劳、运动迟缓以及步态，常见的耐力训练比如功率自行车训练。

2. 放松训练

常用的方法有冥想放松法和深呼吸法，另外有节奏的躯干旋转以及推拿按摩可以改善张力增高的肌群。

3. 柔韧性训练

身体僵硬，使得PD患者运动障碍，改变了步长的大小以及频率，常规的牵张训练在PD患者运动训练当中是必不可少的，对于牵张训练需要的时间有多长并无统一的答案，但有研究显示，长时间、反复的牵张训练能够提高患者药物维持的时间。但在牵张训练过程中，也有需要注意的地方，比如避免动态过程中进行牵伸，防止拉伤，避免过度疼痛进行牵伸，在左旋多巴作用达到峰值时进行牵伸，可能效果更佳。

4. 肌力训练

在几乎所有PD患者中，髋、膝、腕、指关节及核心肌群的肌力可见较为明显的下降，而这些关键肌群肌力的下降，也较大程度地影响了患者日常生活能力的发挥，比如从凳子上起身或者迈步，而这些变化无疑增加了患者跌倒的风险。一定程度的抗阻肌力训练，能够提高患者的运动功能表现，以膝屈肌力量训练为例。

5. 姿势训练

跌倒的预测因素是较多的，包括姿势不稳、步速减慢、冻结步态、认知功能障碍、心中惧怕跌倒、在步行过程中不自觉后退等因素。而在PD患者中，姿势异常通常表现为躯干屈曲前倾，因此多以躯干姿势矫正为治疗重点，对紧张的肌群如胸大肌、胸小肌等进行牵伸，对被拉长的肌群让其恢复到正常位置。

6. 平衡训练

在PD患者的晚期，其静态平衡功能也会发生明显的改变。根据运动控制理论，一个人的平衡取决于个人能力、任务以及环境的交互作用。而在个人能力当中，诸如肌肉骨骼系统、运动协调性、感觉功能、精神状态、注意能力等情况则会影响个人能力的发挥，而肌肉失用性萎缩或肌力下降、感觉缺失、感觉阈值增大、协调性改变、认知功能下降在PD患者当中也比较常见；任务、环境的改变也可以改变平衡的状态并增加跌倒的风险。因此，对于不同的PD患者，需要结合他自身的情况、不同的任务以及环境，制定不同的平衡康复策略。

7. 步态训练

在健康人群中，步态受到皮质下和皮质系统控制，皮质下系统控制是自发的，反应快，对于压力源敏感性较低，能够在工作量较高的情况下平稳、灵活地运行，它不需要额外的持续的注意控制。相反，皮质或认知控制下的步态行走则比较慢，对压力源较为敏感，需要依靠执行控制系统进行控制，因此也容易与其他需要进行执行功能控制的任务相干扰。由于PD患者基底节环受到破坏，此时的步态主要是受到皮质系统控制，因此也能够解释患者在双重任务下步态功能下降的原因。而随着额叶功能的改变，步态障碍则随之严重，包括冻结步态，也随之而来。步态功能障碍能够在不同的环境下被诱发，同时，通过感觉提示，也能够较好地缓解步态障碍程度。因此，步态训练可结合感觉提示，借助姿势镜进行原地踏步和双上肢摆臂训练，跨越障碍物、绕障碍物行走以及较缓行走方向等方法调整步行训练难度，从而起到改善患者步态功能作用。

8. 转移训练

在PD患者晚期，由于肢体灵活性、肌力减弱、心肺功能下降等原因，患者体位转移比较困难，因此，需要对床上翻身和平移、床边坐起、坐位到站立位、床椅转移进行训练，而无法独立进行翻身及转移的患者，则需要对照护者进行宣教，定时帮患者进行翻身及体位转移，预防压疮等并发症发生。

（三）特异性康复训练方法

1. 舞蹈训练

通过前后左右的步伐及音乐节奏的带动，能够提高PD患者的运动功能、平衡以及步态功能表现，但对于冻结步态则无明显的作用。有研究显示，正念瑜伽能够有效提高PD患者的运动功能以及移动能力，同时能够减少患者的焦虑及抑郁，提高PD患者生活满意度。

2. 武术

包括太极和气功，陈氏太极简易八式的锻炼，主要包括起势、野马分鬃、如封似闭、运手、高探马、转身摆莲、金刚捣碓及收势八式。有研究显示，武术训练和假性治疗组相比，武术能够缩短起立步行时间，能够提高患者的步速和步长。

3. 双重任务训练

在训练的同时进行另一项运动或认知任务训练，如在步行过程中进行计算，边步行边回答出测试者给出的计算题，如100−7等于多少，算出结果后继续减7。或者在边走边说出以“发”字开头的词语。在PD患者疾病早期，仅有轻微功能障碍，应鼓励进行双重任务训练，逐渐增加训练难度，提高同时执行双重任务或者若干任务的技能。在中晚期，双重任务会明显干扰活动或任务质量，应避免或减少双重任务，使其专注于执行当前的活动或任务。

4. 呼吸训练

呼吸功能障碍是PD患者常见的一种临床症状，可能在疾病早期就已经出现，目前尚不清楚呼吸障碍与PD患者疾病进展程度的相关性。在PD患者晚期，肺扩张受限以及胸部顺应性下降，导致 PD 患者咳嗽能力下降，尤其当患者合并有吞咽困难时，容易造成患者吸入性肺炎，是引起 PD 患者高死亡率的一个高危因素。因此，呼吸训练对于 PD 患者来说较为重要，常用的技术有呼吸肌肌力训练、反复进行深呼吸训练，以增大胸廓扩展度；通过增加肺活量提高音量；通过延长呼气时间增加言语长度、增强腹式呼吸（膈肌）及胸式呼吸（肋间肌）的活动范围等。

5. 言语功能训练

重点针对言语产出的呼吸系统（腹式和胸式呼吸）、发声系统（声带和喉）和调音系统（唇、舌、齿、下颌和软腭等）进行训练，改善音强、音调和音质，以改善言语清晰度。

6. 发声训练

构音障碍是 PD 常见症状，研究显示，约有 89% 的 PD 患者会出现构音障碍，主要表现为音量下降、音调及音色单一、发音不准、音速降低、声音嘶哑等。构音障碍出现的时间不定，有些可能出现在疾病的早期，有些可能出现在后期，但基本都随着疾病的进展而逐渐加重，构音障碍的出现也降低了 PD 患者的生活质量，其中约 70%PD 患者可能会经历交流减少、社交减少、孤独感增加，因此需要在构音障碍出现早期就及时进行干预。

近年来，励－协夫曼言语治疗 (LSVT-LOUD) 被证实通过高强度的刺激，能够较大程度地提高 PD 患者的声带内收程度、音量、口语表达能力、舌头功能以及交流姿势等能力，且在一段时间后，仍比对照组效果更好。LSVT-LOUD 其训练方法包括重复式发音训练（每周相同）和阶梯式发音训练（每周不同）。重复式发音训练：①任务一是尽可能长时间发元音“a——”；②任务二是尽可能扩大发声频率范围，由低调－高调－低调发元音“a——”；③任务三是尽可能大声朗读 10 个生活用词。阶梯式发音训练：①单词和短语的训练；②句子的训练；③文章阅读的训练；④日常交谈的训练。

相比于传统发音训练，LSVT-LOUD 较其他方法更为有效，可能原因主要有三点：①长时间发元音并配合声调变化增加了声带的内收运动，改善了喉部肌肉功能，提高了发声系统的调控功能；②要求患者提高自己说话的音量，增加说话的响度使之与正常的响度接近，这有利于克服患者的本体感知功能障碍和发声运动障碍；③高强度发声训练可能改善了中枢神经系统中调节和处理反馈信息的功能，提高了发声运动系统的效率。

7. 吞咽功能康复

吞咽障碍是 PD 患者一种非常常见的并发症，在 PD 患者晚期，其发生率接近 100%。目前吞咽障碍与 PD 疾病因果关系仍然不是很明朗，但吞咽障碍对 PD 患者的健康造成了严重影响，如吸入性肺炎、营养不良等。吞咽训练的目的在于改善吞咽肌肉运动的速度和协调性，加强吞咽器官的感知能力，以便安全、充分、独立摄取足够的营养和水分，并改善流涎。

根据吞咽障碍发生在口腔期与咽期的不同进行相应的训练。口腔期障碍主要进行口腔周围肌群肌力及活动度训练，包括舌肌、舌骨肌和咽喉肌群肌力及控制训练，从而提高吞咽和呼吸协调性，提高气道保护能力。咽期障碍以发声训练为主，通过强化声带闭锁、延长呼气时间，改善呼吸控制，从而实现声门上吞咽，改善咳嗽能力，减少误吸风险。

对偶有饮水呛咳的轻度吞咽障碍患者，建议使用增稠剂等方法改变食物性状，选择不容易引起误吸的质地均匀的糊状半流质食物，或减少一口量；对咀嚼时间过长和(或)食物留在口中不吞咽或吞咽启动缓慢的患者，提示按步骤有意识地吞咽，可通过连续多次努力吞咽，或尝试吞咽时下颌回缩(点头吞咽)以适当代偿，增加吞咽力度，以减少咽部食物残留。对流涎明显的患者，提醒充分闭合口唇和增加吞咽唾液的频率，重度流涎可采用唾液腺肉毒毒素注射方法。对吞咽障碍较重且有明显误吸风险或摄食不足的患者，应尽早使用管饲，短期可以鼻胃管喂养，长期建议经皮内镜下胃造瘘喂养。

(四)非运动功能康复

1. 认知功能康复

认知功能减退是PD的核心症状，在运动症状出现之前，认知功能减退可能已经出现。60%～80%的患者会经历不同程度的认知障碍，而这将会影响PD患者的生活质量。认知训练是一种有效的非药物干预手段，有助于维持或改善PD患者的认知功能和生活质量。

2. 情绪康复

主要是焦虑、抑郁或两者参见。常用认知行为疗法，通过改变思维/信念和行为来改变不良认知，达到消除不良情绪和行为的效果。其中合理情绪行为疗法通过改变不合理的信念，达到改变和控制情绪及行为的效果。其大致如下：

(1) 合理情绪干预

认知干预：①入院后结合心理状态、社会背景和经济状况帮助患者适应角色转变。发放一份PD的健康宣教手册，结合患者感兴趣的健康教育形式，系统地讲解PD的临床表现、治疗方法、用药知识、饮食知识、常见的并发症以及预后等，让患者有一个客观的认识。耐心、细心地回答患者的疑问，尽量满足患者的要求。根据患者对健康知识的掌握情况，采用集中教育或一对一宣教的方式。②讲解自我管理在患者疾病治疗中的作用，告知患者治疗关键还是靠个人，良好的自我管理能力能够减少并发症的出现，提高治疗的效果，改善生活质量。列举自我管理经验较好的病例，激发患者自我管理的积极性。

有的放矢的心理护理：①如悲伤难过，可对其进行安慰，让其观看幽默剧和笑话，消除悲观情绪。②如患者出现孤独、无助等情绪，要多与其进行交流和沟通，鼓励患者的家属多关心、陪伴患者。③如表现出悲观失望的患者，多介绍医生的资质以及治疗的正性经验，传达积极的信号，多用鼓励的语言对患者进行心理疏导，指导患者学会与内心不良情绪做斗争的方法，克服其恐惧心理，帮助患者建立信心。④介绍住院环境、同病室病友、管床医生等，鼓励同室病友相互交流，帮助患者建立起良好的人际关系，相互开导。

(2) 合理行为干预。①倾听音乐：指导患者听一些清新典雅、节奏平稳、悠扬动听、宽广柔慢的音乐或歌曲，如海顿的《小夜曲》、我国民族乐曲《渔舟唱晚》《平湖秋月》，控制在 50 ～ 60dB，在听音乐的同时指导患者进行腹式呼吸。②自我控制：指导患者通过静坐、静卧或静立等安神静心的方法进行自我控制。教会患者肌肉放松法，当情绪烦躁时，自然端坐，两手掌放在两膝上，闭目养神。

3. 睡眠康复

(1) 避免在睡前饮茶、咖啡或含有咖啡因等容易兴奋脑神经食品。

(2) 按时上床入睡。

(3) 舒适的床上用品及室温。

(4) 在床边提供辅助器具，让患者可以更轻松地移动及翻身。

(5) 控制并减少患者在下午临近夜晚时打瞌睡的时间。

(6) 可以适当做一些能够促进睡眠的运动。

(7) 如果无法入睡时，应避免在床上停留太长时间。

(8) 注意一些可能影响睡眠的药物。

4. 疼痛康复

疼痛影响了很多 PD 患者，降低了他们的生活质量水平。目前 PD 疼痛的形式多种多样，以骨骼肌疼痛最常见，其相关的病理生理机制仍不清楚，可能与 PD 患者外周和中枢疼痛处理方式改变、痛阈降低、对多种刺激的耐受性降低、皮质疼痛相关领域异常激活等有关。PD 患者疼痛的处理需要多学科综合处理，包括手术、药物及非药物治疗手段。除对因治疗外，物理因子治疗 (如超声治疗、超激光、温热疗法)、麦肯基疗法、按摩推拿、针灸、高频经颅磁刺激、规律的体育锻炼等均可缓解疼痛。如需要可联合使用镇痛药。

5. 泌尿功能康复

泌尿系统功能障碍，是 PD 患者常见的自主神经功能障碍之一，其发生率为 25% ～ 80%。泌尿功能障碍主要有尿失禁及尿潴留，尿失禁的康复训练方法主要包括盆底肌肌力训练、生物反馈训练，通过增强盆底肌肉力量，达到控尿能力。而尿潴留则建议定时定量饮水，必要时进行清洁间歇导尿。

6. 直肠功能康复

主要进行腹肌和盆底部肌肉运动训练；养成定时排便习惯，逐步建立排便反射；或通过直肠刺激方法诱发直肠 - 肛门反射，促进结肠，尤其是降结肠的蠕动。

7. 体位性低血压康复

(1) 尽量减少诱发因素，如暴饮暴食、饮酒、室温较高的环境、一些能降低血压的药物如利尿药或降压药。

(2) 适当增加盐的摄入。

(3) 在夜晚入睡时适当抬高床头。

(4) 穿弹力袜。

(5) 注意餐后效应，有些患者只有在餐后才发生体位性低血压，建议这类患者少食多餐。

（五）其他康复技术

1. 神经调控治疗

无创性神经调控技术包括重复性经颅磁刺激 (rTMS) 和经颅直流电刺激 (tDCS)，可改善迟缓、冻结步态、异动症等运动症状，改善工作记忆和执行功能等认知障碍，提高言语清晰度，缓解抑郁等情绪障碍，此外对于疼痛、失眠等也有一定程度的减缓。

2. 综合康复管理

目的在于通过健康宣教，倡导积极的生活方式，优化日常结构和活动、家居环境改造及辅助器具使用，提高患者日常生活活动能力以及参与家庭和社会的能力，最终改善患者生活质量。

3. 健康宣教

通过对 PD 患者提供具体、科学和实用的健康教育指导，可以明显改善 PD 患者的生活质量，使患者以积极健康的心态主动配合治疗，减少失控行为的发生。

4. 倡导积极的生活方式

应根据患者的功能障碍程度和运动喜好，制定家庭训练计划，使其参加自己喜欢的体育运动。可明显提高运动功能和生活自理能力，改善情绪和睡眠质量，改善生活质量和社会交往能力。

5. 缓解紧张和时间压力

通过压力管理、学习放松技巧和时间管理的原则，在计划和组织活动时减少时间压力，指导 PD 患者以一种轻松的方式进行活动。

6. 优化日常生活活动

选择的活动应与患者的兴趣和动机相匹配，与患者的功能和体能水平相适应。确定活动的优先次序，制定结构化的日或周活动计划，这个计划可起到外部指导和提示作用。

7. 家具环境改造及辅助器具使用

使用辅助器具、适应性工具和环境改造可以弥补患者认知和运动方面的困难，减少跌倒次数，提高完成各种操作和任务的质量，使家庭生活更独立、更安全，也可以减轻照料者的负担，使护理工作变得省力。如重新安排房间里的家具，创建一个畅通无阻的行走和转弯路线；或提高床 / 椅 / 沙发的高度，垫高马桶，方便患者转移。

8. 晚期康复护理

PD 晚期患者的治疗目标是保护重要脏器功能，预防并发症及失用综合征，尽量提高生活质量。锻炼和运动策略可能仍然有效，应积极支持锻炼，尽量避免体能进一步降低；在床或轮椅上保持正确的身体姿势，尽可能离床坐轮椅或椅子。

第八章 阿尔茨海默病

第一节 概 述

一、概述

神经系统变性疾病是一组原因不明、慢性进行性发展的中枢神经系统疾病，迄今缺乏有效的治疗手段。它包括了一大类常见的慢性病，如阿尔茨海默病、帕金森病、运动神经元病、多系统萎缩等。随着医学诊断技术的不断发展和提高，人们对神经变性疾病中原有的一些疾病的病因和发病机制有了更加深入的认识和了解，由此产生了新的疾病分类，例如，原属神经变性疾病的皮质纹状体变性归于朊蛋白病，肝豆状核变性归于铜代谢障碍疾病等。

现代医学认为，神经元的退化变性，与细胞内 (特别是线粒体内) 能量代谢障碍有着密切的联系。在临床上，神经变性疾病有着某些共同的临床特点：①发病隐袭，患者常不能回忆出准确的起病日期。②缓慢进行性发展。③病程较长，通常以年数计算。④病灶呈选择性，常是一定解剖部位的一个或几个系统的神经元损害，如帕金森病主要累及中脑－纹状体的多巴胺能神经元，而运动神经科元病则主要累及皮质、脑干及脊髓的运动神经元。⑤症状多样化，几个系统损害的临床症状常互相重叠。⑥实验室检查变化较少，通常缺乏具有临床诊断价值的特定生物学标记。⑦影像学改变可以正常，或从轻度至严重的脑萎缩性改变。

下面主要讨论神经系统变性病中的几个常见病：阿尔茨海默病、运动神经元病和多系统萎缩。帕金森病虽很常见，但已在其他类别里有详述，故不做讨论。

二、病因、发病机制与危险因素

AD 病因迄今不明，发病与脑内 β 淀粉样蛋白异常沉积有关。β 淀粉样蛋白是在形成 β 淀粉样前体蛋白过程中形成的，是后者的一个长约 42 个氨基酸的短片断。由于这个片断的三级结构是一个 β 皱褶层，使其具有不溶性。研究发现，β 淀粉样蛋白对它周围的突触和神经元具有毒性作用，可破坏突触膜，最终引起神经细胞死亡。

随着神经元的丢失，各种神经递质也随之缺失，其中最早也最明显的是乙酰胆碱。随着疾病逐步发展，AD 患者脑内乙酰胆碱水平迅速下降。这个发现支持了胆碱能假说：即 AD 患者乙酰胆碱的缺失与认知功能障碍密切相关。这也是目前 AD 治疗获得有限疗效的重要基础。

流行病学研究已经揭示了AD的几个危险因素，其中，最主要的是年龄增长、阳性家族史及载脂蛋白E基因型3个方面。载脂蛋白E的5个等位基因εl～e5均由19号染色体编码，最常见的是e3，其次是ε4和e2。e4与AD发病危险增加有关，相反，e2则起部分保护作用。e4与发病危险增加之间相关的机制尚不明确，可能与载脂蛋白E的细胞膜修复作用有关。

三、病理

AD可见颞叶、顶叶及前额叶萎缩。组织病理学特征主要是老年斑和神经元纤维缠结等，确诊AD最常用的病理标准就是在尸解的时候见到老年斑和神经元纤维缠结。

(一)老年斑

β淀粉样结构形成的弥漫的不成熟斑，可通过银染清楚看到，但这些弥漫的斑并不足以导致痴呆。许多正常老年人也存在弥漫斑的显著沉积，这种情况被称为“病理性老化”。当这些斑成熟为“老年斑”或神经斑时，就会出现痴呆。老年斑的核心是β淀粉样物质，周围缠绕着无数的蛋白和细胞碎片。老年斑在大脑皮质广泛分布，通常是从海马和基底前脑开始，逐渐累及整个大脑皮质和皮质下灰质。老年斑形成的同时，伴随着广泛的进行性大脑突触的丢失，这与最早的临床表现即短时记忆障碍有关。

(二)神经元纤维缠结

神经元纤维缠结是AD的第二个病理性标志，其数目和分布直接影响痴呆的严重程度。神经元纤维缠结在细胞内形成，含有一个微管相关蛋白即tau蛋白，后者对神经元细胞骨架和功能的维持起至关重要的作用。AD患者的tau蛋白是高度磷酸化的，这使得它与细胞骨架分离，并形成双螺旋结构，导致细胞骨架结构分解破坏。

四、临床表现

在疾病早期，AD患者症状轻微，呈隐袭起病。患者社交礼仪通常保持良好，一般都很善于隐藏自己的症状缺陷，因此可能蒙蔽一些经验不足的医生。记忆力缺失常容易被忽略或仅仅认为是老年人爱忘事，但会逐渐开始影响和妨碍患者的日常生活，如忘记电话号码或关煤气，经常找不到东西等，有些患者可能会因此而怀疑周围的人，以为他们找不到的东西是被人拿走了。家人会逐渐注意到患者经常有重复性的行为，如反复问同一个问题等。同时，患者的语言功能也会逐步受损，早期可出现找词和找名字困难的现象。此外，部分患者还可出现地点定向力障碍，表现为对不熟悉的环境感到糊涂。

在疾病中期，患者无法再继续维持其日常生活和工作能力，常会出现迷路的情形，因而需要家人的日常监护。语言功能障碍也越来越明显，如言语不流畅、理解及复述能力差。可出现不同程度的失用，如穿衣、吃饭、猜谜语及抄写几何数字等感到困难。患者对简单的计算也感到困难，或无法说出时间，情绪此时通常会受到影响，常可以见到情绪激动，具有攻击性、易激惹、挫折感和焦虑等。事实上，有一些患者并不是因为早期进行性的记忆障碍去看病，而是由于家人发现其行为改变才就诊的。精神症状表现有时可能会比较突出，一些患者会出现幻觉和错觉，最常见的是自身的视听幻觉。

在疾病晚期，患者虽可行走但为无目的地徘徊，可能出现判断力、认知力的完全丧失，因而幻觉和幻想更为常见。这些症状经常混合在一起，从而使患者行为显得复杂古怪，如无端指责配偶、不认识自己的老朋友、认为来访者是盗贼、被镜子中自己的影像吓到等。自我约束能力的丧失会使患者显得好战，或完全相反，处于一种远离社会的消极状态。最后，患者在个人卫生、吃饭、穿衣和洗漱等方面，都完全需要他人照料。在此阶段，患者常会出现帕金森病样表现，约 20% 的患者可出现癫痫发作，随着病程进展，肌阵挛抽搐的发生率也越来越高。

第二节　治疗与康复

一、治疗

目前尚无特效治疗可以逆转或阻止 AD 的病情进展。对症治疗可用如下药物。

(一) 胆碱酯酶抑制药 (AChE-I)

一项使用多奈哌齐 6 ～ 12 个月治疗后的临床试验发现，治疗组患者的认知水平下降比安慰剂组有所减轻，但是却并不能减慢疾病的变性进程。服用此类药物的远期效果是可能延迟家庭护理的时间，如服用多奈哌齐 9 ～ 12 个月的临床试验显示可推迟家庭护理的时间将近 20 个月。多奈哌齐在 5mg/d 时起效，但要达到 10mg/d 才能达到最佳效果。常见的导致停药的不良反应是胆碱能效应，如呕吐、便秘。

(二) 抗精神病药、抗抑郁药及抗焦虑药

对于控制 AD 伴发的行为异常有作用。抗精神病药可用利培酮 2 ～ 4mg/d 口服；抗抑郁药有氟西汀 10 ～ 20mg/d，或舍曲林 50mg/d 口服；抗焦虑药有丁螺环酮 5mg，分 3 次口服。

(三) 神经保护性治疗

可用维生素 E 及单胺氧化酶抑制药司林吉兰，有延缓 AD 进展的轻微疗效证据。

(四) 健康指导

鼓励患者尽量维持生活能力，加强家庭和社会对患者的照顾和帮助，进行康复治疗和训练。

二、现代康复

痴呆通常起病隐匿，没有确切的发病时间，病程多为持续发展的不可逆性痴呆。一

旦发现患者出现认知功能损害、行为异常、情感障碍、社会生活功能减退等征兆，应立即给予相应检查。确定为痴呆后，实施早期康复介入治疗；在痴呆整个疾病发展过程中，应持续给予综合性康复治疗，减轻或延缓痴呆的发展。由于其病因多不明确，无法实施针对性的病因治疗，目前治疗上主要对认知功能减退及其伴随的社会生活功能减退和非认知性神经精神症状体征三方面进行对症处理。

针对痴呆的康复治疗，下面将以神经变性性痴呆——阿尔茨海默病(AD)为例进行具体介绍。

康复目标：一旦确诊痴呆，首先可通过健康教育、饮食疗法、体育锻炼、社会方式改变、生活护理等多种形式进行控制；疗效不佳时，可以适当配合药物、康复治疗以及对症支持治疗等其他治疗方法，力争控制或延缓痴呆的发展。康复治疗的主要目标包括减轻患者认知功能的损害；纠正异常的精神行为；改善情感障碍；提升社交技能，最大限度地提高生活自理能力，促进其回归社会、回归工作。

AD 的三级康复预防时机：一级预防指在 AD 的病理生理过程开始之前，即针对 AD 的高危因素进行干预和去除；二级预防指在痴呆前阶段，即临床症状出现之前，对患者的血压、血糖、血脂、心血管疾病等进行干预，以延迟或防止症状出现；三级预防指在临床症状出现后，进行药物和康复治疗。

对患有轻、中度 AD 患者进行综合性康复治疗，将极大地改善患者的认知功能，减轻非认知性神经精神症状，提高其社会生活能力，延缓痴呆的发展。康复治疗对于重度痴呆患者虽有一定的帮助作用，但需要长期坚持训练，这类患者主要以照料和护理为重。

（一）康复治疗原则与伦理问题

1. 康复训练原则

(1) 个体化治疗，综合康复训练。

(2) 以提高生存质量为目标，充分发挥 AD 患者残存的功能，重点改善生活自理和参加休闲活动的能力。

(3) 对照料 AD 患者的人员，从技术上提供有关痴呆康复训练知识，从精神上给予关心支持。

2. 康复伦理问题

应帮助患者本人及家属了解 AD 诊断及其含义，患者病情和所处的阶段，为患者提供相关知识及康复治疗的资料，有利于患者寻求有效的治疗并尽早安排今后的生活。随着疾病的进展，患者的决策权渐渐需要由家属所替代。在此过程中，应及时准确地评估患者残存的认知和决策能力。在患者尚存较好的决策能力时，应在充分遵循患者本人的意愿基础上，与家属充分讨论，协助患者制定并记录今后的生活计划，该计划具有法律效力。

（二）康复治疗方法

常用的康复治疗包括物理治疗、作业治疗、语言治疗、心理治疗、传统医学治疗、康复工程、音乐治疗等方法。每种治疗方法对痴呆均有或多或少的帮助作用，其中物理治疗重点改善患者肢体功能，增加身体平衡协调性，促进脑部血液循环，增加外界信息量的摄入，从而改善患者运动功能。作业治疗着重提高患者日常生活能力和职业技能，改善认知功能，减轻行为异常。语言治疗、心理治疗、传统医学治疗、康复工程、娱乐治疗等均可帮助减轻患者非认知性精神神经症状，提高日常生活能力和改善认知功能。所以通过采取改善认知功能、减轻非认知性精神神经症状以及提高日常生活能力和社会功能的综合性康复训练，将全面减轻患者各种症状，延缓其发展。

1. 记忆功能训练

记忆衰退是 AD 患者最明显的表现之一，故任何一种能够帮助患者适应、减轻、改善因脑部受损而导致记忆障碍的技巧或策略，均称为记忆功能训练。

(1) 联想法：①视觉想象：患者将要记住的信息在脑中形成的有关视觉形象；②兼容：患者把要记住的信息与已知事情联系记忆；③自身参照：让患者将要记住的信息与自身联系起来；④精细加工：患者对要记住的信息进行详细分析，找出能与已知信息联系的各种细节。

(2) 背诵法：反复大声或无声地背诵要记住的信息。

(3) 分解联合法：对要记住的信息应从简单到复杂，先一步一步练习，再逐步联合。

(4) 提示法：对要记住的信息提供言语或视觉提示。

(5) 记忆技巧法：①首词记忆法：将要记住的信息的头一个词编成熟悉易记的一个短语或句子，例如记忆的目标单词为“地理、大海、物理、博览”，即可用“地大物博”的成语来记忆；②编故事法：将要记住的信息编成一个自己熟悉的或形象化的故事来记。

(6) 常规化：建立稳定的日常生活活动程序。如定时休息、固定穿衣顺序、固定散步路径等。

(7) 训练操作方法

①视觉记忆：先将 3 ～ 5 张绘有日常生活中熟悉物品的图片卡放在患者面前，告诉患者每卡可注视 5s，看后将卡收去，让患者用笔写下所看到的物品的名称，反复数次。成功后增加卡的数目，反复数次，成功后再增加卡片的行数 (如原仅一行，现改放两行或三行卡片等)。

②地图作业：在患者面前放一张大的、上有街道和建筑物而无文字标明的城市地图，告诉患者先由治疗师用手指从某处出发，沿其中街道走到某一点停住，让患者将手指放在治疗师手指停住处，从该处找回到出发点，反复 10 次，连续两日无错误，再增加难度 (路程更长、绕弯更多等)。

③彩色积木块排列：用品为 6 块 2.5cm×2.5cm×2.5cm 的不同颜色的积木块和一块秒表，以每 3 秒一块的速度向患者展示木块，展示完毕，让患者按治疗师所展示次序展示积木块。正确的记“+”，不正确的记“-”，反复 10 次，连续两日均 10 次完全正确时，加大难度进行 (增多木块数或缩短展示时间等)。

④缅怀治疗："缅怀"是一种在老年精神科广泛采用的治疗媒介，适用于治疗老年痴呆症，缅怀治疗是利用患者所拥有的记忆作媒介，去鼓励患者与人沟通及交往。理论基础源于 Erikson(1950) 对人生发展过程的理论，人到晚年，回忆往事是很自然的过程，若能借此过程去解决一些从前未能解决的矛盾，整个人生便能达致整合；若未成功，一生便变得"绝望"，一般缅怀活动会糅合快乐与不快乐的回忆，因为过分着眼于开心的回忆会造成逃避现实；只侧重于不快乐往事却又会令患者情绪低落，合适的"缅怀"活动有助增进患者的生活满足感，减低抑郁及改善生活质量，缅怀可有多种不同形式，包括个别回想、与人面谈、小组分享、展览及话剧等，而对象亦不局限于同龄人，老幼共聚也是一种选择。

2. 注意力和集中力训练

(1) 猜测游戏：取两个透明杯子和一个弹球，在患者注视下由治疗师将一个杯子覆扣在弹球上，让患者指出哪一个杯中扣有弹球，反复数次，无猜测错误后改用两个不透明的杯子，操作同前，此时患者已不能透过杯壁看到弹球，让患者指出哪个杯中扣有弹球，反复数次。成功后改用三个或更多的不透明杯子和一个弹球，方法同前。再次成功后，改用三个或更多的不透明杯子和两个或更多的颜色不同的弹球，扣上后让患者指出各种颜色的弹球所在位置，移动杯子后再问。

(2) 删除作业：在 16 开白纸中写满几个大写汉语拼音字母如 KBLZBOY(亦可依患者文化程度选用数字、图形)，让患者用铅笔删去治疗师指定的字母，如"B"；改换字母的顺序和规定要删除的字母，反复进行数次；成功后改用两行印得小些的字母，以同样的方式进行数次；成功后改为三行或更多行的字母，方式同前，成功后再改为纸上同时出现大写和小写字母，再让患者删去指定的字母 (大写和小写的)，反复数次。成功后在此基础上穿插加入以前没出现过的字母，让患者删去，反复数次；成功后再将以前没出现过的字母三个一组地穿插入其中，让患者把这些三个一组的插入字母一并删去。

(3) 时间感训练：给患者一块秒表，让患者按治疗师口令启动并于 10s 内由患者自动停止它。然后将时间由 10s 逐步延长至 1min，当误差小于 1 ～ 2s 时改为不让患者看表，启动后让患者心算到 10s 时停止，然后将时间延长，到 2min 时停止。误差应每 10s 不超过 15s，即 30s 时允许范围为 30(3×15)s。当误差不超过比值时再改为一边与患者交谈一边让患者进行同上训练，让患者尽量控制自己，避免受交谈影响而分散注意力。

(4) 数目顺序：让患者按顺序说或写出 0 ～ 10 的数字，如有困难，给患者 11 张上面分别写有 0 ～ 10 的数字卡，让患者按顺序排好。增加数字跨度，反复数次，成功后改为让患者按奇数、偶数或逢 10 进 1 的规律说或写出一系列数字，并由治疗师随意指定数字的起点，成功后可变换方向如原由小到大改为由大到小等，反复数次，成功后先由治疗师向患者提供一系列数字中的头四个数，从第五个数起往后递增时加一个数值如"4"等，让患者继续进行报出每次加后之和，反复数次；成功后改为每次递增时从原数上乘以另一数值或除以另一数值。

3. 推理及解决问题能力的训练

(1) 指出报纸中消息：取一张当地报纸，首先问患者有关报纸首页的信息如大标题、日期、报纸名称等，如回答无误，再请他指出报纸中专栏如体育、商业、分类广告等；回答无误后，再训练他寻找特殊的消息，可问他“两个球队比赛的比分如何？”“当日的气象预告如何？”等。回答无误后，再训练他寻找一些需要由他决定的消息，如平时交谈中得知患者希望购一台摄像机，可取一张有出售摄像机广告的报纸，问患者希望购买什么牌子和价值多少的摄像机，让他从报上寻找接近他的条件的信息，再问他是否想购买等。

(2) 排列数字：给患者三张数字卡，让他由低到高地将顺序排好，然后每次给他一张数字卡，让他根据其数值的大小插进已排好的三张之间，正确无误后，再给他几个数字卡，问他其中有什么共同之处 (如有些是奇数或偶数，有些可以互为倍数等)。

(3) 问题状况处理：给患者纸和笔，纸上写有一个简单动作的步骤如刷牙，将牙膏挤在牙刷上，取出牙膏和牙刷等，问患者先后顺序是怎样的。更换几种简单动作，都回答正确后再让他分析更复杂的动作如油煎鸡蛋、补自行车内胎等，此时让患者自己说出或写出步骤，如漏了其中某一步或几步，治疗者可以问他“这一步该放在哪里”，训练成功后，治疗师可向患者提出一些需要他在其中做出决定的较难问题，看他如何解决。如他“丢失钱包怎么办”“在新城市中迷了路怎么办”“在隆重的宴会上穿着不恰当怎么办”等。

(4) 从一般到特殊的推理：从工具、动物、植物、国家、职业、食品、运动等内容中随便指出一个项目，让患者尽量多地想出与该项目有关的细项，如回答顺利，可对一些项目给出一些限制条件，让患者想出符合这些条件的项目，如谈到运动时，可向患者提出哪些需要跑步、哪些要用球、哪些运动时运动员有身体接触等，这时患者必须除外一些不符合上述条件的项目，其中就有了决定的过程。成功后可进而告诉患者，假设治疗师在杂货店里买回食品，让他通过向治疗师提问的方式猜出买的是什么，鼓励他先提一般的问题，如“它是植物吗”“是肉类吗”等，治疗师回答后再进一步提问特殊的问题，如治疗师回答是植物，他可以再问“是黄瓜吗”“是西红柿吗”等。起初允许他通过次数不受限制的提问猜出结果，以后限制他必须用 20 次的提问猜出结果，成功后再限定为 15 次、10 次等。

(5) 分类训练：给患者一张上面列有 30 项物品名称的单子，并告诉他 30 项物品都属于三类 (如食品、家具、衣服) 物品中的一类，让他进行分类，如不能进行，可帮助他。训练成功后，仍给他上面列有 30 项物品名称的清单，让他进行更细的分类，如初步分为食品类后，再细分是植物、肉、奶品等；成功后再给他一张清单，上面写有成对的、有某些共同之处的物品的名称，如椅子、床、牛排、猪肉、书、报纸等，让患者分别回答出每一对中有何共同之处？答案允许多于一个以上，如书、报纸可以回答是写出来的和是纸制的等，必须有共同之处。

(6) 定向能力训练：实际定向疗法 (real-ityorientation，RO) 的理论基础是老年人一般都有脱离环境接触的倾向，而且由于病理原因使部分大脑停止活动。因此，经常予以刺激，反复做环境的定向练习，置患者于人群集体之中，通过加强接触而减少其孤独的倾向，最终可能使失用的神经通路再次促通。

①教室实际定向疗法 (classroomRO，CRO)：即每日利用半小时在教室内集中一组患者，由作业治疗师主持活动，室内有一块大黑板提示如下内容，要求字大而清楚，向患者提问，要求患者回答。

活动一般最好安排靠窗户进行，便于患者观察窗外；室内也布置相应的实物，如春天的花、秋天的落叶、冬天的冰雪等。

② 24hRO 或不定形式实际定向疗法 (informalRO，IRO)：即所有与患者接触者无论工作人员或家属，随时随地提醒患者关于时间、地点、名称、情景等概念，并且耐心地纠正其错误。与此相应，环境方面也需一定布置，如时钟、日历及各种不同颜色、形状的标记，工作人员的胸牌等，以帮助患者加强定向能力。

4. 失认症的训练

(1) 触觉失认

①刺激增强衰减法：先让患者看着物体，用健手触摸，再用双手触摸，最后用患手触摸。反复多次后，闭目进行。

②暗箱法：可将多种物体放一个暗箱中，让患者按指令找出正确的物体，或让患者看图片在暗箱中找出相应的物体。

(2) 听失认：根据检查出的类型，针对性训练，可在放录音的同时展示相应内容的文字卡片或图片，例如听狗叫时看狗的图片或文字卡片等。

(3) 视觉失认

①颜色失认：提供各种色板让患者配对，或提供各种物体的轮廓图，让患者填上正确的颜色。

②物品失认：可将多种物品放在一起，其中有相同的物品，治疗师先拿出一个，再让患者拿出相应的另一个，同时告诉患者该物品的名称、作用等。

③形状失认：可用各种图形的拼板拼出图案，让患者模仿复制，或要求患者按图纸拼出图案。

④面容失认：可用知名人物或熟悉的人物 (家人、挚友等) 的照片让患者辨认，或将照片和写好的名字让其配对。

⑤视空间失认：可参照地图作业训练。

(4) 一侧空间失认 (单侧忽略)

①对忽略侧提供触摸、拍打、挤压、擦刷或冰刺激等感觉刺激。

②将患者急需要的物品故意放在其忽略侧，让患者用另一只手越过中线去取物品。

③在忽略侧内用移动的颜色鲜艳的物体或手电光提醒患者对该侧的注意。

④阅读时为避免读漏，可在忽略侧的极端放置颜色鲜艳的规尺，或让患者用手摸着

书的边缘，从边缘处开始阅读。

⑤各项训练及活动尽可能地在其患侧进行，使患者更多地向患侧转头或转动眼睛，增强对患侧的注意力。

(5) 身体失认

①刺激患者身体的某一部位 (例如轻轻拍打瘫痪的手)，让他说出其名称。

②说出患者身体名称时让他指出相应部位。

③让患者先指出治疗师身体的某一部位，然后指出他自身相应的部位。

④描绘身体各部分的位置，画人的轮廓，组装小型的人体模型，拼装人体和面部的拼板玩具等。

5. 失用症的训练

(1) 意念性失用：训练这类患者时，应遵循从易到难、从简单到复杂的原则。治疗师可选择一些在日常生活中由一系列分解动作组成的完整动作来进行训练，如泡茶后喝茶、洗菜后切菜等。治疗师采用做标签的办法，将分解的动作一个一个地训练，然后对一个步骤后的下一个步骤给予提醒。如泡茶动作，打开茶盒为 1 号，拿茶杯为 2 号，取少量茶叶放到茶杯里为 3 号，取暖壶为 4 号，向茶杯内倒开水为 5 号，盖上茶杯盖为 6 号。当患者熟悉后，逐渐从全分解到部分分解再到连续完成，直到正确为止。

(2) 意念运动性失用：训练这类患者时，口令应尽可能使用简短而明确的名字，清晰而缓慢地说。治疗师可边说边结合动作让患者模仿，如患者不能模仿，把实物放在他面前或手中。可先从面部动作开始，如轻咳、用鼻子吸气、闭眼、皱眉、吹蜡烛、鼓腮、伸舌、微笑等，肢体动作可包括招手、再见、握手、敬礼、点头、刷牙、钉钉子、切菜等。

(3) 运动性失用：训练这类患者时，要大量给予暗示、提醒，或治疗师手把手地教患者做。症状改善后可减少暗示和提醒并加入复杂的动作。

(4) 结构性失用：治疗师可先给患者示范画图或拼搭积木，让患者复制，遵循从易到难、从平面到立体的原则，起初给予较多的提醒和暗示，待有进步后再逐步减少提醒和暗示的次数，并增加作业的难度，如平面图形 (如裁衣的纸样)、立体构造 (如常用物品的排列和有次序的堆积) 等。

(5) 穿衣失用：治疗师最好在上衣、裤子和衣服的左右做上明显的记号，在领口、袖口处贴上颜色鲜艳的标签以便患者易于找到。患者穿衣时，治疗师可在旁边暗示、提醒，甚至一步步地用言语指示，同时协助患者进行，症状有改善后再逐渐减少帮助，直到能自己独立穿衣为止。

6. 运动训练

AD 患者的运动康复训练应从发病早期开始。根据运动功能评估的结果，进行针对性的运动训练，尤其是协调性训练、平衡功能训练、转移训练、心肺功能训练和步行功能训练。以任务为导向的训练可以促进日常生活活动的程序化记忆的输入，促进记忆功能的改善。综合运动训练，可以显著改善患者的活动能力，一定程度上促进患者功能的恢复，延缓痴呆发展。

7. 音乐疗法

目前有研究提出，音乐康复治疗对于AD患者保持良好心情，增加社会交往和减少认字的困难方面有利。有研究表明，音乐能够使AD患者唤醒更多的具体事件的信息，让低认知能力的人包括AD患者提高他们的自我记忆。与在安静环境下让患者唤醒记忆相比，在有音乐的环境下患者的记忆恢复得更快，内容也更具体，伴随着更多的情绪内容，同时少了执行回忆的过程，认为是音乐治疗无意识地唤起患者的记忆。

8. 康复工程

对于具有严重认知障碍的部分老年期痴呆患者，应用一些电子计算机及其辅助装置、电子耳蜗、助听器、机器人以及矫形器、辅助用具、轮椅等康复设备和器材，将极大地改善患者认知功能，提高日常生活能力，延缓社会功能的减退，更好地帮助患者回归社会、回归工作。

9. 精神行为症状的治疗

部分具有非认知性精神行为症状的痴呆患者，主要通过非药物治疗和改善认知功能的药物及抗精神药物进行治疗，一定程度上可以改善或减轻症状。非药物治疗以支持性心理治疗为主，医务人员通过语言、情感和行为影响患者的心理和行为。精神行为症状与认知功能减退密切相关，通过改善认知功能，可以减轻精神行为症状；严重的精神行为症状则需要使用抗精神药物进行治疗。

第九章 脑血管病

第一节 蛛网膜下腔出血

脑底部或脑表面血管破裂后，血液直接流入蛛网膜下隙引起相应临床症状者，称为蛛网膜下隙出血。临床上将蛛网膜下隙出血分为外伤性和非外伤性两大类。由颅脑损伤引起蛛网膜下隙出血者称为外伤性蛛网膜下隙出血；非外伤性蛛网膜下隙出血又称为自发性蛛网膜下隙出血，可分为原发性和继发性蛛网膜下隙出血两类。原发性蛛网膜下隙出血是指脑、脊髓表面的血管破裂出血，血液直接进入蛛网膜下隙；继发性蛛网膜下隙出血是由脑实质、脑室、硬膜外或硬膜下的血管破裂出血，流入蛛网膜下隙所致。本节主要叙述自发性蛛网膜下隙出血。

一、影像学表现

（一）颅脑 CT 扫描

诊断蛛网膜下隙出血敏感度高、无创性、速度快，为首选辅助检查，诊断准确率几近 100%。CT 表现为颅底各池、大脑纵裂及脑沟处密度增高，积血较厚地方可能是破裂动脉瘤所在处或其附近部位，如位于颈内动脉段常是鞍上池不对称积血；大脑中动脉段多见外侧裂积血；前交通动脉段则是前间裂基底部积血；而出血在脚间池和环池，一般无动脉瘤。动态 CT 检查还有助于了解蛛网膜下隙出血的吸收情况，有无再出血、继发脑梗死、脑积水及其程度等。对疑似蛛网膜下隙出血而 CT 扫描阴性的患者，需行腰椎穿刺或用其他检查来明确诊断。

（二）磁共振 MRI 磁共振液体衰减反转恢复序列

对急性期和亚急性期蛛网膜下隙出血的检查最为敏感，优于 T_1 加权像、T_2 加权像，且优于脑 CT。MRI 还可直接显示较大动脉瘤影像，尤其对造影剂难于显像的血栓性动脉瘤，可表现为该瘤区出现流空的短 T_1 和 T_2 信号。脑血管畸形者主要表现为局部混杂信号，以条索状长 T_1 和 T_2 信号为主。脑或蛛网膜下隙出血区表现为短 T_1 和 T_2 信号。一些出血量较小的蛛网膜下隙出血患者在发病时临床表现不典型，此时 CT 扫描阳性率低，仅能显示迟发性脑缺血导致的局灶性缺血灶，容易与缺血性卒中混淆而误诊、误治。如果首选 MRI 检查，既可显示迟发性脑缺血导致的局灶性缺血灶，又能显示蛛网膜下隙出血，便于正确的诊断和治疗。

（三）CT 脑血管成像（CTA）和 MR 脑血管成像（MRA）

是无创性的脑血管显影方法，主要用于疑有动脉瘤破裂先兆者或动静脉畸形的筛查；动脉瘤、动静脉畸形患者术后随访，以及急性期不能耐受 DSA 检查的患者。

（四）脑血管造影（DSA）

是对蛛网膜下隙出血查找病因最可靠的诊断方法。一旦确诊为蛛网膜下隙出血，在条件具备、病情许可时，应争取尽早做全脑血管造影，明确出血病因，及时干预治疗，以免发生再出血导致病情恶化、死亡。一般认为，在蛛网膜下隙出血后 72 小时内或 3 周后进行脑血管造影相对安全，蛛网膜下隙出血患者脑血管造影阳性率为 85%，以动脉瘤、血管畸形和烟雾病为最多。80% 左右的动脉瘤可被脑血管造影显示，且能清楚地显示动脉瘤的部位、大小、形态（瘤囊的形状和瘤颈是窄 / 宽颈）、方向（瘤顶的朝向）、数量、载瘤动脉与周围血管的关系。

第一次脑血管造影呈阴性者，应在适当时机（一般 1 ～ 3 个月）再重复造影检查，有可能查出蛛网膜下隙出血病因。

（五）经颅多普勒超声检查（TCD）

可发现和动态观察蛛网膜下隙出血后脑血管痉挛、动脉狭窄、血流速度、侧支循环和功能状态，是目前监测蛛网膜下隙出血后脑血管痉挛较好的无创检查方法。

二、临床表现

SAH 发生于任何年龄，发病高峰多在 30 ～ 60 岁；50 岁后，ISAH 的危险性有随年龄的增加而升高的趋势。男女在不同的年龄段发病不同，10 岁前男性的发病率较高，男女比为 4:1；40 ～ 50 岁时，男女发病相等；70 ～ 80 岁时，男女发病率之比高达 1:10。临床主要表现为剧烈头痛、脑膜刺激征阳性、血性脑脊液。在严重病例中，患者可出现意识障碍，从嗜睡至昏迷不等。

（一）症状与体征

1. 先兆及诱因

先兆通常是不典型头痛或颈部僵硬，部分患者有病侧眼眶痛、轻微头痛、动眼神经麻痹等表现，主要由少量出血造成＞ 70% 的患者存在上述症状数日或数周后出现严重出血，但绝大部分患者起病急骤，无明显先兆。常见诱因有过量饮酒、情绪激动、精神紧张、剧烈活动、用力状态等，这些诱因均能增加 ISAH 的风险性。

2. 一般表现

出血最大者，当日体温即可升高，可能与下丘脑受影响有关；多数患者于 2 ～ 3d 后体温升高，多属于吸收热；SAH 后患者血压增高，约 1 ～ 2 周病情趋于稳定后逐渐恢复病前血压。

3. 神经系统表现

绝大部分患者有突发持续性剧烈头痛。头痛位于前额、枕部或全头，可扩散至颈部、腰背部；常伴有恶心、呕吐。呕吐可反复出现，系由颅内压急骤升高和血液直接刺激呕吐中枢所致。如呕吐物为咖啡色样胃内容物则提示上消化道出血，预后不良。头痛部位各异，轻重不等，部分患者类似眼肌麻痹型偏头痛。有 48%～81% 的患者可出现不同程度的意识障碍，轻者嗜睡，重者昏迷，多逐渐加深。意识障碍的程度、持续时间及意识恢复的可能性均与出血量、出血部位及有无再出血有关。

部分患者以精神症状为首发或主要的临床症状，常表现为兴奋、躁动不安、定向障碍，甚至谵妄和错乱；少数可出现迟钝、淡漠、抗拒等。精神症状可由大脑前动脉或前交通动脉附近的动脉瘤破裂引起，大多在病后 1 ～ 5d 出现，但多数在数周内自行恢复。癫痫发作较少见，多发生在出血时或出血后的急性期，国外发生率为 6%～26.1%，国内资料为 10%～18.3%。在一项 SAH 的大宗病例报道中，大约有 15% 的动脉瘤性 SAH 表现为癫痫。癫痫可为局限性抽搐或全身强直—阵挛性发作，多见于脑血管畸形引起者，出血部位多在天幕上，多由于血液刺激大脑皮质所致，患者有反复发作倾向。部分患者由于血液流入脊髓蛛网膜下隙可出现神经根刺激症状，如腰背痛。

4. 神经系统体征

(1) 脑膜刺激征：为 SAH 的特征性体征，包括头痛、颈强直、Kernig 征和 Brudzinski 征阳性。常于起病后数小时至 6d 内出现，持续 3 ～ 4 周，颈强直发生率最高 (6%～100%)。另外，应当注意临床上有少数患者可无脑膜刺激征，如老年患者，可能因蛛网膜下隙扩大等老年性改变和痛觉不敏感等因素，往往使脑膜刺激征不明显，但意识障碍仍可较明显，老年人的意识障碍可达 90%。

(2) 脑神经损害：以第Ⅱ、Ⅲ对脑神经最常见，其次为第Ⅴ、Ⅵ、Ⅶ、Ⅷ对颅神经，主要由于未破裂的动脉瘤压迫或破裂后的渗血、颅内压增高等直接或间接损害引起。少数患者有一过性肢体单瘫、偏瘫、失语，早期出现者多因出血破入脑实质和脑水肿所致；晚期多由于迟发性脑血管痉挛引起。

(3) 眼症状：SAH 的患者中，17% 有玻璃体膜下出血，7%～35% 有视盘水肿。视网膜下出血及玻璃体下出血是诊断 SAH 有特征性的体征。

(4) 局灶性神经功能缺失：如有局灶性神经功能缺失有助于判断病变部位，如突发头痛伴眼睑下垂者，应考虑载瘤动脉可能是后交通动脉或小脑上动脉。

(二) SAH 并发症

1. 再出血

在脑血管疾病中，最易发生再出血的疾病是 SAH，国内文献报道再出血率为 24% 左右。再出血临床表现严重，病死率远远高于第 1 次出血，一般发生在第 1 次出血后 10 ～ 14d，2 周内再发生率占再发病例的 54%～80%。近期再出血病死率为 41%～46%，甚至更高。

再发出血多因动脉瘤破裂所致，通常在病情稳定的情况下，突然头痛加剧、呕吐、癫痫发作，并迅速陷入深昏迷，瞳孔散大，对光反射消失，呼吸困难甚至停止。神经定位体征加重或脑膜刺激征明显加重。

2. 脑血管痉挛

脑血管痉挛(CVS)是SAH发生后出现的迟发性大、小动脉的痉挛狭窄，以后者更多见。典型的血管痉挛发生在出血后3～5d，于5～10d达高峰，2～3周逐渐缓解。在大多数研究中，血管痉挛发生率在25%～30%。早期可逆性CVS多在蛛网膜下隙出血后30分钟内发生，表现为短暂的意识障碍和神经功能缺失。70%的CVS在蛛网膜下隙出血后1～2周内发生，尽管及时干预治疗，但仍有约50%有症状的CVS患者将会进一步发展为脑梗死。因此，CVS的治疗关键在预防。血管痉挛发作的临床表现通常是头痛加重或意识状态下降，除发热和脑膜刺激征外，也可表现局灶性的神经功能损害体征，但不常见。尽管导致血管痉挛的许多潜在危险因素已经确定，但CT扫描所见的蛛网膜下隙出血的数量和部位是最主要的危险因素。基底池内有厚层血块的患者比仅有少量出血的患者更容易发展为血管痉挛。虽然国内外均有大量的临床观察和实验数据，但是CVS的机制仍不确定。蛛网膜下隙出血本身或其降解产物中的一种或多种成分可能是导致CVS的原因。

CVS的检查常选择经颅多普勒超声(TCD)和数字减影血管造影(DSA)检查。TCD有助于血管痉挛的诊断。TCD血液流速峰值＞200cm/s和(或)平均流速＞120cm/s时能很好地与血管造影显示的严重血管痉挛相符。值得提出的是，TCD只能测定颅内血管系统中特定深度的血管段。测得数值的准确性在一定程度上依赖于超声检查者的经验。动脉插管血管造影诊断CVS较TCD更为敏感。CVS患者行血管造影的价值不仅用于诊断，更重要的目的是血管内治疗。动脉插管血管造影为有创检查，价格较昂贵。

3. 脑积水

大约25%的动脉瘤性蛛网膜下隙出血患者由于出血量大、速度快，血液大量涌入第三脑室、第四脑室并凝固，使第四脑室的外侧孔和正中孔受阻，可引起急性梗阻性脑积水，导致颅内压急剧升高，甚至出现脑疝而死亡。急性脑积水常发生于起病数小时至2周内，多数患者在1～2d内意识障碍呈进行性加重，神经症状迅速恶化，生命体征不稳定，瞳孔散大。颅脑CT检查可发现阻塞上方的脑室明显扩大等脑室系统有梗阻表现，此类患者应迅速进行脑室引流术。慢性脑积水是SAH后3周至1年内发生的脑积水，原因可能为蛛网膜下隙出血刺激脑膜，引起无菌性炎症反应形成粘连，阻塞蛛网膜下隙及蛛网膜绒毛而影响脑脊液的吸收与回流，以脑脊液吸收障碍为主，病理切片可见蛛网膜增厚纤维变性，室管膜破坏及脑室周围脱髓鞘改变。Johnston认为脑脊液的吸收与蛛网膜下隙和上矢状窦的压力差以及蛛网膜绒毛颗粒的阻力有关。当脑外伤后颅内压增高时，上矢状窦的压力随之升高，使蛛网膜下隙和上矢状窦的压力差变小，从而使蛛网膜绒毛微小管系统受压甚至关闭，直接影响脑脊液的吸收。由于脑脊液的积蓄造成脑室内静水压升高，致使脑室进行性扩大。因此，慢性脑积水的初期，患者的颅内压是高于正常的，及至脑室扩大到一定程度之后，由于加大了吸收面，才渐使颅内压下降至正常范围，故临床上称之为正常颅压脑积水。但由于脑脊液的静水压已超过脑室壁所能承受的压力，使脑室不断继续扩大、脑萎缩加重而致进行性痴呆。

4. 自主神经及内脏功能障碍

常因下丘脑受出血、脑血管痉挛和颅内压增高的损伤所致，临床可并发心肌缺血或心肌梗死、急性肺水肿、应激性溃疡。这些并发症被认为是由于交感神经过度活跃或迷走神经张力过高所致。

5. 低钠血症

尤其是重症 SAH 常影响下丘脑功能，而导致有关水盐代谢激素的分泌异常。目前，关于低钠血症发生的病因有两种机制，即血管升压素分泌异常综合征 (SIADH) 和脑性耗盐综合征 (CSWS)。

SIADH 理论是 1957 年由 Bartter 等提出的，该理论认为，低钠血症产生的原因是由于各种创伤性刺激作用于下丘脑，引起血管升压素 (ADH) 分泌过多，或血管升压素渗透性调节异常，丧失了低渗对 ADH 分泌的抑制作用，而出现持续性 ADH 分泌。肾脏远曲小管和集合管重吸收水分的作用增强，引起水潴留、血钠被稀释及细胞外液增加等一系列病理生理变化。同时，促肾上腺皮质激素 (ACTH) 相对分泌不足，血浆 ACTH 降低，醛固酮分泌减少，肾小管排钾保钠功能下降，尿钠排出增多。细胞外液增加和尿、钠丢失的后果是血浆渗透压下降和稀释性低血钠，尿渗透压高于血渗透压，低钠而无脱水，中心静脉压增高的一种综合征。若进一步发展，将导致水分从细胞外向细胞内转移、细胞水肿及代谢功能异常。当血钠＜ 120mmol/L 时，可出现恶心、呕吐、头痛；当血钠＜ 110mmol/L 时可发生嗜睡、躁动、谵语、肌张力低下、腱反射减弱或消失甚至昏迷。

但 20 世纪 70 年代末以来，越来越多的学者发现，发生低钠血症时，患者多伴有尿量增多和尿钠排泄量增多，而血中 ADH 并无明显增加。这使得脑性耗盐综合征的概念逐渐被接受。SAH 时，CSWS 的发生可能与脑钠肽 (BNP) 的作用有关。下丘脑受损时可释放出 BNP，脑血管痉挛也可使 BNP 升高。BNP 的生物效应类似心房钠尿肽 (ANP)，有较强的利钠和利尿反应。CSWS 时可出现厌食、恶心、呕吐、无力、直立性低血压、皮肤无弹性、眼球内陷、心率增快等表现。诊断依据：细胞外液减少，负钠平衡，水摄入与排出率＜ 1，肺动脉楔压＜ 8mmHg，中央静脉压＜ 6mmHg，体重减轻。Ogawasara 提出每日对 CSWS 患者定时测体重和中央静脉压是诊断 CSWS 和鉴别 SIADH 最简单和实用的方法。

三、诊断

根据以下临床特点，诊断 SAH 一般并不困难，如突然起病，主要症状为剧烈头痛，伴呕吐；可有不同程度的意识障碍和精神症状，脑膜刺激征明显，少数伴有脑神经及轻偏瘫等局灶症状；辅助检查 LP 为血性脑脊液，脑 CT 所显示的出血部位有助于判断动脉瘤。

临床分级：一般采用 Hunt-Hess 分级法或世界神经外科联盟 (WFNS) 分级。前者主要用于动脉瘤引起 SAH 的手术适应证及预后判断的参考，Ⅰ～Ⅲ级应尽早行 DSA，积极术前准备，争取尽早手术；对Ⅳ～Ⅴ级先行血块清除术，待症状改善后再行动脉瘤手术。后者根据格拉斯哥昏迷评分和有无运动障碍进行分级 (表 3-2)，即Ⅰ级的 SAH 患者很少发生局灶性神经功能缺损；GCS ≤ 12 分 (Ⅳ～Ⅴ级) 的患者，不论是否存在局灶神经功能缺损，并不影响其预后判断；对于 GCS13 ～ 14 分 (Ⅱ～Ⅲ级) 的患者，局灶神经功能缺损是判断预后的补充条件。

四、治疗

主要治疗原则：

(1) 控制继续出血，预防及解除血管痉挛，去除病因，防治再出血，尽早采取措施预防、控制各种并发症。

(2) 掌握时机尽早行 DSA 检查，如发现动脉瘤及动静脉畸形，应尽早行血管介入、手术治疗。

(一) 一般处理

绝对卧床护理 4 ～ 6 周，避免情绪激动和用力排便，防治剧烈咳嗽，烦躁不安时适当应用止咳剂、镇静剂；稳定血压，控制癫痫发作。对于血性脑脊液伴脑室扩大者，必要时可行脑室穿刺和体外引流，但应掌握引流速度要缓慢。发病后应密切观察 GCS 评分，注意心电图变化，动态观察局灶性神经体征变化和进行脑功能监测。

(二) 防止再出血

二次出血是本病的常见现象，故积极进行药物干预对防治再出血十分必要。蛛网膜下隙出血急性期脑脊液纤维素溶解系统活性增高，第 2 周开始下降，第 3 周后恢复正常。因此，选用抗纤维蛋白溶解药物抑制纤溶酶原的形成，具有防治再出血的作用。

1. 6- 氨基己酸

为纤维蛋白溶解抑制剂，可阻止动脉瘤破裂处凝血块的溶解，又可预防再破裂和缓解脑血管痉挛。每次 8 ～ 12g 加入 10% 葡萄糖盐水 500mL 中静脉滴注，每日 2 次。

2. 氨甲苯酸

又称抗血纤溶芳酸，能抑制纤溶酶原的激活因子，每次 200 ～ 400mg，溶于葡萄糖注射液或 0.9% 氯化钠注射液 20mL 中缓慢静脉注射，每日 2 次。

3. 氧甲环酸

为氨甲苯酸的衍化物，抗血纤维蛋白溶酶的效价强于前两种药物，每次 250 ～ 500mg 加入 5% 葡萄糖注射液 250 ～ 500mL 中静脉滴注，每日 1 ～ 2 次。

但近年的一些研究显示抗纤溶药虽有一定的防止再出血作用，但同时增加了缺血事件的发生，因此不推荐常规使用此类药物，除非凝血障碍所致出血时可考虑应用。

（三）降颅压治疗

蛛网膜下隙出血可引起颅内压升高、脑水肿，严重者可出现脑疝，应积极进行脱水降颅压治疗，主要选用20%甘露醇静脉滴注，每次125～250mL，2～4次/日；呋塞米入小壶，每次20～80mg，2～4次/日；清蛋白10～20g/d，静脉滴注。药物治疗效果不佳或疑有早期脑疝时，可考虑脑室引流或颞肌下减压术。

（四）防治脑血管痉挛及迟发性缺血性神经功能缺损

目前认为脑血管痉挛引起迟发性缺血性神经功能缺损(DIND)是动脉瘤性SAH最常见的死亡和致残原因。钙通道拮抗剂可选择性作用于脑血管平滑肌，减轻脑血管痉挛和DIND。常用尼莫地平，每日10mg(50mL)，以每小时2.5～5.0mL速度泵入或缓慢静脉滴注，5～14d为1个疗程；也可选择尼莫地平，每次40mg，每日3次，口服。国外报道高血压—高血容量—血液稀释(3H)疗法可使大约70%的患者临床症状得到改善。有数个报道认为与以往相比，“3H”疗法能够明显改善患者预后。增加循环血容量，提高平均动脉压(MAP)，降低血细胞比容(HCT)至30%～50%，被认为能够使脑灌注达到最优化。“3H”疗法必须排除已存在脑梗死、高颅压，并已夹闭动脉瘤后才能应用。

（五）防治急性脑积水

急性脑积水常发生于病后1周内，发生率为9%～27%。急性阻塞性脑积水患者脑CT扫描显示脑室急速进行性扩大，意识障碍加重，有效的疗法是行脑室穿刺引流和冲洗。但应注意防止脑脊液引流过度，维持颅内压在15～30mmHg，因过度引流会突然发生再出血。长期脑室引流要注意继发感染(脑炎、脑膜炎)，感染率为5%～10%。同时常规应用抗生素防治感染。

（六）低钠血症的治疗

SIADH的治疗原则主要是纠正低血钠和防止体液容量过多。可限制液体摄入量，1d＜500～1000mL，使体内水分处于负平衡以减少体液过多与尿钠丢失。注意应用利尿剂和高渗盐水，纠正低血钠与低渗血症。当血浆渗透压恢复，可给予5%葡萄糖注射液维持，也可用抑制ADH药物，去甲金霉素1～2g/d，口服。

CSWS的治疗主要是维持正常水盐平衡，给予补液治疗。可静脉或口服等渗或高渗盐液，根据低钠血症的严重程度和患者耐受程度单独或联合应用。高渗盐液补液速度以每小时0.7mmol/L，24h＜20mmol/L为宜。如果纠正低钠血症速度过快可导致脑桥脱髓鞘病，应予特别注意。

（七）外科治疗

经造影证实有动脉瘤或动静脉畸形者，应争取手术或介入治疗，根除病因防止再出血。

1. 显微外科

夹闭颅内破裂的动脉瘤是消除病变并防止再出血的最好方法，而且动脉瘤被夹闭，继发性血管痉挛就能得到积极有效的治疗。一般认为 Hunt-Hess 分级 Ⅰ～Ⅱ级的患者应在发病后 48 ～ 72h 内早期手术。应用现代技术，早期手术已经不再难以克服。一些神经血管中心富有经验的医师已经建议给低评分的患者早期手术，只要患者的血流动力学稳定，颅内压得以控制即可。对于神经状况分级很差和 (或) 伴有其他内科情况，手术应该延期。对于病情不太稳定、不能承受早期手术的患者，可选择血管内治疗。

2. 血管内治疗

选择适合的患者行血管内放置 Guglielmi 可脱式弹簧圈 (GDCs)，已经被证实是一种安全的治疗手段。近年来，一般认为治疗指征为手术风险大或手术治疗困难的动脉瘤。

五、预后与预防

(一) 预后

临床常采用 Hunt 和 Kosnik(1974) 修改的 Botterell 的分级方案，对预后判断有帮助。Ⅰ～Ⅱ级患者预后佳，Ⅳ～Ⅴ级患者预后差，Ⅲ级患者介于两者之间。

首次蛛网膜下隙出血的病死率约为 10%～ 25%。病死率随着再出血递增。再出血和脑血管痉挛是导致死亡和致残的主要原因。蛛网膜下隙出血的预后与病因、年龄、动脉瘤的部位、瘤体大小、出血量、有无并发症、手术时机选择及处置是否及时、得当有关。

(二) 预防

蛛网膜下隙出血病情常较危重，病死率较高，尽管不能从根本上达到预防目的，但对已知的病因应及早积极对因治疗，如控制血压、戒烟、限酒，以及尽量避免剧烈运动、情绪激动、过劳、用力排便、剧烈咳嗽等；对于长期便秘的个体应采取辨证论治思路长期用药 (如麻仁润肠丸、芪蓉润肠口服液、香砂枳术丸、越鞠保和丸等)；情志因素常为本病的诱发因素，对于已经存在脑动脉瘤、动脉血管夹层或烟雾病的患者，保持情绪稳定至关重要。

不少尸检材料证实，患者生前曾患动脉瘤但未曾破裂出血，说明存在危险因素并不一定完全会出血，预防动脉瘤破裂有着非常重要的意义。应当强调的是，蛛网膜下隙出血常在首次出血后 2 周再次发生出血且常常危及生命，故对已出血患者积极采取有效措施进行整体调节并及时给予恰当的对症治疗，对预防再次出血至关重要。

第二节　高血压性脑出血

一、影像学表现

(一)高血压性脑内血肿的 CT 表现

脑 CT 是一种迅速、安全和准确性较高的检查方法。它能区分脑出血和脑梗死，能准确显示血肿部位、大小、形态、发展方向以及脑水肿的范围，特别有助于脑室内、脑干和小脑出血的诊断。CT 诊断还可发现临床表现不明显的小血肿。而且有助于手术方案的设计和预后的判断，以及术后了解止血是否彻底和病情变化。但是，脑 CT 不能显示出血的原因，因此应与脑血管造影配合应用。新鲜血块的 CT 值是 70 ～ 80HU，相当于正常脑组织密度的 2 倍。所以在 CT 图像上，急性血肿表现为边界清晰的高密度肿块。以后由于血肿渐被吸收，其密度逐渐变低。血肿吸收所需要的时间，依血肿体积而异：直径小于 1.5 ～ 2cm，需 4 ～ 5 周：大于 2cm 6 ～ 7 周或 8 ～ 9 周；脑室内出血，一般于 3 周内；蛛网膜下隙出血则多在 5 ～ 7d 内。

(二)高血压性脑内血肿的 CT 演变分期

高血压脑内血肿的 CT 表现随病程而相应变化，可分为：

1. 急性期(血肿形成期)

指发病后 1 周内。

2. 血肿吸收期

大约从第 2 周至 2 个月末。

3. 囊腔形成期

从第 3 个月开始。

(1) 急性期：出血呈圆形或不规则形高密度，后者乃血红蛋白中蛋白成分的反映，血肿边缘光滑、不规则或锯齿状，中心部密度更高更均匀。周围为低密度血管源性水肿，呈棕榈叶状向白质区放射。较大血肿有明显占位效应，使中线移位，同侧脑室受压。血肿可破入脑室，但一般不进入脑池。急性期血肿通常不强化。

(2) 吸收期：始于第二周，随着血色素、坏死组织与黄变液被吞噬，血肿从高密度变为等密度或低密度，持续数月之久，体积也应缩小，使同侧脑室扩大。发病后第 2 ～ 6 周，血肿周边呈环状强化(占 20% ～ 25%)，脑叶出血比基底节出血、丘脑出血及小脑出血环状强化多见。此时占位效应与脑水肿多已开始消退。环状强化期需注意与胶质瘤、转移瘤、淋巴瘤、脑脓肿、动脉瘤：胶质反应与血管瘤鉴别。鉴别取决于连续扫描的时序变化：

1) 血肿于发病第 1 周呈高密度，周围有低密度脑水肿及明显的占位效应，但无强化反应。

2) 第 2 ～ 4 周血肿密度降低，水肿与占位效应均逐渐消退，出现血肿周边环状强化。

3) 1 个月后血肿变为等密度或低密度，占位效应消失，环状强化减弱并逐渐消失，2 个月 3 ～ 6 周，血肿高密度已接近于等密度，血肿中心部可见强化反应。强化的机制尚未阐明，第 3 ～ 4 周的强化乃血脑屏障损伤所致，皮质激素能使之减弱。第 4 周之后的强化乃肉芽组织内血运丰富所致：皮质激素不能使之减弱。有环状强化者恢复较快，其中 75% 血肿演变为等密度，25% 演变为低密度。

(3) 囊腔形成期：始于 2 个月之后，部分血肿变为囊性低密度，最后形成裂缝状残腔。

（三）高血压性脑内血肿的 CT 分型

1. Ktamura 根据 CT 现把基底节和丘脑出血分为下列四型

(1) 基底节出血

1) 壳核型：血肿直径小于 3cm，局限于壳核区。

2) 壳核－内囊型：血肿直径大于 3cm，超出壳核范围，内囊后肢部分受累。

3) 壳核进展型：血肿占据壳核、内囊、放射冠、中央半卵圆、颞叶后部白质或侧脑室。

4) 脑室型：血肿巨大，累及内囊、丘脑和大部分脑系统，特别是三脑室。

(2) 丘脑出血

1) 丘脑型：血肿局限于丘脑外或内侧核群或以它们中心略扩；大呈小卵圆型。

2) 丘脑 — 内囊型：血肿由丘脑向内下方扩大累及内囊。

3) 丘脑底部 — 中脑型：血肿由丘脑内下方扩大，累及丘脑底部和中脑。

4) 脑室型：血肿累及丘脑邻近结构、侧脑室和三脑室。

2. Sano 根据血肿小把小脑和脑干出血分为下列 3 型。

(1) 小脑出血

1) 小型：血肿的最大直径等于或小于 2cm。

2) 中型：血肿的最大直径为 2 ～ 3cm。

3) 大型：血肿的最大直径大于 3cm。

(2) 脑干出血

1) 小型：血肿的最大直径小于 10cm，即不超过脑桥横断面的 1/4。

2) 中型：血肿的最大直径大于 1cm，即不超过脑桥横断面的 1/3。

3) 大型：血肿占据几乎整个脑桥，也累及小脑。

（三）高血压性脑内血肿核磁共振 (MR) 检查

MR 在显示血肿内血红蛋白各种成分方面与场强有关，因 T_2PRE 效应与外磁场场强的平方成正比。Broobs 将脑内血肿研究中的场强分为 3 组：低场强指 0.01 ～ 0.1T；中场强指 0.1 ～ 0.5T；高场强指 0.5 ～ 2.0T。在＜ 0.5T 订场强条件下，急性期血肿（＜ 7d）与脑实质呈等信号，亚急性期 (8 ～ 30d) 与慢性期（＞ 1 月）血肿在所有脉冲序列中均呈高信号。

在高场强条件下脑血肿的 MR 信号反映了含氧血红蛋白 (HBO_2)→ 聪氧血红蛋白 (DHB)→ 正铁血红蛋白 (MHB)→ 含铁血黄素的演变规律。

在高场强条件下脑血肿按时相可分为 5 期 (并可被细分为 12 个阶段)。

(1) 超急性期 (＜ 24h)：血种内含 HBO_2，可分为 3 个阶段。

(2) 急性期 (2 ～ 7d)：血肿内 DHB，红细胞开始溶解，可分为三个阶段。

(3) 亚急性期 (8 ～ 30d)：MHB 由血肿外周向中心扩延，可分为两个阶段。

(4) 慢性期 (1 ～ 2 月末)：血肿为 MHB 组成，周边已形成含铁血黄素环。

(5) 残腔期 (3 个月～数年)：血肿从囊变至形成含铁血黄素包绕的残腔，分三个阶段。

脑内血肿 5 期 (12 个阶段) 的 MR 信号特征、CT 征象、脑水肿程度及血红蛋白变化。

二、临床表现

(一) 一般表现

急性期的症状变化多样，视出血的部位及严重程度而定。可分为两类。

1. 全脑症状

系由出血、脑水肿和颅内压增高所致，如头痛、头晕、呕吐、意识障碍 (如嗜睡、昏迷)。其他症状和体征提示为幕上脑卒中时，在发病的最初几个小时有头痛，呕吐则强烈支持脑出血，尤其伴有颈强直时更是如此。当体征明确表明为幕上脑卒中时，发病后立即或早期 (数小时内) 出现的持续性意识障碍提示脑内有急性血肿。

2. 局灶症状

系由出血破坏脑实质所致，如肢体瘫痪、面瘫舌瘫、交叉性瘫痪、失语和感觉障碍等。轻症脑出血，意识清楚或轻度障碍，局灶症状容易发现。重症脑出血，发病急、昏迷深、四肢弛缓性瘫痪或表现为去大脑强直状态，局灶症状常被掩盖或不易发现。另外，可有大小便失禁等。发病时或病后最初检查常有显著的血压升高，一般在 24.0/14.7kPa(180/110mmHg) 以上，即使先前无高血压者也是如此。多数患者有脑膜刺激征。瞳孔可双侧不等大。眼底可见动脉硬化和出血。常有心脏异常体征。

(二) 脑内不同部位出血的临床表现

1. 基底节区出血

分为轻症和重症。

轻症者多属外侧型出血，除少数有前驱症状外，患者多突然头痛、呕吐，意识障碍轻或无，出血灶的对侧出现不同程度的中枢性偏瘫 (瘫痪侧肢体多可引出病理反射)、面瘫和舌瘫，亦可出现偏身感觉减退及偏盲 (三偏综合征)。如有两眼凝视，多数偏向出血侧。如优势半球出血，还可以现失语。如不继续出血，患者常可幸存并可获得相当程度的恢复。

重症多属内侧型或混合型，起病急，昏迷深，呼吸有鼾声，反复呕吐咖啡样物 (多系丘脑下部障碍产生的胃黏膜急性应激性溃疡出血），这种病例尚可出现面部潮红或多汗以及体温调节障碍等症状。可出现出血侧瞳孔散大（或先缩小后散大），部分病例两眼向出血侧凝视，出血灶的对侧偏瘫，肌张力降低。Bainski 征阳性，针刺瘫痪侧时无反应。昏迷时不易肯定何侧偏瘫，可用下法检查：

(1) 压迫眶上孔，偏瘫侧面肌无收缩反应。

(2) 偏瘫侧面颊肌松弛，呼吸时鼓起较明显，并有漏气。

(3) 患者仰卧时偏瘫侧下肢和足呈外旋位。

(4) 将患者两上肢提起，突然撒手时，偏瘫侧的肢体下落较健侧快。而极重型脑出血，发病后立即昏迷、四肢弛缓或出现阵发性去大脑强直的脑干症状，并可有单、双侧瞳孔散大，单凭症状脑出血的部位则很难确定。

出血进入优势半球的丘脑时，可有失语、出现上下视麻痹、光。反应消失、缩瞳、两眼会聚不能等眼征，是丘脑出血的特征性表现轻度障碍，局灶症状容易发现。

2. 脑叶出血

出血部位在大脑皮质下的白质内。这类患者约占脑出血的10%。高血压史不如深部脑出血者多见。在老年人，淀粉样血管病是脑叶出血的一个常见原因。表现以头痛、呕吐等颅内压增高症状及脑膜刺激征为主，也可出现各脑叶的局灶体征，如局灶性癫痫、单瘫、偏盲、失语等。神经功能缺损的变异比深部出血为大，此取决于血肿的部位与大小。意识障碍较少，且见于晚期。

3. 原发性脑干出血

通常后果严重。但偶有小量出血产生的轻度功能障碍。出血所致的神经功能缺损取决于脑干受累的水平。脑桥是最常见的出血部位。脑桥出血约占脑出血的5%。轻症以一侧为主的出血者，如意识障碍较轻，早期检查时可发现单侧脑桥损害的体征，如出血侧的面和展神经麻痹及对侧肢体的弛缓性偏瘫、交叉性感觉障碍、头和双眼凝视向病灶对侧。可有核性或核间性眼肌麻痹、共济失调等体征，亦可有听力减退、排尿困难和眨眼动作。CT 测量出血在 5ml 以下者，预后较好。重症脑桥出血多很快波及对侧或破入第四脑室，患者迅速进入昏迷、四肢瘫痪、大多呈弛缓性，少数呈去大脑强直、呕吐咖啡样物。双侧病理征阳性、双侧瞳孔极度缩小呈“针尖样”、持续高热、明显呼吸障碍等，病情迅速恶化，多数在 24 ～ 28h 内死亡。

4. 小脑出血

占脑出血的 5% ～ 8%。常见于一侧半球的齿状核部位。轻症出血主要限于小脑，多数早期表现为突然眩晕、恶心、频繁呕吐、枕部头痛、平衡失调、一侧肢体共济失调而无明显瘫痪。体检通常发现既有小脑也有脑桥功能障碍的体征。可有眼球震颤、一侧周围性面瘫、缩瞳、角膜反射减弱以及展神经麻痹是最常见的脑干及脑神经体征。少数呈亚急性进行性，类似小脑占位病变。如血液破入第四脑室、蛛网膜下隙和脑干周围，患者可迅速出现进行颅内压增高，很快进入昏迷，可有面瘫、展神经麻痹、眼球浮动、瞳孔小或左右不等，多在 48h 内因急性枕大孔疝而死亡。急性小脑综合征伴严重头痛和 (或) 意识模糊，加上脑干受压体征提示小脑血肿，也是神经外科急诊或减压术的指征。

5. 脑室出血

大多为脑实质出血破入脑室内的继发性脑室出血，原发性者较少见。原发性脑室出血是脑室侧壁脉络丛或室管膜破裂出血流入脑室，并不涉及邻近的脑组织。原发性脑室出血发病急骤，见头痛、呕吐、意识障碍。无明显偏侧体征，迅速出现丘脑下部及脑干症状，如去大脑强直、呕吐咖啡样物、高热、多汗和瞳孔极度缩小等。脑脊液均为血性，病情进展快，预后不好，如无有效处理多于 24h 或数天死亡。继发性脑室出血，常早期出现偏瘫，而下丘脑和脑干症状则比原发性脑室出血为晚。表现为突然昏迷加深，出现脑膜刺激征，四肢弛缓性瘫痪，可见阵发性强直性痉挛或去大脑强直状态，自主神经功能紊乱较为突出，面部充血多汗、生命体征不稳定。预后极差。

经及时有效的治疗，如患者度过了急性期，则进入恢复期。轻症脑出血偏瘫侧肢体一般先从下肢开始恢复。重症聛出血停止出血，脑水肿消退后，可逐渐清醒，而遗留不同程度的偏瘫、语言障碍。但昏迷持续 1 周以上者，可能出现去皮质状态或痴呆。

(三) 高血压性脑出血病情分级

脑出血患者意识状况分级可直接反映脑实质受损情况，与手术疗效密切相关。

(1) 1978 年第二届中华神经精神病学会把高血压性脑出血患者分 3 级。

Ⅰ级：浅昏迷、不全性瘫。

Ⅱ级：中度昏迷、完全性瘫、瞳孔等大或不等大。

Ⅲ级：深昏迷、完全性瘫、去大脑强直、双瞳孔散大。

(2) 王忠诚等根据出血后意识状况，将高血压性脑出血的意识状态分为 5 级，更有利于临床上确定手术与否和预后判断。

三、诊断

典型者诊断不难。50 岁以上，有高血压病史，在体力活动或情绪激动时突然起病，发展迅速 (在几分钟或几小时内)，早期有头痛、呕吐及意识障碍等颅内压增高症状，并有脑膜刺激征及偏瘫、失语等脑局灶体征，应考虑脑出血的诊断。要注意小量出血，即无头痛，又无意识障碍，而且脑脊液澄清等脑出血的诊断。随着近年高血压年轻化趋势，50 岁以下高血压性脑出血发病者已较常见。有上述表现时应做 CT 检查证实。

四、一般性治疗

急性期的主要治疗原则是：防止进一步出血，降低颅内压和控制脑水肿，维持生命功能和防治并发症。

(一) 保持安静

高血压性脑出血应就近于有条件的医院诊治，尽量减少搬动。在发病后的头 4 小时内，最好每小时、血压、脉搏、观察神志、呼吸、瞳孔 1 次，接着的 8h 内，每 2h1 次；以后则每 4h1 次，以便及时了解病情变化，直到病情稳定为止。合并脑水肿者在卧床时。宜将头位适当抬高，以利脑内静脉血回流，助于脑水肿的缓解迷者应侧卧位，以便口腔内分泌物自动流出，仰卧位可致舌后坠或分泌物流人气道，影响气体交换。有气管插管或气管切开者乃属例外。如廉者不能自动翻身时，应每 2h 左右翻身一次，同时要拍击背部，按摩受压部位，保持瘫痪肢体的主、被动活动与功能位置。但动作要轻柔。

（二）保持呼吸道通畅

是任何急重症处理中最基本的步骤，尤在抽搐和昏迷为主要表现的疾病中最为突出。保持呼吸道通畅的基本方法有：

(1) 昏迷患者头应侧位，预防分泌物和呕吐物吸入气道内。

(2) 及时雾化吸痰，吸降鼻咽、口、咽下部、气管上部的分泌物。

(3) 气管插管，乃是在呼吸骤停的抢救中气管切开前的一种临时性的应急手段。呼吸道通畅与否需要对呼吸频率、呼吸节律、呼吸的幅度、面色以及血气分析等指标做细致认真地观察后才能判定。其中以血气分析为最具参考价值。血气分析宜每日进行 1 ～ 2 次，尤在应用人工辅助呼吸时更是如此。如 PaO_2 在正常范围，可不必吸氧。若病情严重，PaO_2 下降时则需吸氧。吸氧的方式可用鼻导管，亦可用面罩或氧帐。吸入氧的浓度不宜太高。过高的氧浓度可通过颈动脉体的反射作用而抑制呼吸，使通气量减少，CO_2 蓄积，尤其在合并慢性肺疾患的患者更应注意此种现象。

(4) 必要时应气管切开：较长时间 (如超过 1 周) 深昏迷，呼吸节律障碍，需要辅助呼吸时皆为气管切开的适应证。

（三）稳定血压，保护心功能

脑出血的急性期是否降低血压存在着争议。主张降低血压者认为，降低血压可延缓脑内出血的扩展。不主张降低血压者认为，在脑出血时因血肿的占位效应和颅内增高使脑血流量已有所减少，如降低血压则有可能导致脑缺血。在临床实践中，一般认为脑出血伴脑水肿时静脉内适量应用作用时间短的降压药，以控制过高之血压 (如收缩压 ≥ 26.7kPa 或 200mmHg)，对防止进一步出血可能有益。须注意的是切勿将血压降得过低，一般宜维持在 20.0 ～ 21.3/12.0 ～ 13.3kPa(150 ～ 160/90 ～ 100mmHg)。脑出血本身能引起血压下降的情况极少。如患者血压下降时则应全身的原因。可能的原因有脱水、酸中毒、急性大出血、心肌梗死、肺栓塞、感染性休克、胰腺炎、消化道穿孔、急性肾上腺衰竭以及降压剂过量等。在病因明确之前，应将患者仰卧头低位氧、补液、输血，必要时应用升压药使血压维持在适当水平。一旦明确了病因，则应立即针对病因予以治疗。

（四）控制脑水肿，降低颅内压

一般认为降低颅内压和控制脑水肿以防止脑疝形成是急性期处理的一个重要环节，对挽救患者的生命可能有用。但 WHO1989 年的特别报告指出，甘露醇：甘油等脱水剂能作用于正常的脑组织，使正常脑组织缩小，有导致血肿进一步扩大的可能。因此用与不用脱水剂须视患者有无颅内压增高并权衡此疗法的利弊以后而定。如确有颅内压增高，尤其是有引起脑疝之可能时宜用 20% 甘露醇或 25% 山梨醇适量静脉滴注。如颅内压增高严重，还可同时应用呋塞米静脉滴注。应用脱水剂时须注意水电解质及酸碱平衡，尤应注意钾的补充和心肾功能，并记录液体出人量。

（五）营养的维持

脑出血患者由于意识障碍或延髓功能的异常而影响营养的摄入，所以，要予以补充。每日热量的补充以及糖、脂肪、蛋白质的多少和它们之间的比例须视患者的具体情况与营养师共同商定解决。水、盐的补充须视患者的液体丢失量及血清钠、钾、氯等电解质的水平而定。如患者出现心律失常、无力、腹胀、腱反射减弱乃低钾血症的表现。及时心电图检查和血清钾测定有助于肯定诊断。在补钾时，除了考虑血清钾水平以外还要注意患者的肾脏功能。如血清尿素氮 (BUN) 增高，补充钾盐基尤要小心。营养和水盐的补充有自行口服、鼻饲和静脉输入 3 种途径。原则上只要患者能自行口服则尽可能避免鼻饲。但如不能吞咽、呛咳、有吸入肺部的危险或昏迷者只要无反复呕吐则应鼻饲。起病后 3 日如神志仍不清楚，无呕吐及胃出血者，可鼻饲流质食物以保证营养。鼻饲时可注入混合奶、豆浆、米汤等，每次 200ml 左右，每 2 ～ 4h1 次，如自行口服和鼻饲仍不能满足机体对营养和水盐的需求时，才考虑静脉补充。

（六）排尿障碍

不习惯卧位排尿、意识障碍、旁中央小叶或额叶内侧面病损时皆可出现有排尿障碍。可为尿潴留亦可为尿失禁。对尿潴留患者应首先鼓励其排尿，必要时可予下腹部局部热敷或轻轻按摩。如确有困难或意识障碍者应考虑留置导尿。保留导尿时应间断开放导尿管，以利于膀胱功能的恢复。应尽可能建立患者的正常排尿功能，鼓励患者排尿。

（七）便秘的处理

脑出血患者应避免大便干结，适当进食富纤维素食物。如数天尚未排便宜用作用温和的药物如开塞露肛注，也可口服或鼻饲管内给以通便灵、驱气合剂等。

（八）注意患者的口腔护理

意识丧失者应去除假牙，保持口腔闭合，以免口腔和舌黏膜脱水、干裂。能自行进食者，早晚要刷牙，饭后要漱口，要注意清除饭后滞留在瘫疾侧颊黏膜及牙床之间的食物。

（九）烦躁不安的处理

对颅躁不安的患者应查明其原因，注意有无分泌物阻塞气道、尿潴留、头痛等情况，及时吸痰和导尿可使症状缓解。

(十)防治并发症

合并症是影响患者保全生命和病残恢复的重要因素，是处理脑卒中患者不可忽视的一方面。

1. 呼吸系并发症

(1) 肺部感染：是脑出血后最常见的死亡原因之一，故其防治极为重要。脑出血时合并肺部感染与意识障碍、长期卧床肺底淤血、吞咽困难、呛入或误吸入食物和上呼吸道分泌物等因素有关。合并肺部感染时可出现意识障碍进一步加深、发热、呼吸急促、咳嗽、咳痰、白细胞增多、中性粒细胞核左移，以及相应的体征和X线征象。定时翻身叩背，鼓励患者用力咳嗽，避免受凉以及必要时雾化吸入是预防肺部感染发生的关键。一旦发现肺部感染应及时做痰菌培养和药物敏感试验，以便选用敏感抗生素。如黏液栓或吸入异物阻塞了支气管应做支气管镜检并清除之。如吸出物含有胃内容物可用肾上腺糖皮质激素，对抗化学性肺炎或水肿可能有效。

(2) 肺栓塞：可与脑栓塞同时发生亦可为长期卧床后深部静脉血栓脱落所致。其临床表现取决于栓子的大小与栓塞的部位。如栓子较大栓塞了肺动脉或其较大的分支，则可引起急性右心衰竭、呼吸困难、发绀、咯血并常致休克。此种情况病死率极高，需要及早识别并及时手术。近年来有应用肺动脉导管技术将溶栓剂注射于受累动脉的局部而取得疗效者。如栓子较小或阻塞了肺动脉系统远端的小分支，则可无症状或仅有呼吸困难。胸部X线检查和血气分析有助于诊断。

(3) 肺水肿：偶见于重症出血者，系由于交感神经递质的大量释放而致体循环高压和急性心肌损害，从而引起急性左心衰竭是肺水肿最主要的成因，输液过多过快或脑部病变本身引起的抗利尿激素不适当分泌，有时亦可成为肺水肿的原因。肺水肿时患者端坐呼吸、大汗淋漓、咯粉红色泡沫痰、甚或有濒死感。必须紧急处理。首先保持呼吸道通畅，高流量吸入氧气，同时用呋塞米等快速利尿剂，并注意保护心功能。

2. 循环系合并症

高血压性脑出血的患者常伴有心脏异常。心脏异常可先于脑出血而存在。患脑出血后亦可诱发心律失常、心力衰竭等情况，分别需要予以抗心律失常、抗心力衰竭等治疗。

3. 消化系统并发症

(1) 消化道出血：多见于急性重症脑出血者，是预后不良者征兆。其发生与脑部病变引起的应急反应而致肾上腺皮质激素大量分泌有。临床上表现为呕血与黑粪，重者出现失血性休克。处理包括禁食、冰盐水洗胃、补液、局部和全身止血剂和抗酸剂(如西米替丁、雷尼替丁)应用，必要时可考虑输血和胃镜电灼止血，应停用肾上腺皮质激素。

(2) 呕吐：脑出血时患者可出现频繁呕吐。在此情况下应尽可能防止呕吐物吸入肺内。使患者处于侧卧位，并随时清除口腔呕吐物。

(3) 呃逆：脑出血患者出现持久的呃逆可见于脱水、心肌梗死、氮质血症、膈肌附近的刺激性病变和后颅凹出血。多数患者的呃逆约在一周后停止。除了治疗上述原发病以外，必要时可用氯丙嗪、甲氧氢普胺或奋乃静予以对症处理，也可应用针刺、中药制剂治疗。

4. 尿路感染

临床上表现为尿频、尿急、尿痛或尿失禁，有时可有发热和尿常规化验白细胞增多。脑出血后尿路感染多见于女性患者，或长期留置尿管者保持会阴清洁，鼓励患者自主排尿，尽可能避免导尿，如需要导尿严格无菌操作，则可减少尿路華染的机会。一旦发生尿路感染应及时做尿细菌培养和药物敏感试验，以便指导选用适当的抗生素。在有药敏结果之前可先用氨苄青素或氟哌酸等。

5. 压疮

如患者自己不能翻身，应每 2 小时左右帮助患者翻身一次，并按摩保护易受压的部位如枕部、骶尾部、外踝、股骨粗隆等处，并使患者交替处于仰卧、左右侧卧等位置。床垫须柔软，或用防压疮气垫，被单须清洁、干燥、无皱褶。受压点表面持续发红是皮肤受损的最早期体征，也是最重要最危险的信号。一旦发生压疮，最好的治疗是保持受压区皮肤干燥和清洁，免再受压，直至愈合。如局部皮肤发红时，可用 50% 的乙醇按摩，每日 10 次左右，同时可辅以 TDP 理疗。如水疱，则应局部涂予抗生素油膏。一旦破溃，则在 TDP 照射的同时需要外科换药。

6. 关节挛缩、僵硬与脱位

偏瘫患者可出现腕、肘、膝关节的屈曲挛缩，从而引起疼痛并影响患肢的功能恢复。肩手综合征可使患者出现剧烈的，难以忍受的疼痛。上肢近端无力时可引起肱骨头向前下滑脱，用悬带吊住患肢可防止此种情况发生。病后应坚持每 2h 进行患肢主、被动活动，可防止上述情况的发生。出现上述情况后，可进行按摩等物理治疗。

7. 深部静脉血栓形成

多见于长期卧床的患者，有些患者在发生肺栓塞之前可无临床表现。偶有小腿痛或肿胀、局部发热、静脉呈条索样，Homans 征阳性 (用力使足背屈时，膝后不适，为小腿静脉血栓形成之征)，可有低热和心动过速。预防深部静脉血栓形成最好的方法，是在发病的当天即开始肢体的主动与被动活动，经常变换体位，穿弹性袜等。

8. 发热

引起发热的原因有肺部感染、尿路感染、血栓性静脉炎以及丘脑下部受影响所致的中枢性发热。也有少数情况虽然作了血、尿检查及 X 线检查而及未能明确发热原因。治疗上最主要的是治疗原发病。如体温过高可用退热剂或物理降温。

9. 抑郁症

脑卒中后幸存者中约有 40% 伴有不同程度的抑郁症，明显地影响了患者功能恢复的速度与程度。故需要及早发现及早纠正。临床上可表现为头痛、失眠、焦虑不安、孤独、少语、自理能力下降、缺乏生存的信心甚或有自杀企图等。治疗上除心理治疗外可选用抗抑郁药物。

(十一)恢复期治疗

恢复期治疗主要是加强瘫痪肢体的主动与被动运动锻炼，配合物理疗法、针灸疗法，以促进功能恢复；失语者积极进行言语训练。继续控制血压，给予适当的改善脑循环及代谢的药物。

五、高血压性脑出血外科手术治疗

(一)血压性脑出血外科治疗综述

1. 关于手术方式

对高血压性脑出血手术治疗，最初是由 HaruegCushinggf 于 l903 年提出的。1933 年 PemField 报道了 2 例高压性脑出血手术成功。1960 年英国 Mckissock 等对 180 例高血压性脑出血进行了前瞻性性研究，随机分为手术及内科保守治疗组，结果两组病死率无显著性差异(手术组 60%，保守组 51%，P ＞ 0.05)，否定了手术的优越性。因当时对出血部位的诊断主要依据临床表现及 50 年代后的脑血管造影，对高血压性脑内血肿的定位定量诊断均有所限。CT 问世后，对脑出血的诊断可准确定位定量，并可依据出血情况判断预后，大大提高了手术成功率，明显降低了脑出血病死率及致残率，逐渐确立了手术治疗高血压性脑内血肿的地位。

据资料统计，高血压性脑出血单纯保守治疗病死率可达 50% ～ 70%。近年来随着 CT 的问世及普及，外科手术治疗的广泛采用与技术、器械的不断改进，该病致残率、病死率已明显下降。但就手术适应证及手术方式的选择，尤其是手术方式的选择，国内外迄今无统一的标准。究其原因可能为：

(1) 缺乏在相同条件下适当的具有可能性内外科治疗比较的资料。

(2) 缺用于比较不同地区(或治疗单位)的治疗结果。

(3) 缺乏对术后患者较长期的严格随访。

(4) 由于高血压脑出血临床特殊性，研究时很难真正随机分组及患者和研究人员在分组前对将接受的治疗方法的预知。

(5) 难以采用盲法判断疗效，使结果判断难以避免主观偏差，导致客观性和真实性不强。目前，高血压性脑内血肿的主要手术治疗方式可归纳为三类：

1) 穿刺抽(碎)吸引流手术。

2) 小骨窗开颅直视下清除血肿区。

3) 骨瓣开颅直视下清除血肿。

三种方法治疗的核心即是血肿区，目的在于清除血肿、降低颅内压、保证脑脊液循环通畅、减少血肿分解产物的刺激，阻断或减轻脑出血带来的病理危害，挽救患者生命，同时给受伤(而非损毁)的神经元创造有利的功能恢复环境。

由于脑出血是一个多种复杂变量参与的病理过程，决定了其不可能拘于以一个固定治疗模式。姜勇等对 1025 例高血压脑出血手术适应证多因素分析并建立数字模型，认为高血压脑出血手术治疗方法的选择应考虑：年龄、出血部位、出血量、血肿形态、发病至就诊时间、中线结构、脑室等22项变量。所以，高血压性脑出血须采用个体化治疗原则，才能有效地降低患者残死率，提高整体治疗水平。

2. 关于手术适应证

目前手术指征的选择，国内外尚无统一的标准，不同资料，不同单位，对手术适应证的考虑多有差别。Ransohoff等指出，凡病情迅速恶化，血压、呼吸需药物及人工维持，均不应考虑手术。Kanaya等对一组病例进行了回顾性研究，认为：无明显意识障碍的患者，无论采用哪种治疗，结果都好；已有明显意识障碍但尚未出现脑疝者，外科治疗优于内科；深昏迷、双瞳扩大，生命征趋于衰竭者，内、外科疗法无不理想。目前多数学者以血肿量、意识状况来决定手术适应证，即大脑半球出血≥30ml，小脑出血≥10ml，意识处于中浅昏迷或由清醒转入昏迷者。有些学者认为，应从降低患者致残率，从神经功能恢复等角度考虑。王忠诚等认为，如下几点应作为手术与否的主要因素。

(1) 出血部位：浅部出血要优先考虑手术，如皮质下、壳核及小脑出血。急性脑干出血手术很少成功。

(2) 出血量：通常大脑半球出血量大于，有手术指征。

(3) 病情的演变：出血后病情进展迅猛，短时内即陷入深昏迷，多不考虑手术。

(4) 意识障碍：神智清醒多不需手术，发病后意识障碍轻微，其后缓慢加深，以及来院时意识中度障碍者，应积极进行手术。

(5) 其他：年龄不应作为考虑手术的因素。发病后血压升高≥26.6/16kPa(200/100mmHg)、眼底出血，病前有严重的心、肺、肾等疾患，多不宜手术。随着立体定向及CT引导定位的发展，血肿单纯穿刺吸引、血肿破碎吸引以及注药溶解血肿等方法，清除血肿已变得简单易行、创伤小，不需全身麻醉即可施行。因此，上面提出的适应证还可以放宽。

现临床上已被多数人接受的手术适应证大致如下：

1) 出血后保留一定程度的意识及神经功能，其后逐渐恶化，但脑疝表现尚不明显，说明原发性损害还有逆转的可能，病情的恶化常与颅内压增高密切相关。因此，手术很可能挽救生命，应积极予以考虑。

2) 小脑出血：由于出血靠近脑干，而且在出现不可逆转，恶化之前，多无明显先兆。为了防止上述情况发生，手术是唯一有效的治疗手段，除非临床症状轻微、出血量很少(＜10ml)者。

3) 手术清除血肿对神经功能恢复的评价尚不肯定，理论上讲是有意义的，但在临床方面还不能完全证实。因此，在选择手术时，要想到这一点。

4) 脑干出血急性期手术很少成功，如并发脑室出血，出现脑积水，可根据情况行脑室外引流或分流术。

5) 对出血原因诊断不清，疑为血管畸形、动脉瘤或脑瘤卒中者，宜进一步明确诊断后再决定治疗方法，除非为挽救生命之需要可行开颅手术清除血肿。

另外，根据意识状态选择手术适应证的观点大致如下：I 级患者多为皮质下或壳核出血，且血量不多，一般不需手术。但当出血量较大(＞30ml)时也可考虑清除血肿，以加速或有利于恢复。V 级患者由于已处晚期，手术很难奏效，故很少考虑。III级患者最适宜手术治疗。II、IV级患者绝大多数也适于手术。但II级如出血量不多也可先采取内科疗法，根据病情变化再定。IV级如高龄、体弱、病情进展较快并已出现脑疝，估计预后不佳者，也不考虑手术。

3. 关于手术时机

高血压性脑出血的手术时机迄今尚未有一致看法，归纳起来，曾经有下列几种意见。

(1) 超早期手术：在出血 7h 内手术。

(2) 早期手术：在出血后 8 ～ 24h 手术。

(3) 中期手术：在出血后 1 ～ 6d 手术。

(4) 晚期手术：在出血 7d 后手术。

近年以来，主张早期或超早期手术者日益增多。主要基于高～血压脑出血病理生理来考虑：高血压脑出血常在发病后 20 ～ 30min 形成血肿，以后出血大多自行停止，7 ～ 8h 后，血肿周围的脑组织出现水肿并逐渐加重，导致颅内压进一步增高，临床症状随之加重，24 ～ 48h 脑水肿达高峰，血肿越大，脑水肿越严重，以致造成脑疝而致命，超早期手术强调一经确诊血肿，则及时手术，患者预后和手术早晚密切相关，手术越早，效果越好，早期血肿清肿，解压迫、避免水肿加剧，改善血供，利于神经功能恢复和挽救患者的生命，亚急性期后，脑组织受压较久，发生缺血变性、坏死，即使解除压迫，近期恢复也差。

一组 205 例脑出血尸检资料表明，80% 患者死于 24h 内；另一组临床死亡病例中，24% 死于 24h 内，44％死于 48h 内；70% 死于 1 周内。由此可见，大部分死亡病例都在出血后早期内死亡。Popo 对脑出血患者采用颅内压监测，证实颅内压确有一过性增高。因此，支持早期手术，以解决高颅压问题。事实上，Kaneko(1977，1981) 等报道的两组(38 例，100 例) 超早期 (7h 内) 手术结果是最有说服力的，不论从病死率 (7% ～ 8%) 及预后恢复方面 (63% 生活自理，26% 部分自理) 均大大优于以往报道。由上可见，过分等待“病情的稳定”，势必使多数患者失掉抢救机会。因此，对条件适合的病例，应该早期或超早期手术，及早减轻血肿对脑组织的压迫，打破出血后一系列继发性改变所致的恶性循环，以提高治愈率及生存质量。

(二)高血压性脑出血手术方法的选择

1. 骨瓣开颅手术

骨瓣开颅清除血肿时多需全身麻醉，手术创伤大，增加患者负担。优点是可以在直视下彻底清除血肿，达到立即减压的目的，且止血满意。如术前病情严重，脑水肿明显，术毕时颅压下降不明显，还可顺便做去骨瓣减压、血肿腔内留置引流管，以引流血性脑脊液，使顺利度过术后反应期。对出血破入脑室者，开颅前可行侧脑室穿刺置管，释放适量脑脊液，降低颅压。术中待脑内血肿清除后，还可经该引流管缓慢注入生理盐水，将积存于脑室内的血肿，通过血肿腔冲出，术后持续引流数日。

目前，骨辦开颅术多用于出血部位不深，出血量大、中线移位严重、伴有较重的脑水肿、术前病情分级在Ⅲ级以上并已有脑疝形成，但出血时间较短的患者，或脑皮层下出血不能完全排除脑 AVM 破裂、脑瘤卒中出血者。

2. 小骨窗开颅显微镜下血肿清除术

小骨窗技术的兴起和发展，在于其切口小，不损毁患者的外貌；针对每个患者来个体化设计手术，充分利用颅内解剖空隙或避开脑功能区，以精巧的通道直抵病变区域；可最小限度牵拉脑组织，减少了手术中的醳源性损伤；切口小、开关颅时间短；术中出血少，术后并发症少，患者恢复快，住院时间缩短，这都是该技术的长处。另外，手术不应是以单纯追求小切口、小骨窗为目的的神经外科手术，而是以最大限度减少中枢神经组织及其手术路径组织的手术创伤，最大限度地保护其功能为目的的微创神经外科手术技术。该手术是根据门镜成像原理，通过“门洞”效应，可以窥看远距离广大范围内的结构，对颅内深在病变实施相对较小开颅术的显微神经外科手术。

小骨窗开颅适用于基底节、丘脑、小脑、脑室内血肿形成。

3. 钻颅引流清除血肿

CT 问世前，由于对血肿部位及出血量不能作出准确判断，而穿刺前、后无法比较抽出量所占全部血量的比例，因此效果不佳。随着 CT 的出现及临床和研究试验的不断深入，治疗的方法的改进，穿刺吸除血肿由于创伤小，操作简便，目前已日益受到瞩目，并被广泛采用。

通过分析 185 例高血压脑出血患者研究立体定向手术治疗高血压性脑出血的适应证和禁忌证，入院病例中 120 例为壳核出血，21 例为丘脑出血，14 例为皮质下出血，3 例为其他原因所致。他们得出 CT 引导的高血压性脑出血立体定向清除术的绝对适应证为适合于行传统开颅血肿清除术的患者，相对适应证为神经功能中度受损的患者，禁忌证为老年患者及神经功能严重受损和合并有慢性疾病的患者。而多数研究 CT 引导的高血压脑出血定向钻颅术的专家认为，此方法适用于无脑疝征象的老年或高危患者，但尚未见确切的手术适应证报道。综合近年有关文献，定向钻颅术对于基底节区、丘脑和脑室内出血的患者似乎益处更大。

穿刺吸除血肿的依据：

(1) 利用 CT 导向或立体定向技术将穿刺针或吸引管准确置于血肿中心，在抽吸血肿时，可以防止对周围组织的损伤。

(2) 临床实践证明，即使开颅手术，也无须将全部出血清除。因此，当出血量不是过大，首次穿刺如能吸除出血总量的 60% ～ 70%，颅内压及脑受压即可得到一定缓解，剩余部分可分次解决，以免颅压波动过大，中线复位过快出现意外。

(3) 术中抽吸压力可根据血肿性状掌握，有实验已计算出使用负压范围 (＜31.7kPa 或 0.2Atm) 以保证安全。

(4) 计算吸出总量，对残留血肿可注入尿激酶、肝素等进行溶解，以利引流排出。

(5) 术后可用 CT 复查有无再出血，并及时采取相应的措施。

穿刺吸除方法：

(1) 根据 CT 定位，利用定向技术以血肿中心为靶点，确定穿刺点。穿刺点应选在血肿距头皮最近、无大血管或重要功能区处。

(2) 颅骨钻孔：采用常规头皮切口、乳突拉钩牵开、用颅钻钻孔；或在头皮行小切口后、乳突拉钩牵开、用颅钻钻孔。

(3) 或在头穿刺成功后，按术前计划行血肿直接吸除、血肿破碎吸除、血肿腔。内尿激酶溶解引流等。

(4) 脑实质出血量小于 40ml，可一次吸除出血量大，中线移位严重者，宜分次吸出。两次间隔时间依病情变化及复查 CT 所见而定，一般在 24h 左右。对血肿破入脑室者，可先吸除脑实质出血，再根据出血量行一侧或双侧脑室外引流，并可配合定期应用血肿液化剂。

钻颅吸除血肿法特别适用于幕上脑出血，如基底节出血、丘脑出血、脑实质出血、脑室出血。值得注意的是：由于本法难以一次抽净血肿，所以对出血量过大的患者尤其是已脑疝形成者，当穿刺效果不显著时，应及时采取相应措施，如改开颅手术。此外，对小脑出血者建议慎用。穿刺吸除血肿有其独特的优点，但应定位准确，适应证合理选择，抽吸方法、器械选择应科学微创。

4. 神经内镜技术

随着神经内镜的问世及配套机械设备的不断完善，神经内镜辅助下的显微手术治疗某些颅内疾病获得良好疗效。利用神经内镜辅助神经外科手术，可以缩小开颅范围，并放大手术野内解剖结构图像，增强局部光照，提高了手术效果，属微创神经外科的重要技术，促进了微创神经外科的发展。神经内镜技术在神经外科手术中的应用可分为 3 种类型：

(1) 单纯神经内镜手术 (ES)，即用内镜独立完成的手术。

(2) 内镜辅助的显微神经外科手术 (EAM)，就是在显微神经外科手术中，应用内镜辅助探查和处理显微镜难以发现的死角部位病变。

(3) 内镜控制显微神经外科手术 (ECM)，在神经内镜的照射系统及其显示系统引导下，应用常规的神经外科手术器械，通过小骨窗或锁孔外科来完成手术操作。与手术显微镜相比，神经内镜下手术有如下优点：

1) 内镜视管到达病变时可获得全景化视野，可对病变进行放大，辨认病变侧方和周围重要的神经、血管结构，引导切除周围病变组织。有角度的内镜显示一些手术显微镜难以达到的桥小脑角、基底池等部位。

2) 在术野较深在时，清晰程度明显优于手术显微镜。神经内镜用于高血压性脑出血治疗的报道已较常见。

（三）不同部位高血压脑出血的治疗方法选择

壳核出血包括侵及内囊和外囊的血肿以及血肿扩大突人岛叶或破入脑室者。虽然在高血压性脑出血中最常见，但治疗上亦争议最大。作者认为：血肿较小、神志清楚的患者，内科保守治疗可以获得良好的效果，而手术治疗则可能增加创伤，影响患者的神经功能恢复；深部巨大血肿，已重度昏迷的患者，不论接受何种治疗，预后总是很差；当血肿由小变大，患者由昏睡转至浅昏迷状态时，手术疗效较好。目前普遍认为，壳核出血的手术治疗可采用微创技术清除，以解除血肿的占位效应，迅速降低颅内压，减轻局部缺血，防止脑水肿发展，以利于脑神经功能恢复。因此，手术治疗一般选择 70 岁以下的病例，血肿量在 30ml 以上。血肿占位效应较大，中线移位较明显，或内科保守治疗病情进行性加重，患者意识状态一般处于昏睡至浅昏迷之间，GCS 评分不小于 5 分。

手术方法主要有骨瓣开颅血肿清除术、定向钻颅血肿抽吸术和小骨窗开颅血肿清除术。

2. 丘脑出血

是指出血源于丘脑或主要位于丘脑的血肿。巨大的丘脑血肿预后差，小量的丘脑血肿内科保守治疗预后较好。由于血肿位置深、开颅手术创伤大、效果差，所以血肿较小时不宜采取手术治疗。血肿较大时可以考虑采用立体定向血肿抽吸术治疗。如果血肿压迫第三脑室产生急性梗阻性脑积水则须行脑室外引流术。

3. 脑桥出血

多发生在脑桥顶盖与脑桥基底处，此处为基底动脉的旁正中穿支供血。微小的脑桥出血河，检查可发现，保守治疗预后尚好。血肿可破入第四脑室，如引起脑脊液系统梗阻可行脑室外引流。如果血肿位置偏向外侧，MRI 还可分辨出血肿的软脑膜包膜，采用显微手术经第四脑室底等入路，切开包膜清除血肿，有时会有良好的疗效。但脑桥出血往往预后较差。

4. 小脑出血

多发生在齿状核，小脑蚓部出血相对较少。由于后颅窝代偿空间小，一般认为当血肿量＞ 10ml 时就可能对脑干产生较大的压迫作用，或压迫第四脑室产生急性脑积水。因此对＞ 10ml 的血肿多主张采取积极的手术治疗清除之。如果有急性脑积水征象可行脑室外引流。

5. 脑叶皮质下出血

多为皮质下动脉穿支出血，少数是壳核外囊出血，沿阻力较小的白质延伸到与之相连的脑叶。血肿大多位于额叶或颞叶内。脑叶皮质下出血需要进一步检查以除外脑动、静脉畸形和其他脑血管畸形、肿瘤等。治疗方法的选择主要根据意识和血肿情况来定。在患者意识清醒时，应抓紧时机进行 MRI 或脑血管造影检查以明确诊断；如果患者意识状态下降或已需要急诊手术。手术一般采用大骨瓣开颅术，颞叶内侧的血肿易引起颞叶沟回疝，应积极及时手术。

6. 脑室内出血

虽然发病率低，但病情危重。根据 Graeb 脑室内出血评分标准，中、重度脑室内出血病死率高达 60% ～ 90%。小量的脑室出血有无梗阻性脑积水者可保守治疗，脑室出血量大、脑室铸型的治疗方法有单纯脑室外引流术、开颅脑室内血肿清除术。

(四) 高血压性脑出血的外科治疗效果

高血压性脑出血的手术疗效，由于各家选择病例不同，以及影响疗效因素很多，所以差异甚大。CT 应用前，手术病死率一般多在 50% 左右。目前，由于对血肿准确的定位，采用早期或超早期手术，病死率已明显下降。影响高血压性脑出血疗效因素的分析：

(1) 意识水平：意识水平可直接反映病情程度。因此，术前意识状态与手术疗效有极大关系。王忠诚将患者初诊时意识状态分为五级：Ⅰ神智清楚；Ⅱ嗜睡；Ⅲ浅昏迷；Ⅳ昏迷；Ⅴ深昏迷。国内近年报道了 120 例手术结果，术前无昏迷的 39 例，无死亡；浅至中度昏迷 50 例，死亡 8 例 (16%)；深昏迷 31 例，死亡 17 例 (54.8%)。由上可见，术前意识障碍越重，疗效越差。

(2) 出血量及部位：出血部位深浅与预后关系密切。显而易见，深部出血可直接影响脑重要结构，病死率颇高。通常皮质下壳核外侧出血者，手术疗效满意。丘脑出血则较差，脑干出血更差。小脑出血如诊断治疗及时，外科疗效明显优于内科。术前明显意识障碍者可无死亡。另一组 21 例小脑出血的报道，术后仅 2 例死亡。出血量多少和脑组织破坏及受压呈正相关。因此，出血量越多，预后也越差。但是从治疗角度看，出血部位更为重要。临床常可看到皮质下出血数十毫升，但患者意识障碍较轻。而丘脑少量出血时，多数即可陷入昏迷。关于不同出血部位和能否手术的问题，过去已有众多讨论，并已基本统一了认识。但对出血多少才适合手术，目前尚无定论。有人根据出血量占颅内容积的比例来决定手术与否，即出血量占幕上容积 4% 以下很少手术；4% ～ 5% 需考虑手术；6% ～ 21% 是手术绝对适应证；＞ 21% 者预后不佳，不考虑手术。也有人认为，皮质下出血＞ 30ml，壳核出血应手术。笔者认为，重要的是应根据病情分级、患者全身情况综合考虑，硬性规定多少量是不恰当的。但是从功能恢复角度来考虑，特别是在发病后早期采用穿刺吸除术者，手术尺度可以适当放宽，以争取好的疗效。

(3) 手术时机：脑出血致死病例大都在病后早期内死亡。因此，早期手术势必带来很多不理想的结局。但是早期需行手术者也多说明出血迅猛、出血量大，急需清除血肿减压。此类患者如不处理，恐生存机会极少。所以，从挽救生命出发，外科手术明显优于内科治疗。另外，根据脑出血后一系列病理生理变化，如能在这些继发性改变前采取措施，相信疗效是可以提高的，这也是提倡超早期手术的依据。事实上，其结果也是比较满意的。早年提出待出血平稳后再手术，虽然手术本身病死率可能降低，但实际的病死率及致残率并不能降低，使一些可以挽救神经功能的患者，丧失了机会，所以已不被人们接受。

(4) 手术方式：手术方式和疗效关系目前尚不好比较，但从发展趋势看，穿刺吸除法由于简便，患者负担小，反应轻，正在逐渐替代传统的开颅清除术，并已作出了一定成绩。如前所述，手术方式的选择还要根据病情、患者状况及各单位条件等多方面衡量决定。

(5) 其他：如年龄因素已被一些作者否定，但是年龄越大，越应除外并发疾患。又如病前患高病后血压及发病后血压≥ 26.6/16kPa(200/120mmHg)、伴眼底出血者，手术疗效差。术前合并心、肺、肾等疾患，影响手术疗效。

第三节　颅内静脉系统血栓形成

颅内静脉系统血栓形成 (CVT) 是由多种原因所致的脑静脉回流受阻的一组脑血管疾病，包括颅内静脉窦和脑静脉血栓形成。本病的特点为病因复杂，发病形式多样，诊断困难，容易漏诊、误诊，不同部位的 CVT 虽有其相应表现，但严重头痛往往是最主要的共同症状，约 80%～90% 的 CVT 患者都存在头痛。头痛可以单独存在，伴有或不伴有其他神经系统异常体征。以往认为颅内静脉系统血栓形成比较少见，随着影像学技术的发展，更多的病例被确诊。特别是随着 MRI、MRA 及 MRV(磁共振动静脉血管成像) 的广泛应用，诊断水平不断提高，此类疾病的检出率较过去显著提高。

本病按病变性质可分为感染性和非感染性两类。感染性者以急性海绵窦和横窦血栓形成多见，非感染性者以上矢状窦血栓形成多见。脑静脉血栓形成大多数由静脉窦血栓形成发展而来，但也有脑深静脉血栓形成 (DCVST) 伴发广泛静脉窦血栓形成，两者统称脑静脉及静脉窦血栓形成 (CVST)。

一、颅内静脉系统血栓形成的影像

(一) CT 扫描和 CTV

CT 扫描是诊断 CVT 有用的基础步骤，其直接征象是受累静脉内血栓呈高密度影，横断扫描可见与静脉走向平行的束带征；增强扫描时血栓不增强而静脉壁环形增强，呈铁轨影或称空三角征和 δ 征。束带征和空三角征对诊断 CVT 具有重要意义，但出现率较低，束带征仅约 20%～30%，空三角征约 30%。继发性 CT 改变主要包括脑实质内不符合脑动脉分布的低密度影 (缺血性改变) 或高密度影 (出血性改变)。国外研究资料表明，颅内深静脉血栓形成 CT 平扫的诊断价值，无论是敏感性或特异性均显著高于静脉窦血栓形成。应用螺旋 CT 三维重建最大强度投影法 (CTV) 来显示脑静脉系统，是近年来正在探索的一种方法。与MRA相比，CTV可显示更多的小静脉结构，且具有扫描速度快的特点。与DSA相比，CTV具有无创性和低价位的优势。Rodallec等认为疑诊CVT，应首选CTV检查。

（二）MRI扫描

MRI扫描虽具有识别血栓的能力，但影像学往往随发病时间不同而相应改变。急性期CVT的静脉窦内流空效应消失，血栓内主要含去氧血红蛋白，T_1WI呈等信号，T_2WI呈低信号；在亚急性期，血栓内主要含正铁血红蛋白，T_1WI和T_2WI均表现为高信号；在慢性期，血管出现不同程度再通，流空信号重新出现，T_1WI表现为不均匀的等信号，T_2WI显示为高信号或等信号。此后，信号强度随时间延长而不断降低。另外，MRI可显示特征性的静脉性脑梗死或脑出血。但是MRI也可能因解剖变异或血栓形成的时期差异出现假阳性或假阴性。

（三）磁共振静脉成像（MRV）

可以清楚地显示静脉窦及大静脉形态及血流状态，CVT时表现为受累静脉和静脉窦内血流高信号消失或边缘模糊的较低信号及病变以外静脉侧支的形成，但是对于极为缓慢的血流，MRV易将其误诊为血栓形成，另外与静脉窦发育不良的鉴别有一定的困难，可出现假阳性。如果联合运用MRI与MRV进行综合判断，可明显提高CVT诊断的敏感性和特异性。

（四）数字减影血管造影（DSA）

数字减影血管造影是诊断CVT的标准检查。CVT时主要表现为静脉期时受累、静脉或静脉窦不显影或显影不良，可见静脉排空延迟和侧支静脉通路建立，有时DSA的结果难以与静脉窦发育不良或阙如相鉴别。DSA的有创性也使其应用受到一定的限制。

影像检查主要从形态学方面为CVT提供诊断信息，由于各项检查可能受到不同因素的限制，因此均可以出现假阳性或假阴性结果。

（五）经颅多普勒超声（TCD）检查

经颅多普勒超声技术对脑深静脉血流速度进行探测，可为CVT的早期诊断、病情监测和疗效观察提供可靠、无创、易重复而又经济的检测手段。脑深静脉血流速度的异常增高是脑静脉系统血栓的特征性表现，且不受颅内压增高及脑静脉窦发育异常的影响。在CVT早期，当CT、MRI、MRV甚至DSA还未显示病变时，脑静脉血流动力学检测就反映出静脉血流异常。

二、临床表现

近年来的研究认为，从新生儿到老年人均可发生本病，但多见于老年人和产褥期妇女，也可见于长期疲劳或抵抗力下降的患者，男女均可患病，男女发病比为1.5∶5，平均发病年龄为 37～38 岁，CVT 临床表现多样，头痛是最常见的症状，约 80%的患者有头痛。其他常见症状和体征有视盘水肿、局灶神经体征、癫痫及意识改变等。不同部位的 CVT 临床表现有不同特点。

(一)症状与体征

1. 高颅压症状

由脑静脉梗阻导致高颅压者，多存在持续性弥散或局灶性头痛，通常有视盘水肿，还可出现恶心、呕吐、视物模糊或黑、复视、意识水平下降和混乱。

2. 脑局灶症状

其表现与病变的部位和范围有关，最常见的症状和体征是运动和感觉障碍，包括脑神经损害、单瘫、偏瘫等。

3. 局灶性癫痫发作

常表现为部分性发作，可能是继发于皮质静脉梗死或扩张的皮质静脉“刺激”皮质所致。

4. 全身性症状

主要见于感染性静脉窦血栓形成，表现为不规则高热、寒战、乏力、全身肌肉酸痛、精神委靡、咳嗽、皮下瘀血等感染和败血症症状。

5. 意识障碍

如精神错乱、躁动、谵妄、昏睡、昏迷等。

(二)常见的颅内静脉系统血栓

1. 海绵窦血栓形成

最常见的是因眼眶部、上面部的化脓性感染或全身感染所引起的急性型；由后路(中耳炎)及中路(蝶窦炎)逆行至海绵窦导致血栓形成者多为慢性型，较为少见。非感染性血栓形成更少见。常急性起病，出现发热、头痛、恶心、呕吐、意识障碍等感染中毒症状。疾病初期多累及一侧海绵窦，眼眶静脉回流障碍可致眶周、眼睑、结膜水肿和眼球突出，眼睑不能闭合和眼周软组织红肿；第Ⅲ、Ⅳ、Ⅵ对脑神经及第Ⅴ对脑神经 1、2 支受累可出现眼睑下垂、眼球运动受限、眼球固定和复视、瞳孔扩大，对光反射消失，前额及眼球疼痛，角膜反射消失等；可并发角膜溃疡，有时因眼球突出而眼睑下垂可不明显。因视神经位于海绵窦前方，故视神经较少受累，视力正常或中度下降。由于双侧海绵窦由环窦相连，故多数患者在数日后会扩展至对侧。病情进一步加重可引起视盘水肿及视盘周围出血，视力显著下降。颈内动脉海绵窦段感染和血栓形成，可出现颈动脉触痛及颈内动脉闭塞的临床表现，如对侧偏瘫和偏身感觉障碍，甚至可并发脑膜炎、脑脓肿等。

2. 上矢状窦血栓形成

多为非感染性，常发生于产褥期；妊娠、口服避孕药、婴幼儿或老年人严重脱水，以及消耗性疾病或恶病质等情况下也常可发生；少部分也可由感染引起，如头皮或邻近组织感染。也偶见于骨髓炎、硬膜或硬膜下感染扩散引起上矢状窦血栓形成。

急性或亚急性起病，最主要的临床表现为颅内压增高症状，如头痛、恶心、呕吐、视盘水肿、展神经麻痹，1/3 的患者仅表现为不明原因的颅内高压，视盘水肿可以是唯一的体征。上矢状窦血栓形成患者，可出现意识一精神障碍，如表情淡漠、呆滞、嗜睡及昏迷等。多数患者血栓累及一侧或两侧侧窦而主要表现为颅内高压。血栓延伸到皮质特别是运动区和顶叶的静脉可引起全面性、局灶性运动发作或感觉性癫痫发作，伴偏瘫或双下肢瘫痪。旁中央小叶受累可引起小便失禁及双下肢瘫痪。累及枕叶视觉皮质可发生黑矇。婴儿可表现喷射性呕吐，颅缝分离，囟门紧张和隆起，囟门周围及额、面、颈、枕等处的静脉怒张和迂曲。老年患者一般仅有轻微头昏、眼花、头痛、眩晕等症状，诊断困难。腰椎穿刺可见脑脊液压力增高，蛋白含量和白细胞数也可增高，磁共振静脉血管造影 (MRV) 有助于确诊。

3. 侧窦血栓形成

侧窦包括横窦和乙状窦。因与乳突邻近，化脓性乳突炎或中耳炎常引起单侧乙状窦血栓形成。常见于感染急性期，以婴儿及儿童最易受累，约 50% 的患者是由溶血性链球菌性败血症引起，皮肤、黏膜出现瘀点、瘀斑一侧横窦血栓时可无症状，当波及对侧横窦或窦汇时常有明显症状。侧窦血栓形成的临床表现如下：

(1) 颅内压增高：随病情发展而出现颅内压增高，常有头痛、呕吐、复视、头皮及乳突周围静脉怒张、视盘水肿，也可有意识或精神障碍。当血栓经窦汇延及上矢状窦时，颅内压更加增高，并可出现昏迷、肢瘫和抽搐等。

(2) 局灶神经症状：血栓扩展至岩上窦及岩下窦，可出现同侧展神经及三叉神经眼支受损的症状；约 1/3 患者的血栓延伸至颈静脉，可出现舌咽神经 (Ⅸ)、迷走神经 (Ⅹ) 及副神经 (Ⅺ) 损害的颈静脉孔综合征，表现为吞咽困难、饮水呛咳、声音嘶哑、心动过缓和患侧耸肩、转颈力弱等神经受累的症状。

(3) 感染症状：表现为化脓性乳突炎或中耳炎症状，如发热、寒战、外周血白细胞计数增高，患侧耳后乳突部红肿、压痛、静脉怒张等。感染扩散可并发化脓性脑膜炎、硬膜外 (下) 脓肿及小脑、颞叶脓肿。

4. 脑静脉血栓形成

(1) 脑浅静脉血栓形成：一般症状可有头痛、咳嗽，用力、低头时加重，可有恶心、呕吐、视盘水肿、颅压增高、癫痫发作，或意识障碍；也可出现局灶性损害症状，如脑神经受损、偏瘫或双侧瘫痪。

(2) 脑深静脉血栓形成：多为急性起病，1 ～ 3d 达高峰。因常有第三脑室阻塞而颅内压增高，出现高热、意识障碍、癫痫发作，多有动眼神经损伤、肢体瘫痪、昏迷、去皮质状态，甚至死亡。

三、诊断

颅内静脉窦血栓形成的临床表现错综复杂，诊断比较困难。对单纯颅内压增高，伴或不伴神经系统局灶体征者，或以意识障碍为主的亚急性脑病患者，均应考虑到脑静脉系统血栓形成的可能。结合 CTV、MRV、DSA 等检查可明确诊断。

四、治疗

治疗原则是早诊断、早治疗，针对每一病例的具体情况给予病因治疗、对症治疗和抗血栓药物治疗相结合。对其他促发因素，必须进行特殊治疗，少数情况下考虑手术治疗。

（一）抗感染治疗

由于本病的致病原因主要为化脓性感染，因此抗生素的应用是非常重要的。部分静脉窦血栓形成和几乎所有海绵窦血栓形成，常有基础感染，可根据脑脊液涂片、常规及生化检查、细菌培养和药敏试验等结果，选择应用相应抗生素或广谱抗生素，必要时手术清除原发性感染灶。因此，应尽可能确定脓毒症的起源部位并针对致病微生物进行治疗。

（二）抗凝治疗

普通肝素治疗 CVT 已有半个世纪，已被公认是一种有效而安全的首选治疗药物。研究认为，除新生儿不宜使用外，所有脑静脉血栓形成患者只要无肝素使用禁忌证，均应给予肝素治疗。头痛几乎总是 CVT 的首发症状，目前多数主张对孤立性头痛应用肝素治疗。肝素的主要药物学机制是阻止 CVT 的进展，预防相邻静脉发生血栓形成性脑梗死。抗凝治疗的效果远远大于其引起出血的危险性，无论有无出血性梗死，都应使用抗凝治疗。普通肝素的用量和给药途径还不完全统一。原则上应根据血栓的大小和范围，以及有无并发颅内出血综合考虑，一般首剂静脉注射 3000 ～ 5000U，而后以 25000 ～ 50000U/d 持续静脉滴注，或者 12500 ～ 25000U 皮下注射，每 12h 测定 1 次部分凝血活酶时间 (APTT) 和纤维蛋白原水平，以调控剂量，使 APTT 延长 2 ～ 3 倍，但不超过 120s，疗程为 7 ～ 10d。也可皮下注射低分子量肝素 (LMWH)，可取得与肝素相同的治疗效果，其剂量易于掌握，且引起的出血发病率低，可连用 10 ～ 14d。此后，在监测国际标准化比值 (INR) 使其控制在 2.5 ～ 3.5 的情况下，应服用华法林治疗 3 ～ 6 个月。

（三）扩容治疗

对非感染性血栓者，积极纠正脱水，降低血液黏度和改善循环。可应用羟乙基淀粉 40(706 羧甲淀粉)、低分子右旋糖酐等。

（四）溶栓治疗

目前尚无足够证据支持全身或局部溶栓治疗，如果给予合适的抗凝治疗后，患者症状仍继续恶化，且排除其他病因导致的临床恶化，则应该考虑溶栓治疗。脑静脉血栓溶栓治疗采用的剂量差异很大，尿激酶每小时用量可从数万至数十万单位，总量从数十万至上千万单位。阿替普酶用量为 20 ～ 100mg。由于静脉血栓较动脉血栓更易溶解，且更易伴发出血危险，静脉溶栓剂量应小于动脉溶栓剂量，但具体用量的选择应以病情轻重及改变程度为参考。

（五）对症治疗

伴有癫痫发作者给予抗癫痫治疗，但对于所有静脉窦血栓形成的患者是否都要给予预防性抗癫痫治疗尚存争议。对颅内压增高者给予静脉滴注甘露醇、呋塞米、甘油果糖等，同时加强支持治疗，给予 ICU 监护，包括抬高头位、镇静、高度通气、监测颅内压以及注意血液黏度、肾功能、电解质等，防治感染等并发症，必要时行去除出血性梗死组织或去骨瓣减压术。

（六）介入治疗

在有条件的医院可进行颅内静脉窦及脑静脉血栓形成的介入治疗，利用静脉内导管溶栓。近年来，采用血管内介入局部阿替普酶溶栓联合肝素抗凝治疗的方法，取得较好疗效。但局部溶栓操作难度大，应充分做好术前准备，妥善处理术后可能发生的不良事件。

第四节　脑梗死

脑梗死又称缺血性脑卒中，是指颈内动脉系统和（或）椎 - 基底动脉系统因缺血导致脑组织的缺血、缺氧，进而发生坏死、软化，引起神经功能障碍的疾病。脑梗死类型包括动脉粥样硬化血栓形成性脑梗死、栓塞性脑梗死、出血性脑梗死、腔隙性脑梗死、多发性脑梗死和分水岭脑梗死等。脑组织坏死后吸收水分而液化，尸检时触摸坏死后脑组织变软，故又称脑软化。

由于颈内动脉或脑动脉管壁粥样硬化在某些条件下逐渐进展形成血栓，使管腔狭窄甚至闭塞，导致局灶性脑供血不足；或异常物体（心脏赘生物、脂肪、空气、肿瘤细胞等）随血液循环进入颈内动脉或脑动脉，造成血流被阻断或血流量骤减，导致相应供血区域脑组织缺血、缺氧而发生软化、坏死。前者称为动脉硬化性血栓形成性脑梗死，占本病的 40% ～ 60%；后者称为栓塞性脑梗死，占本病的 15% ～ 20%。腔隙性脑梗死系高血压小动脉硬化引起的脑动脉深穿支闭塞形成的微小梗死，少数病例可由动脉粥样硬化斑块脱落崩解导致的微栓塞引起，病灶直径＜ 1.5cm。发病率占脑梗死的 20% ～ 30%。

脑梗死约占全部脑卒中的 75%，病死率平均 10% ～ 15%。致残率极高，且极易复发，复发性脑梗死的病死率会大幅度增加。

一、动脉粥样硬化性血栓形成性脑梗死

（一）影像表现

1. 脑 CT

脑 CT 平扫是最常用的检查，但大部分的病例在起病超早期阶段 (4 ～ 6 小时)CT 不易发现异常，只有部分大面积梗死可见一些轻微的改变，如大脑中动脉高密度征、皮质边缘 (岛叶) 及豆状核区灰白质分界不清楚、脑沟变平、消失等。

需要指出的是：早期脑梗死出现 CT 上的变化最早需要 3 ～ 6 小时，晚的要 24 小时或者更长时间才出现典型表现。大部分病例在 24 小时后显示边界较清晰的低密度灶，但是对皮质或皮质下＜ 5mm 的梗死灶，尤其是后颅窝的脑干和小脑梗死很难检出。如果临床上有典型的脑梗死症状而 CT 表现阴性时，应该在 24 小时内复查，或行 MRI 检查，以免漏诊。

在头颅 CT 平扫影像上如果看到颅内动脉，如颈内动脉、大脑中动脉、基底动脉或其他大动脉密度增高 (CT 值 77 ～ 89HU)，此种征象称为颅内动脉密度增高征，即使没有看到其他异常，也要高度怀疑超急性脑梗死的可能。走行于大脑外侧裂的大脑中动脉血栓形成时，密度增高，在头颅 CT 平扫轴位影像上呈点状致密影，称为大脑中动脉点征。

脑梗死进入亚急性期时，水肿明显吸收，占位效应减弱或消失。多数情况下在 CT 平扫影像仍表现为低密度影，边界较急性期清楚；但有少数患者表现等密度病变，不易被发现，即所谓“雾”状效应，原因是病变区内一些密度高低不同的成分混合在一起的平均效应 (水、类脂质、空腔等低密度物质混合血液、钙化、铁质等高密度成分)。此时做增强扫描，非常有助于诊断。注射造影剂后，典型的脑梗死表现为脑回样增强，梗死区大脑皮质的脑回和基底神经节的神经核团增强。

当脑梗死进入慢性期，缺血坏死的脑组织被吞噬细胞清除，遗留含脑脊液的空腔，伴胶质增生，病变区仍为低密度，其 CT 值近似脑脊液，边界清楚，但体积缩小，患侧脑室扩大，蛛网膜下隙包括脑裂、沟、池增深、增宽，伴或不伴局部脑萎缩。

脑梗死随着时间的推移呈动态演变的过程，动态影像学检查可显示其急性期、亚急性期和慢性期的演变。

如需排除肿瘤、炎症、血管畸形等疾病，可进一步行 CTA、CT 灌注成像或注射造影剂增强显像，增强扫描能够提高病变的检出率，协助定性诊断。

2. 脑 MRI

MRI 对脑部缺血性损害的检出率优于 CT，弥散加权像能在脑梗死发生的 0.5 ～ 4 小时发现缺血组织的大小、部位，甚至可以显示皮质下、脑干和小脑的小梗死灶，发病 6 小时后梗死灶几乎都能在脑 MRI 的弥散加权成像上显示为高信号，远远早于 T_2 等常规序列。早期梗死的诊断敏感性可达到 88% ～ 100%，特异性达到 95% ～ 100%，这是 MRI 扫描的优势。灌注加权像 (PWI) 是静脉注射顺磁造影剂后显示脑组织相对血流动力学改

变的成像。灌注加权改变的区域较弥散加权改变范围大，目前认为弥散－灌注不匹配区域为缺血半暗带。

标准的 MRI 序列 (T_1、T_2 和质子相) 对发病几个小时内的脑梗死不敏感，在梗死亚急性期 T_1 加权像可显示低信号、T_2 加权像显示高信号。

在脑梗死亚急性期，由于血－脑屏障破坏，蛋白质大分子渗入病变区，此时梗死区仍呈长 T_1、长 T_2，但 T_1 值、T_2 值略有缩短。MRI 增强剂钆喷酸葡胺也为蛋白样大分子，血－脑屏障的破坏与梗死区过度灌流，在发病第 2 ～ 3 日强化最明显，与 CT 增强的形状相同，呈脑回样强化。

如果脑梗死面积小，慢性期的 MRI 表现可逐渐恢复，在 T_1 与 T_2 加权影像上逐渐接近正常。如果梗死面积大，则可囊变与软化，其 T_1 与 T_2 更长，信号与脑脊液相同，边界清晰。在磁共振液体衰减反转恢复序列影像上因梗死灶周围胶质细胞增生呈高信号，并伴有局限性脑萎缩征象，如脑室扩大、脑沟加宽。

3. 其他检查

颈动脉彩色多普勒超声、经颅多普勒超声、MRA、CTA、DSA，可明确脑动脉及颈动脉有无狭窄或闭塞。经颅多普勒超声对判断颅内外血管狭窄或闭塞、血管痉挛、侧支循环建立程度有帮助，有人主张可用于溶栓治疗的监控，对预后判断有参考意义。MRA、CTA 是无创的检查，对判断受累血管情况、治疗效果有一定帮助。

DSA 是血管检查的“金标准”，已经达到微创、低风险水平，在开展血管内介入诊断、动脉内溶栓、取栓和球囊血管扩张及支架血管内成形治疗、治疗效果判断等方面有得天独厚的优势。

（二）临床表现

1. 主要临床表现

动脉粥样硬化性血栓形成性脑梗死以中老年人多见，多见于伴有高血压、动脉粥样硬化、冠心病、糖尿病、高脂血症及吸烟、饮酒等不良嗜好者；血栓形成性脑梗死起病缓慢，从发病到病程高峰由数十分钟到数天时间不等，常在睡眠中或安静休息时发生，约 1/4 的患者曾有短暂性脑缺血发作病史。

临床症状与脑损害的部位、闭塞血管的大小及缺血程度、既往慢性疾病，以及是否并发其他重要脏器损害等情况有密切关系。轻者可以完全没有症状，即无症状性脑梗死；也可以表现为反复发作的肢体瘫痪或眩晕，即短暂性脑缺血发作。重者有肢体瘫痪、急性昏迷，甚至死亡；如病变影响大脑皮质，还可以在急性期 (1 天内发病最高) 出现癫痫发作。常见症状有以下几种：

(1) 主观症状：头痛、头昏、头晕、眩晕、恶心、呕吐、运动性和 (或) 感觉性失语等。

(2) 脑神经症状：双眼向病灶侧凝视，中枢性面舌瘫，饮水呛咳、吞咽困难 (假性延髓性麻痹)。

(3) 躯体症状：不同程度肢体偏瘫、偏身感觉减退、步态不稳、大小便失禁等。

(4) 并发症 / 后遗症：卒中后抑郁、血管源性痴呆、血管源性帕金森综合征等。

2. 临床分类及表现

根据不同的分类标准可有多个分类方法，常见的是以下两种分类：

(1) 根据梗死的发病时间、进展速度及严重程度，可将动脉硬化性脑梗死分为以下 4 种类型：

1) 完全型脑梗死：一般病情较重，完全性偏瘫最为常见，发病 6 小时内病情即达到高峰。

2) 稳定型脑梗死：发病后病情倾向于稳定无明显变化，一般认为颈内动脉系统缺血发作 24 小时以上或椎 - 基底动脉系统缺血发作 72 小时以上，病情稳定无进展可考虑稳定型脑梗死。此类型脑 CT 所见多数情况下能发现与临床症状相符的梗死灶，这也提示脑组织已经有不可逆的损害。

3) 进展型脑梗死：指梗死发生 6 小时～ 2 周后病情仍在进行性加重，约占 40%。造成病情进展原因很多，如血栓的扩展、其他血管或侧支血管的阻塞、脑水肿、高血糖、感染、心肺功能不全、电解质紊乱等，最常见的是前两种原因。

4) 可逆性缺血性神经功能缺损：是指缺血性局灶性神经动能障碍多在 72 小时内才完全恢复，最长不超过 3 周，不遗留任何症状。脑 CT 无阳性梗死病灶。

(2) 根据病变累及的血管不同，主要分为以下两类：

1) 颈内动脉系统

①颈内动脉闭塞：有症状者可以有类似于大脑中动脉闭塞的症状，如病灶对侧偏瘫、偏身感觉减退、同向性偏盲、Homer 征 (患侧瞳孔缩小、眼球内陷、上睑下垂及面部无汗)，优势半球受累还可有失语。颅内或颅外段颈内动脉闭塞占缺血性脑卒中的 1/5，在颈内动脉粥样硬化性闭塞的病例中近 15% 病例出现先兆症状，最常见的有一过性同侧视网膜动脉缺血 (眼动脉由颈内动脉虹吸段发出) 引起的单眼 (黑矇) 失明。病情严重程度取决于颈内动脉闭塞的程度、侧支循环的供给、闭塞的快与慢。

颈内动脉闭塞而临床上不出现任何症状，主要依靠脑底 Willis 动脉环的完整 (脑底动脉环发育健全)，以及颈外动脉的分支 - 颌内动脉与颈内动脉的分支 - 眼动脉之间的侧支循环建立，对颈内动脉慢性闭塞能有完全代偿的功能，所以其供血范围内的脑组织不发生梗死。这从脑动脉造影用于临床后已有一些病例报道，烟雾病 (Moyemoya 病) 的报道也是另一侧面的证据。

②大脑中动脉闭塞：是缺血性脑卒中最常累及的血管，因阻塞部位的不同，所表现出的临床症状也不尽相同。

大脑中动脉主干闭塞：是在大脑中动脉发出豆纹动脉的近端，其临床表现是大脑中动脉闭塞中症状最完全、最严重的一种。在大脑前、后动脉代偿较差的情况下，大脑中动脉供血区域全部受累，表现为病变对侧偏瘫 (面舌和上肢重，下肢轻)、偏身感觉障碍和偏盲，优势半球侧动脉主干闭塞还可有失语、失写、失读；由于梗死面积大，可出现颅内压增高、昏迷、脑疝，乃至死亡。

大脑中动脉深穿支或豆纹动脉闭塞：病灶对侧偏瘫，一般无感觉障碍或同向偏盲，优势半球受损可有失语。

大脑中动脉各皮质支闭塞：病灶对侧偏瘫，以面部及上肢为重；优势半球受累可引起运动性失语、感觉性失语、失读、失写、失用，非优势半球受累可有偏侧忽略症等体像障碍。

大脑中动脉是颈内动脉的终末支，颈内动脉闭塞时只出现大脑中动脉闭塞的临床表现。

③大脑前动脉闭塞：相对比较少见。来自颅外或心脏的栓子更容易进入管径较大、血流较快、血管走行沿顺的大脑中动脉。若前交通动脉完整，当一侧大脑前动脉近端闭塞时，其动脉远端通过前交通动脉的代偿可以无任何临床症状；当前交通动脉闭塞或先天发育不全时，一侧大脑前动脉闭塞则会有以下表现：皮质支闭塞，病灶对侧下肢的感觉、运动障碍，伴有尿潴留。深穿支闭塞，病灶对侧中枢性面瘫、舌肌瘫及上肢瘫痪，还可出现情感淡漠、欣快等精神异常；瘫痪的特征是下肢重、上肢轻，面舌可以不受累。

2) 椎－基底动脉系统：椎－基底动脉不同部位的旁中央支和长、短旋支闭塞，可导致脑干或小脑不同水平的梗死，临床表现主要有以下几种：交叉性瘫痪，同侧脑神经瘫痪（单或多）伴对侧运动和（或）感觉功能缺失；双侧运动和（或）感觉功能缺失；眼的协同运动障碍（水平或纵向）；小脑功能缺失不伴同侧长束征；孤立的偏盲或同侧盲，高级皮质功能障碍也可见于后循环障碍综合征，如失语、失认，有些症状、体征也可出现在后循环障碍综合征患者身上，如霍纳综合征、眼球震颤、构音障碍、听觉障碍。

常见后循环（包括椎－基底动脉及其分支、大脑后动脉）障碍引起的临床综合征包括中脑腹侧综合征、脑桥腹外侧综合征、延髓背外侧综合征、基底动脉尖综合征、闭锁综合征等。

小脑梗死占急性脑梗死的1.5%～2%，除伴脑干受损的表现外，典型临床表现称为急性小脑综合征：偏侧肢体共济失调、肌张力降低、平衡障碍和站立不稳，严重眼球震颤、眩晕、呕吐。随后出现继发性脑水肿、颅内高压，表现类似小脑出血。但小脑梗死在最初几小时可以无头痛和意识障碍，与小脑出血鉴别需行脑CT检查。后循环主要的动脉闭塞及其临床表现如下：

①小脑后下动脉闭塞：小脑后下动脉主要供血给延髓背外侧部，当闭塞时可引起延髓背外侧部综合征，表现为眩晕，恶心，呕吐，眼震，同侧面部感觉缺失，同侧霍纳征，吞咽困难，声音嘶哑，同侧肢体共济失调，对侧面部以下痛、温觉缺失。小脑后下动脉的变异性较大，故小脑后下动脉闭塞所引起的临床症状较为复杂和多变，但必须具备两条核心症状，即损及疑核与脊髓丘脑束，出现病变一侧第Ⅸ、Ⅹ对脑神经麻痹与对侧的痛、温觉消失或减退。

②基底动脉闭塞：基底动脉主要供应脑干、小脑、大脑枕叶，该动脉大部分发生不完全性闭塞，临床表现多样性。基底动脉主干闭塞常引起广泛的脑桥梗死，可突发眩晕、眼球震颤、复视、交叉性瘫痪或交叉性感觉障碍、肢体共济失调，常伴有面神经、展神经、三叉神经、迷走神经及舌下神经的麻痹及小脑症状。严重者可迅速昏迷、中枢性高热、面部与四肢瘫痪、去脑强直、消化道出血，呼吸、循环衰竭，甚至死亡。椎－基底动脉因部分阻塞引起双侧脑桥腹侧广泛软化，临床上出现闭锁综合征：患者表现为四肢瘫痪、面无表情、眼球外展不能，缄默无声、不能讲话，但神志清楚，能听懂人们的讲话，只能以眼球上下活动示意，即闭锁综合征。

③大脑后动脉闭塞：大脑后动脉分为中央穿支和大脑皮质支两组。皮质支闭塞：主要为视觉通路缺血引起的视觉障碍，病灶对侧同向偏盲或外上象限盲。大脑中动脉供血区域梗死虽可引起视野缺损，但大脑后动脉闭塞引起枕叶视皮质梗死，其视野缺损更加严重，出现对侧视野的同向偏盲，因为黄斑区血供是由双支动脉（大脑中、后动脉）供应，称为黄斑回避。也可出现无视野缺损或不能用视野缺损解释的其他视知觉障碍（识别可见物体、图片、颜色或图形符号的能力丧失）。中央穿支闭塞可导致丘脑梗死，出现为丘脑综合征，典型表现为病灶对侧偏身感觉减退伴感觉异常和丘脑性疼痛，对侧肢体锥体外系症状（如舞蹈样徐动症等）。

此外，大脑后动脉在中脑水平分成两支，基底动脉尖包括两侧大脑后动脉及其深穿支动脉、两侧小脑上动脉、远心端基底动脉及其脑干的分支血管，此处缺血性损害，双侧大脑后动脉可通过后交通动脉从颈内动脉获得血液供应；中脑梗死可引起的视觉障碍，包括垂直凝视麻痹、动眼神经麻痹、核间型眼肌麻痹和垂直眼球分离；当大脑后动脉闭塞累及优势半球枕叶皮质时，患者表现为命名性失语。

（三）诊断

1. 主要临床表现

多见于具有高血压、糖尿病或心脏病史的中老年人；常在安静或睡眠中发病；多无恶心呕吐、昏迷等全脑症状；前驱症状包括头痛、头晕、眩晕、短暂性肢体麻木或无力等；多数患者在脑梗死发病后意识清楚，但脑干梗死起病即可有昏迷；半球大面积梗死多在局灶症状出现后意识障碍逐渐加重，伴发重度脑水肿可能引起颅内压增高、脑疝，脑干受压或脑干本身有较大面积梗死时，早期出现意识障碍，严重者可能导致死亡。

2. 辅助检查

血液生化检查、动脉彩色多普勒超声、脑 CT、脑 MRI、脑 MRA/CTA/DSA 等。常规 CT 及 MRI 可大致确定梗死灶部位。理论上临床症状结合血管成像 (MRA、CTA、DSA) 可确定病变血管所在。由于先天血管变异或后天血管病变的存在，而在临床溶栓时间窗内受到种种客观条件（经济、技术、人力等因素）所限制，一般难以及时进行血管成像检查。

3. 引起缺血卒中的常见病因

由于动脉粥样硬化好发于大血管的分叉处及弯曲处，故血管堵塞多发于大脑中动脉、大脑前动脉的主要分支、颈内动脉的虹吸部及起始部、椎动脉及基底动脉中下段等；最常伴发的疾病包括高血压、糖尿病、高脂血症(高胆固醇血症、低高密度脂蛋白血症)、高同型半胱氨酸、高尿酸血症，以及不良嗜好，如吸烟、饮酒等。以上各项检查有助于明确诊断。少见病因，如真性红细胞增多症、高凝状态及血管壁病变如结核性病变、真菌性病变、梅毒性病变、钩端螺旋体感染、结缔组织病、变态反应性动脉炎、白塞病及某些血液病等。

(四)治疗

动脉粥样硬化性血栓形成性脑梗死通常按病程可分为急性期(1个月)、恢复期(2～6个月)和后遗症期(6个月以上)。不同阶段的脑梗死治疗侧重点不同，包括内科药物治疗、手术介入治疗以及辅助治疗、预防治疗等，应该遵循临床诊疗指南，但更需重视个体化治疗。

1. 急性脑梗死的治疗原则

一是挽救生命，二是争取功能恢复。根据不同的病因、发病机制、临床类型、发病时间、患者年龄、经济状况、求医意愿等方面的不同，采取有针对性的综合治疗和个体化治疗措施；积极改善和恢复缺血区的血液供应，促进脑微循环，阻断和终止脑梗死的病理进程，但要遵循“脑内盗血”的理论指导，早期不宜应用大剂量的脑血管扩张药；预防和治疗缺血性脑水肿；急性期尽可能采用动脉介入治疗，早用脑保护药，采取综合性措施保护缺血周边半暗带的脑组织；加强护理和防治并发症，处理各项致病因素，预防脑梗死再发；积极施行康复治疗，以降低致残率。

2. 根据脑梗死发生的时间分期治疗原则

(1) 超急性期：为脑梗死发病的6小时内。缺血时间短，脑组织未完全形成梗死，是缺血性卒中治疗的最理想时机，也是用溶栓、取栓等方法治疗的最佳时期，患者可能完全恢复。

(2) 急性早期：为脑梗死发病的6～72小时。脑组织缺血中心部分坏死，治疗目的是防止“中心肌梗死死区”扩大。输液加口服药物可改善中心肌梗死死区周边脑组织血液供应，使其恢复正常。

(3) 急性后期：为脑梗死发病的72小时至1周。治疗目的是改善水肿的脑组织《输液加口服药物使梗死区周边组织功能继续得到改善。此乃二级预防开始的最佳时期，这一时期由于病情不稳定，常有急速变化。该阶段以挽救生命和控制病情为主。

(4) 亚急性期：为脑梗死发病的1周至1个月。治疗目的是预防和控制并发症的发生，同时进行瘫痪侧肢体的功能训练。

(5) 恢复期：脑梗死发病的1～6个月。许多患者还留有语言障碍、肢体障碍等。应尽量减少病残，防治脑梗死相关危险因素，坚持口服用药以恢复功能、避免脑梗死复发。在发病后，此阶段病情趋于稳定，病情会得到好转并有可能得到大幅度改善。轻度和部分中度患者可恢复较好水平，部分中、重度患者症状和体征将继续维持。

(6) 后遗症期：发病 6 个月以上。该阶段病情稳定，病情改善缓慢，会失去部分生理功能，已应用活血化瘀、芳香开窍、降脂、抗凝、改善脑供血等中、西药物和康复锻炼，病情也得到改善。这一时期患者更应注意坚持功能锻炼；防止脑卒中再发，控制疾病危险因素；治疗并发症；发病 6 个月以后，药物对已经发生的脑梗死已经失去作用；应树立健康生活理念，及时处理脑卒中后抑郁、焦虑。

3. 常见并发症治疗原则

(1) 脑梗死伴发出血：即“出血性梗死”或“梗死后出血”，其转化发生率为 8.5% ～ 30%，其中有症状的为 1.5% ～ 5%。对于脑梗死与出血治疗原则不同，这种背景下产生治疗矛盾。首先应及时停用治疗脑梗死的药物；应在出血病情稳定后 7 ～ 10 天再开始应用治疗脑梗死的药物；注意治疗脑水肿，不是应用止血药物，而脑以外具有出血倾向者例外。

(2) 缺血性脑卒中伴发癫痫：早期发生率为 2% ～ 33%，晚期发生率为 3% ～ 67%。一般不推荐预防性应用抗癫痫药物。孤立发作 1 次或急性期癫痫性发作控制后，可以应用抗癫痫药物 2 ～ 4 周，不建议长期使用抗癫痫药物。脑卒中后 2 ～ 3 个月再发癫痫，建议系统抗癫痫治疗 6 个月至 1 年，然后逐渐减量、停药。

(3) 吞咽困难：脑卒中患者入院时约 50% 存在吞咽困难，3 个月时降为 15% 左右。吞咽困难 1 周内不能恢复者，应早期放置鼻胃管，鼻饲进食。

(4) 合并肺炎：约占脑卒中患者的 5.6%。误吸的主要危险因素是伴有意识障碍、吞咽困难易发生吸入性肺炎，或长时间卧床而引起坠积性肺炎。疑有肺炎的发热患者应给予抗生素治疗，而不推荐预防性应用抗生素。

(5) 排尿障碍与尿路感染：脑卒中早期很常见，包括尿失禁与尿潴留。可练习定时排尿的尿失禁者，应尽量避免留置尿管。尿潴留者应测定膀胱残余尿，排尿时可在耻骨上施压加强排尿。有尿路感染者应给予抗生素治疗，但不主张预防性使用抗生素。

(6) 深静脉血栓形成和肺栓塞：危险因素包括静脉血流淤滞、静脉系统内皮损伤和血液高凝状态。瘫痪重、年老及心房纤颤者发生深静脉血栓形成和肺栓塞的比例更高，血栓一旦破碎、脱落，最严重的并发症为肺栓塞。预防深静脉血栓形成和肺栓塞的措施：鼓励患者尽早活动、抬高下肢；尽量避免下肢静脉输液；无禁忌者，可给予低分子肝素或普通肝素；有抗凝禁忌者给予阿司匹林 0.1g，每日 1 次，口服；可联合加压治疗（长筒袜或交替式压迫装置）和药物预防深静脉血栓形成和肺栓塞；对无抗凝和溶栓禁忌的深静脉血栓形成或肺栓塞患者，建议肝素抗凝治疗；症状无缓解的近端深静脉血栓形成或肺栓塞患者可给予溶栓治疗。

（五）预防

缺血性脑卒中急性期病死率为 5% ～ 15%，存活的患者中致残率为 50%。影响预后的最主要的因素是神经功能缺损的严重程度，其次为年龄及病因。积极做好二级预防是预防脑卒中复发的关键。

（六）脑梗死住院患者的治疗措施

1. 急性期溶栓治疗

血栓形成或栓塞实质是引起颅内动脉堵塞而发生脑梗死，即使在早期，脑梗死的中心部位也已是不可逆的损害。而及时恢复脑血流、改善组织代谢，避免梗死灶周围的半暗带组织缺血，逆转其由功能改变进而转变为器质性病变。理论上，治疗缺血性脑卒中的重点是及时挽救缺血的半暗带，在缺血脑组织坏死之前使血管再通，脑组织早期获得血流再灌注，避免神经元损害的加重，缩小梗死灶的范围。近年来，国内、外的临床研究认为，治疗急性脑梗死最理想疗法是血管扩张及溶栓治疗。

溶栓治疗时间窗的选择一直是国内、外研究的重点课题之一。动物实验表明，最佳时间窗大鼠为 4 小时左右、猴为 3 小时，发病 6 小时后的疗效明显不佳。已有确切证据表明，缺血性脑卒中发病 3 小时内应用重组人组织型纤溶酶原激活剂 (rt-PA) 静脉溶栓，可显著降低患者病死率，明显改善预后和生活质量。据随机双盲研究结果，对脑 CT 低密度无明显改变，意识清楚的急性缺血性脑卒中患者，在发病 6 小时之内可采用尿激酶静脉溶栓治疗，也是比较安全、有效的。

(1) 溶栓适应证

1) 尽早开始溶栓治疗。发病 4.5 小时以内 (rt-PA) 或 6 小时内 (尿激酶)。

2) 年龄 18 ～ 80 岁。

3) 脑功能损害的体征持续存在超过 1 小时，且比较严重，或症状持续性加重。

4) 脑 CT 扫描排除脑出血，且无早期大面积脑梗死影像学改变。

5) 基底动脉系统的脑梗死，因病死率极高，溶栓治疗的时间窗和适应证可以适当放宽，患者或家属应签署知情同意书。

(2) 溶栓禁忌证

1) 既往有脑出血或出血性脑梗死；3 个月内有头颅外伤史；3 周内有活动性出血 (如胃肠或泌尿系统出血)；2 周内进行过大的外科手术；1 周内有不可压迫部位的动脉穿刺。

2) 临床神经功能缺损症状很快减轻或恢复。

3) 活动性内出血或出血性体质和出血性疾病、凝血障碍性疾病；月经期、妊娠期或产后 10 天以内；严重的肝、肾功能障碍或严重糖尿病患者；急性、亚急性细菌性心内膜炎患者。

4) 口服抗凝药物及凝血酶原时间＞ 15 秒者，且国际标准化比值＞ 1.5；48 小时内接受过肝素治疗 (部分活化凝血酶原时间超出正常范围)。

5) 存在颅内动脉瘤、动静脉畸形、颅内肿瘤、蛛网膜下隙出血、脑出血。

6) 近3个月有脑梗死或心肌梗死病史，但陈旧性腔隙性梗死未遗留神经功能体征者除外。

7) 治疗前血压明显增高，收缩压＞180mmHg，或舒张压＞110mmHg。

8) 血小板计数＜ 100×10^9/L，血糖＜2.7mmol/L。

9) 溶栓药物过敏或不能合学者。

(3) 溶栓的监护及处理

1) 尽可能将患者收入重症监护病房或卒中单元进行监护。

2) 定期进行神经功能评估，第一小时内30分钟/次，以后每小时1次，直至24小时。

3) 如出现严重头痛、高血压、恶心或呕吐，应立即停用溶栓药物，并行脑CT检查。

4) 定期监测血压，最初2小时内15分钟/次，随后6小时内30分钟/次，以后每小时1次，直至24小时。

5) 如收缩压≥180mmHg或舒张压≥100mmHg，应增加血压监测次数，并给予降压药物。

6) 应延迟安置鼻饲管、导尿管及动脉内测压管。

7) 给予抗凝药、抗血小板药物前应复查脑CT。

(4) 选择溶栓治疗应注意的事项

1) 根据适应证严格筛选患者。对缺血性脑卒中发病3～4.5小时内的患者静脉给予rt-PA。

2) 若不能使用rt-PA，发病6小时内的缺血性脑卒中患者可选择静脉给予尿激酶。

3) 由大脑中动脉闭塞导致的严重脑卒中而不适合静脉溶栓的患者，在发病6小时内可选择动脉溶栓疗法。

4) 发病24小时内由后循环动脉闭塞导致的严重脑卒中又不适合静脉溶栓的患者，可考虑行动脉溶栓。

5) 患者在溶栓24小时后方可考虑抗血小板或抗凝治疗。

(5) 溶栓常用的药物

1) 尿激酶(UK)：急性期(6小时内)溶栓常用量为50万～150万IU，溶于0.9%氯化钠注射液100～200ml，持续静脉滴注30分钟。用药前、用药期间应做凝血功能的监测。有报道静脉给药：50万～150万U加0.9%氯化钠注射液100～200ml，静脉滴注2小时内滴完，最初半小时可快速给药，待症状明显改善时，放慢静脉滴注速度。动脉溶栓治疗遵循个体化原则，一般尿激酶为50万～75万IU。禁用于严重高血压(血压＞180/110mmHg)、消化道溃疡、活动性肺结核、出血性疾病、手术及外伤史患者。

2) 重组织型纤溶酶原激活物(rt-PA)：rt-PA0.9mg/kg(极量为90mg)静脉滴注，其中10%在最初1分钟内静脉推注，其余持续静脉滴注1小时。用药期间及用药24小时内应严密监护患者。

2. 抗凝治疗

抗凝治疗是通过抗凝血药物干扰凝血过程中的某一个或多个凝血因子而发挥抗凝作用。抗凝药对早期的脑梗死具有一定的治疗作用，可用于不完全性缺血性卒中，尤其是椎－基底动脉血栓。

对急性期缺血性脑卒中的抗凝治疗，临床上一直存在争议，有利有弊。相对一致的意见是：抗凝治疗不能降低随访期末病死率和残疾率；能降低缺血性脑卒中的复发率、降低肺栓塞和深静脉血栓形成发生率，但发生继发颅内出血可能性也大大增加。为此，超早期 (3 小时内) 抗凝不能替代溶栓疗法。

目前公认的抗凝原则：对大多数急性缺血性脑卒中患者，不推荐早期进行抗凝治疗；仅对少数患者在谨慎评估风险、效益比后，慎重地选择抗凝治疗；溶栓后还需抗凝治疗者，一般在 24 小时后应用抗凝药。进展性脑卒中需进行 1 周左右时间抗凝治疗。

3. 抗血小板与降纤治疗

(1) 抗血小板聚集治疗。研究发现，脑卒中后 48 小时内口服阿司匹林能显著降低随访期末的病死或残疾率，减少复发，症状性颅内出血仅轻度增加。轻型脑梗死或短暂性脑缺血发作患者早期联用氯吡格雷与阿司匹林是安全的，可能减少卒中事件。原则是：对于不符合溶栓适应证、而无禁忌证的缺血性脑卒中，应在发病后尽早给予口服阿司匹林每日 150 ～ 300mg，急性期后可改为预防剂量每日 100mg；溶栓治疗者，应在溶栓 24 小时后开始使用阿司匹林；对阿司匹林不耐受者，可用氯吡格雷等抗血小板治疗。

(2) 降低血浆纤维蛋白原的治疗 (或降纤治疗)。研究表明，脑梗死急性期血浆纤维蛋白原和血液黏滞度增高，蛇毒酶制剂可显著降低血浆纤维蛋白原，并有轻度溶栓和抑制血栓形成的作用，如降纤酶、巴曲酶、安克洛酶等。降纤治疗的适应证：对不适合溶栓并为高纤维蛋白血症者，经过严格筛选的脑梗死患者。

4. 脑水肿的治疗

严重脑水肿和颅内压增高是急性重症脑梗死的主要死亡原因之一。应注意避免引起颅内压增高的因素：包括卧床休息时头部应抬高 30°，不可头颈部过度扭曲、激动、用力、发热、癫痫、呼吸道不通畅、咳嗽、便秘等；甘露醇静脉滴注；必要时也可用甘油果糖或呋塞米等；对 60 岁以下、大脑中动脉梗死伴严重颅内压增高患者，发病 48 小时以内、药物治疗效果不佳且无禁忌证者，可考虑行减压术；对小脑大面积梗死压迫脑干者，可行幕下减压治疗。

5. 神经保护药

在理论上，神经保护药对急性缺血或再灌注后细胞损伤具有保护作用，可提高脑细胞对缺血、缺氧的耐受性，但临床疗效尚需进一步确定。据《指南》提示，具有神经保护剂作用的药物包括，钙拮抗药、兴奋性氨基酸拮抗药、神经节苷脂和神经保护者 NXY-O59 等。

(1) 丁基苯酞：是治疗急性缺血性脑血管病的一类新药。有独特的双重作用机制，可以重构微循环，增加缺血区灌注，保护线粒体，减少神经细胞死亡。它分子量小、且具有高度的脂溶性，所以极易通过血－脑屏障。研究结果表明，通过提高脑血管内皮NO和PGI_2的水平，可降低细胞内钙离子浓度，抑制谷氨酸释放，减少花生四烯酸生成，清除氧自由基，提高抗氧化酶活性等。本品在急性缺血性脑卒中中作用于脑缺血的多个病理环节，可改善脑缺血区的微循环和血流量，增加缺血区毛细血管数量；减轻脑水肿，缩小大鼠脑梗死体积；改善脑能量代谢，减少神经细胞凋亡；抑制血栓形成等。治疗神经功能缺损和生活能力评分均有一定改善，比较安全。

(2) 依达拉奉：具有抗氧化、清除自由基的作用，能改善急性脑梗死的功能而且使用安全；禁用于对本品或芹菜过敏者，或有严重出血倾向者。

(3) 胞磷胆碱：是一种细胞膜稳定药，通过对1372例患者Meta分析显示：脑卒中后24小时内应用胞磷胆碱的患者3个月全面功能恢复的可能性显著高于安慰剂组，且使用安全。有关神经保护剂的疗效与安全性尚需开展更多高质量临床试验研究。

6. 扩容治疗

早期血液稀释疗法对缺血性脑卒中可降低肺栓塞和下肢深静脉血栓形成发生率。目前，尚无充分证据表明扩容升压可以改善卒中近期或远期功能恢复及病死率。对于低血压或脑血流低灌注所致的急性脑梗死可考虑扩容治疗，但应防止脑水肿、心力衰竭的发生。对一般缺血性脑卒中不推荐扩容疗法。

7. 血管扩张药

脑内盗血学说改变了血管扩张药的应用。过去认为，缺血性脑卒中发病后24小时内，即在脑水肿出现前，积极应用血管扩张药可以改善局部缺血而防止脑梗死。但实验证明，缺血脑梗死灶周围的“半暗带”在应用血管扩张药后并不能改善局部血流，因半暗带的血管处于麻痹状态，血管扩张药失去作用，反而易于发生脑水肿。临床研究结果，也缺乏血管扩张药能改善缺血性脑卒中预后的证据。因而，目前多数学者不主张急性期应用脑血管扩张药，而避免血管扩张药物可能导致的“脑内盗血”现象使症状加重；“脑内盗血”是指应用血管扩张药后正常脑组织血管扩张，反而使半暗带缺血区的血流减少的现象。因此，脑血管扩张药仅用于脑梗死1周后的恢复期。对于梗死灶小、症状轻微、无明确脑水肿或发病1周后的患者可以应用。

8. 脑梗死的手术治疗

颈内动脉硬化导致脑梗死发生的机制，一是颈内动脉粥样硬化斑块脱落、破碎，栓子上行栓塞颅内动脉；二是颅外段颈内动脉严重狭窄，致使脑动脉对脑组织灌注血流不足。颈内动脉内膜剥脱术和血管腔内介入治疗，分别是针对这两种机制的治疗方法。近年来，介入治疗方法的广泛开展及疗效评估在临床逐渐受到重视。

(1) 颈内动脉内膜剥脱术适应证：粥样硬化斑块的分布多在近侧段，且在分支口处较重；早期，斑块分散呈节段性分布，随着疾病的进展，相邻的斑块可互相融合。在横切面上斑块多呈新月形，管腔呈不同程度的狭窄。有时可并发血栓形成，使管腔完全阻塞。根据斑块引起管腔狭窄的程度分为4级：管腔狭窄在25%以下为Ⅰ级；狭窄在26%～50%为Ⅱ级；狭窄51%～75%为Ⅲ级；管腔狭窄在76%以上为Ⅳ级。

(2) 介入疗法及适应范围：介入疗法也称为神经科疾病的血管内治疗。这是借助DSA导向下，将导管送至脑内病变处，进行检查、诊断及治疗。目前应用的细导管直径仅0.4mm，又称微导管，通过导管进行栓塞、溶解、扩张等各项治疗。主要治疗方法有：经皮股动脉穿刺球囊血管成形术，颈内动脉支架置入术等。介入治疗具有创伤小、痛苦少、恢复快的特点，应用范围愈来愈广，同时也更安全更可靠，对一些疾病可以达到外科手术难以达到的治疗效果。介入疗法适用于脑梗死和颈内动脉狭窄的治疗。如急性闭塞性脑血管病引起的脑梗死、动脉狭窄所致短暂性脑缺血发作及可逆性神经功能障碍(可逆性缺血性神经功能缺失)、视网膜中央动脉或中央静脉闭塞引起的视力减退、静脉窦血栓形成等，均可应用血管内的介入治疗。

(3) 动脉溶栓：经导管直接将溶栓药物送达血栓局部。理论上血管再通率应高于静脉溶栓，且出血风险降低。随机双盲试验显示，对发病后6小时内重症大脑中动脉闭塞患者动脉使用rt-proUK，治疗组3月后血管再通率优于对照组，症状性颅内出血和总病死率与对照组无差别。动脉溶栓较静脉溶栓治疗有较高的血管再通率，但常因准备时间过长而错过最佳时机，可能造成疾病进展而影响预后。使用溶栓药物也存在发生出血的危险，要求有经验的专科医生操作，并且具备良好的影像学设备和监护、抢救措施。无论是动脉溶栓还是静脉溶栓，都要严格掌握适应证和禁忌证。

9. 对症治疗

(1) 提高血氧饱和度。对血氧饱和度＜92%或血气分析提示缺氧者，给予吸氧，必要时气管插管或切开等保持气道通畅，或应用呼吸机辅助呼吸。

(2) 发病24小时内应常规监护。脑梗死24小时内应常规进行心电图检查或心电监护，早期发现心脏病变(脑心综合征)、及时处理；慎用增加心脏负担的药物。

(3) 控制和稳定血压。国内研究显示，约70%的缺血性脑卒中患者急性期血压升高，入院后约1.4%的患者收缩压≥220mmHg，5.6%的患者舒张压≥120mmHg。主要由于疼痛、恶心、呕吐、颅内压增高、焦虑、卒中的应激状态或发病前已存在高血压病等。一般病情稳定24小时后血压水平基本可反映其病前水平。

降压治疗应注意的问题：准备溶栓者，应使收缩压＜180mmHg，舒张压＜100mmHg；缺血性脑卒中及时处理疼痛、紧张焦虑、恶心、呕吐及颅内压增高等。24小时内血压持续升高，收缩压＞200mmHg或舒张压≥110mmHg，或伴有严重心功能不全、主动脉夹层、高血压脑病，应控制血压在合理的范围内，避免血压降得过低，严密观察血压变化；对有高血压病史且正在服降压药者，于脑卒中发病24小时后可恢复平时用的降压药物或做必要的调整。

(4) 低血压的处理：低血压对缺血性脑卒中患者恢复不利。可能的原因，如主动脉夹层、血容量减少及心排血量减少等。脑卒中后低血压的患者应积极寻找和处理其原因，可采用扩容(羟甲淀粉)措施。

(5) 控制血糖水平：约 40% 的患者存在脑卒中后高血糖，而高血糖对脑卒中预后不利，应进行严格控制血糖在正常范围之内，若血糖＞ 11.1mmol/L 时，可给予胰岛素治疗；脑卒中前已有糖尿病者，空腹和餐后血糖水平可略高于正常人。脑卒中后低血糖发生率较低，但低血糖可直接导致脑缺血损伤和水肿加重，乃至意识障碍，故应尽快纠正低血糖。当血糖＜ 2.8mmol/L 时，可给予 10% ～ 20% 葡萄糖注射液口服或静脉推注。

10. 早期开始康复治疗

对缺血性脑卒中宜早期开始康复治疗。病情稳定后积极学习康复知识和进行锻炼方法。在专业医生的指导下，从患肢功能位的摆放开始，尽早适度进行瘫痪肢体神经功能缺损的康复锻炼。早期康复锻炼者其预后明显优于未进行锻炼的患者。康复治疗中有人主张加用高压氧和亚低温治疗，其疗效与安全性尚需进一步证实。

二、栓塞性脑梗死

(一) 影像表现

1. 超声心动图

评价心源性栓塞性脑梗死的主要根据之一，能够显示心脏的立体解剖结构，包括瓣膜反流和运动，心室壁的功能和心腔内的肿块。经食管超声心动图对左房 / 左室血栓、房间隔病变及瓣膜病变、主动脉弓的粥样硬化斑块检出率较高。

2. 经颅多普勒超声

可检出颅内血流情况，评价血管狭窄的程度及监测血管的部位，也可检出动脉粥样硬化的斑块及微栓子部位。

3. 脑 CT/MRI

可显示脑内梗死灶的部位和大小，典型的影像学特点如下：

(1) 与血管供血范围一致的大片梗死灶，尤以大脑中动脉供血区占优势，占位效应明显，且较易合并出血；部分病例表现为基底节区或深部脑白质的单个或多发小梗死灶，这可能是因小栓子直接堵塞单个或多个小动脉的结果。

(2) 常见多发灶：易发生在皮质及皮质 - 皮质下交界区；可以出现大面积脑梗死，可以在梗死区内出现正常的脑组织影像；有时颅脑 CT 平扫在颅内血管走行区可见点状高密度影，为脱落的钙化栓子。

此外，在临床上无症状性栓塞多发生在同一半球的皮质区域，并且常为多发。动脉粥样硬化性脑梗死则表现为各主干动脉区的部分梗死，脑分水岭梗死也不少见。

4. 脑血管造影或 CTA、MRA 成像

可显示闭塞脑血管部位，也可显示动脉粥样硬化斑块及栓子影像。

（二）临床表现

1. 心源性栓塞性脑梗死

是指由于多种原因产生的心源性栓子引起的脑梗死，在临床中很常见。资料表明，心源性栓塞性脑梗死在脑卒中的发病率是 6% ～ 23%，平均 15%，是心脏病的重要并发症。

本病是发病最急的脑卒中，既有神经系统症状和体征，又有循环系统的症状和体征，如风湿性心瓣膜病、心房纤颤、心内膜炎、先天性心脏病、心肌梗死等临床表现，病情复杂，病残率高。局限性神经缺损症状在数秒或数分钟内即达到高峰，多表现为完全性卒中。仅个别人因反复栓塞或继发性出血可在数天内呈阶梯式加重。安静时或体力活动时均可发病，约 1/3 发生于睡眠中，左、右大脑半球发生脑栓塞的机会相等。

2. 栓塞性脑梗死

脑栓塞引起的神经系统功能障碍取决于栓子数目、范围和部位。大多数患者意识清楚或仅有轻度意识模糊，颈内动脉或大脑中动脉主干的大面积脑栓塞可发生严重脑水肿、颅内压增高、脑疝、昏迷及抽搐发作，病情危重；椎－基底动脉系统栓塞也可以发生昏迷。局限性神经缺失症状与栓塞动脉供血区的功能相对应。约 4/5 栓塞性脑梗死累及 Willis 环前部，多为大脑中动脉主干及其分支，出现失语、偏瘫、单瘫、偏身感觉障碍和局限性癫痫发作等，偏瘫多以面部和上肢为重，下肢较轻；约 1/5 发生在 Willis 环后部，即椎－基底动脉系统，表现为眩晕、复视、共济失调、交叉瘫、四肢瘫、发声和吞咽困难等；栓子进入一侧或两侧大脑后动脉可导致同向性偏盲或皮质盲；较大栓子偶可栓塞在基底动脉主干。栓塞引起癫痫发作常提示栓塞范围较大；约 15% 的患者出现头痛，多限于病侧。

（三）诊断

心源性栓塞性脑梗死指心源性栓子循血流途径向远端迁移，进入脑动脉系统后导致血管闭塞引起脑梗死，占全部缺血性卒中的 15% ～ 20%。

1. 诊断要点

突发的神经功能障碍并迅速达到高峰，常伴有意识障碍；伴有心脏疾病可能为栓子来源；发病中有多次短暂性脑缺血发作史或卒中史，涉及多个血管供应区；经脑 CT 或 MRI 证实的脑梗死，绝大多数位于大脑中动脉支配区，同一大脑中动脉支配区常可见到多个梗死灶，多数为同一时期病灶；典型梗死灶，大者呈以皮质为底的楔形；相比血栓形成性梗死更常见到梗死灶内出血的表现。

2. 心源性栓塞性脑梗死特点

单凭临床表现难以区分是心源性栓塞性卒中，还是其他类型卒中，除非发现肯定的心脏栓塞源。心源性栓塞性脑梗死临床表现具有以下特点：

(1) 有相当一部分患者可通过超声心动检查发现心脏栓子源，如左心耳血栓形成、左心室附壁血栓形成、室壁瘤、左心房黏液瘤，以及主动脉弓动脉粥样硬化。

(2) 心源性栓塞性脑梗死发病急骤，在很短时间内（＜5 分钟）即可达到高峰，但可以迅速缓解或减轻；一旦发病后，栓子会不断脱落、不断造成新的血管阻塞，导致病情加重或反复发作，约 2/3 在 1 年内复发。

(3) 无皮质和感觉功能缺损的轻偏瘫或单纯感觉－运动性卒中不支持心源性栓塞，而以大脑半球梗死症状为主且很快恢复的卒中，则很有可能与心脏栓塞性卒中有关。

(4) 心源性栓塞性脑梗死的预后相比其他类型卒中通常较差。

（四）治疗

栓塞性脑梗死的治疗与动脉粥样硬化性血栓性脑梗死的治疗相同，包括急性期综合治疗，尽可能恢复脑部血液循环，进行物理治疗和康复治疗。因为心源性脑栓塞容易再发，急性期应卧床休息数周，避免活动量过大，降低再发风险。

当发生出血性脑梗死时，应立即停用溶栓、抗凝、抗血小板聚集的药物，防止出血加重和血肿扩大，适当应用止血药物，治疗脑水肿，调节血压；若血肿量较大，内科保守治疗无效时，考虑手术治疗。对感染性栓塞应使用抗生素，并禁用溶栓和抗凝治疗，防止感染扩散。在脂肪栓塞时，可采用肝素、低分子右旋糖酐（过敏者禁用）、5% 的碳酸氢钠及脂溶剂（如乙醇溶液），有助于脂肪颗粒的溶解。

（五）预防

对于栓塞性脑梗死的预防非常重要。主要是进行抗凝和抗血小板治疗，能防止被栓塞的血管发生逆行性血栓形成和预防复发。同时要治疗原发病，纠正心律失常，针对心脏瓣膜病和引起内膜病变的相关疾病，进行有效防治，根除栓子来源，防止复发。

三、腔隙性脑梗死

腔隙性脑梗死是指大脑半球或脑干深部的小支穿通动脉在长期高血压基础上，血管壁发生病理性改变，导致管腔狭窄，发生闭塞，引起脑组织缺血性软化，形成小的梗死灶。病灶大小一般为 2 ～ 15mm，其中以 2 ～ 4mm 者最为多见，形态不规则；最常见的部位是壳核、苍白球，其次是尾状核、内囊、丘脑、脑桥及放射冠，诊断依靠 CT 或 MRI 影像学检查。

腔隙性卒中具有典型症状、体征和影像学呈“腔隙”改变的临床卒中综合征，则只是临床诊断概念。腔隙性脑梗死约 3/4 患者无神经损害症状，是影像学诊断概念。腔隙性梗死需要与血管周围间隙、产气细菌造成的坏死后洞隙和脑微出血相鉴别。

（一）影像学表现

1. CT

在头颅 CT 平扫影像上，腔隙性脑梗死灶呈圆形、椭圆形、斑点状低密度影，病灶直径 15mm 以内。但有时多个血管同时闭塞可造成巨大腔隙，直径＞20mm，甚至达到

35mm。腔隙性脑梗死常合并脑白质疏松和脑萎缩，病灶新旧不一。发生于放射冠和半卵圆中心者需与多发性硬化鉴别，后者中年女性多见，症状反复进展，冠状位可显示病灶沿神经纤维走行而垂直于脑室。

2. 磁共振 (MRI) 表现

急性腔隙性脑梗死在头颅磁共振平扫影像上表现为小点、片状或小条状长 T_1、长 T_2 信号，边缘模糊。在磁共振液体衰减反转恢复序列影像上呈高信号，显示得更为明显。在弥散加权影像上也呈高信号。在 ADC 图上相应的区域呈低 ADC 值。

亚急性期腔隙性脑梗死的磁共振表现为脑内单发或多发小点、片状或小条状长 T_1、长 T_2 信号，边界较清楚，直径＜15mm；在磁共振液体衰减反转恢复序列影像上呈高信号，病灶的大小及形状与 T_2 加权像基本一致，但更清晰。在弥散加权影像上多数仍呈高信号，少数呈等信号或低信号。

慢性期腔隙性脑梗死的磁共振表现为脑内单发或多发 T_2 加权像高信号、T_1 加权像低信号病灶，信号均匀，与脑脊液的表现相同，边界清楚，直径＜15mm。相应磁共振液体衰减反转恢复序列影像上表现为特有的中央低信号，周围薄层高信号带环绕或半环绕；在弥散加权成像（弥散加权成像）影像上表现为低信号，表现弥散系数 (ADC) 显示 ADC 值下降。

（二）临床表现

由于脑功能的复杂性和深支动脉闭塞部位的多样性，所致临床症状千变万化，新的临床类型不断被 CT 证实，目前本病被分为 21 种腔隙综合征。多见于 40 ～ 60 岁及以上中、老年人，男性多于女性，尤其是高血压、糖尿病及吸烟患者更为多见。临床上可无症状，或有头痛、头晕、记忆力减退、心情抑郁、肢体沉重感，也可表现为进行性痴呆。本病常反复发作，常累及双侧皮质脊髓束和皮质脑干束。临床常见有以下 4 种类型。

1. 纯运动性轻偏瘫

最常见，约占 60%。偏瘫累及同侧面部和肢体，瘫痪程度大致均等，不伴有感觉障碍、视野改变及言语障碍。病灶多位于内囊、放射冠、脑桥等处。

2. 构音障碍 - 手笨拙综合征

约占 20%，表现为构音障碍、吞咽困难、病变对侧面瘫、手轻度无力及精细运动障碍。病灶位于脑桥基底部或内囊。

3. 纯感觉性卒中

约占 10%，表现为构音障碍，可伴有一侧面、臂和腿感觉异常，无肢体无力、偏盲和失语等症状。病灶位于丘脑腹后外侧核或丘脑皮质投射区，预后较好，很少复发。

4. 共济失调性轻偏瘫

1965 年，Fisher 首次报道此型，表现为偏瘫合并有明确瘫痪侧小脑性共济失调，下肢重于上肢，少数出现面瘫及病侧肢体麻木。病灶位于脑桥基底部、内囊及皮质下白质。

其他少见类型包括：单纯构音障碍型、偏侧舞蹈型、短暂缺血发作型、癫痫发作型、双侧中线旁丘脑腔隙性梗死综合征、中脑背腹侧三联综合征、单纯表现面瘫的综合征、缺乏脑定位症候腔隙性脑梗死等。

（三）诊断

(1) 具有典型的腔隙性脑梗死的临床表现。

(2) 临床上具有非典型的腔隙性脑梗死的表现，脑 CT 增强扫描梗死 3 ～ 30 天可发生均一或不规则形斑片状强化，在第 2 ～ 3 周最明显。平扫可见基底节区或丘脑类圆形低密度灶，边界清楚，可有多个病灶，直径在 10 ～ 15mm。4 周左右形成脑脊液样低密度软化灶，同时可有病灶周围脑室扩大、脑沟脑池增宽等局部萎缩性变化。脑 MRI 比 CT 敏感，能发现 CT 上难以发现的小病灶。病灶呈长 T_1、长 T_2 信号。

(3) 临床虽有典型“腔隙综合征”的表现，但没有进行影像检查，不能肯定为腔隙性脑梗死，腔隙性脑梗死与其他缺血性脑卒中的主要鉴别点：具有影像学证据。

（四）治疗

治疗原则基本同动脉硬化性血栓形成性脑梗死治疗。本病预后较好，但容易再发。应积极治疗高血压，做好二级预防。

四、出血性脑梗死

出血性脑梗死是指在发生缺血性脑梗死的基础上，原梗死灶内继发脑出血，也称为梗死后出血。出血性脑梗死分为有症状性和无症状性两类。

国外报道出血性脑梗死的发生率约为 15%，国内为 3.7% ～ 6.8%，较国外偏低的原因可能与未行 CT 或 MRI 重复检查有关；或可能由于点状出血灶小，CT 扫描层距大而被遗漏。出血性脑梗死的发生时间多在脑梗死发病后的数日至 2 周，栓塞性脑梗死较多见；大面积梗死容易发生；早期应用抗凝、溶栓、扩容、扩血管药物，以及早期外科手术等，为促发出血性脑梗死的因素。

（一）影像学表现

1. 脑 CT

CT 显示急性期出血性梗死灶较 MRI 优越。出血性脑梗死分为中心型及边缘型，中心型者梗死灶常较大，出血发生在梗死区的中心；边缘型者梗死灶可大可小，出血的高密度影出现在梗死区的边缘，量较少，呈带状、弧状、脑回状或环状，一般不破入脑室系统。

CT 平扫典型表现为原梗死区内出现与脑出血相似的斑片状高密度影，或在原缺血的低密度区内出现散在点状、条索状或斑片状混杂的稍高密度影，其 CT 值较原发性脑出血为低，边缘较模糊，可多发。当出血量较大时可呈团块状，形状常不规则，甚至可几乎占据整个梗死区，周围可见水肿，有明显占位表现。出血灶较小时，可因部分容积效应而被周围低密度水肿区和梗死区所掩盖。如脑栓塞后 4 小时即在 CT 上显示出低密度区的病例，发生出血性梗死的可能性大。

CT 增强扫描在梗死区内可出现脑回状，斑片状或团块状强化。与脑血肿的不同点为低密度区较宽广及出血灶呈散在小片状。

2. 脑 MRI

MRI 可显示不同时期的斑点状出血，出血信号可持续数月。出血时间不同影像上表现也不同，急性期典型表现为在 T_2 加权像出现低信号 (短 T_2)，T_1 加权像呈高信号 (长 T_1)；亚急性期 T_1 和 T_2 加权像均呈高信号；慢性期在 T_2 像或梯度回波图像上可见到含铁血黄素沉着形成的特征性低信号，T_1 和 T_2 加权像均呈低信号。其中以亚急性期的表现具有特征性诊断意义，T_1 加权像上出血灶呈典型的高信号影。

(二) 临床表现

血管再通所致的出血多发生于梗死发病 24 ～ 48 小时，侧支循环的建立所需时间更长，梗死面积较大的病例发生出血的机会多。临床特点：栓塞性脑梗死突然发生、病情严重数小时后迅速缓解；在此基础上，又出现新的症状、体征。其症状和体征加重的程度，取决于出血量的多少、出血的部位，以及是否应用抗凝、溶栓、扩容及扩血管药物治疗。一般而言，小灶渗出性出血症状加重多不明显；梗死后 1 周内继发出血者往往症状较重，第 2 周以后再出血者，症状多无明显加重。

早期使用抗凝药、溶栓药及扩血管药物治疗后，可使临床症状加重。症状加重的表现是意识障碍，颅内压高，肢体瘫痪程度加重或出现新体征等，严重者预后不良。有时虽无症状恶化，但经过一段时间的治疗，临床症状无好转者，也有可能是因继发性出血所致。

(三) 诊断

(1) 多发生在脑梗死后的 2 周内。出血性脑梗死应与再次脑栓塞加以鉴别。

(2) 当出血量少时，临床多无明显症状变化。出血量多时，可出现突然头痛、呕吐、意识障碍、肢体活动障碍、颅内压升高等病情恶化表现。

(3) 确诊主要依据靠复查 CT 或 MRI。若 CT 平扫梗死区出现高密度出血灶或 MRI 扫描发现梗死灶的背景下见有出血信号，在急性期呈稍高 T_1、稍低 T_2 信号，亚急性期 T_1 加权像及 T_2 加权像均呈高信号，慢性期则均呈低信号即可确诊。

(四) 治疗

因出血性脑梗死在病理生理上有其特殊性，因此不能单纯按出血或脑梗死进行治疗，应分型分治，个体化治疗。

第五节 短暂性脑缺血发作

短暂性脑缺血发作是由颈内动脉或椎－基底动脉系统短暂性血液供应不足引起的一过性的局灶神经功能缺失，以反复发作短暂性失语、瘫痪、视觉或感觉障碍，以及复视、眩晕、吞咽困难、共济失调为特点，临床症状一般持续 10 ～ 15 分钟，多在 1 小时内恢复，绝对不超过 24 小时；不遗留任何神经功能缺损症状和体征，影像学检查无责任病灶。患者多次短暂性脑缺血发作发作后，往往转变为进行性或完全性卒中，如治疗措施不及时、有效，其致死、致残的概率大大增加。特别提醒，针对短暂性脑缺血发作患者需按神经内科急症处理。

一、影像学表现

(一) 脑 CT 检查

脑 CT 有助于排除其他颅内病变。短暂性脑缺血发作患者，理论上因无真正病灶存在，所以脑 CT 检查结果应当是正常的。但临床实践中，可以遇到一部分患者有以下改变：全脑或局限性脑萎缩；内囊、丘脑、脑桥、放射冠等部位的陈旧的腔隙性梗死。约有 20% 的腔隙性脑梗死其临床表现可与短暂性脑缺血发作类似，病愈后遗留 0.2 ～ 1.5cm 大小不等梗死灶。

(二) 脑 MRI 检查

脑 MRI 阳性率比脑 CT 更高，脑组织缺血后 6 小时内会有细胞水肿，脑组织含水量增加 2% ～ 3%，T_1 加权像、T_2 加权像时间延长，所以 MRI 比 CT 可以更早显示病变。有少部分患者在症状恢复后几天仍可以见到长 T_1 和长 T_2，或 T_2 高信号、T_1 低信号，说明这部分患者短暂性脑缺血发作实质上是腔隙性脑梗死。

(三) 脑血管造影检查

计算机成像血管造影 (CTA) 和磁共振显像血管造影 (MRA) 可以判断有无血管狭窄及畸形，但对血管狭窄程度的判断有时会过度和不足，两者可用于初步筛查。评估血管病变的“金标准”是数字减影血管造影 (DSA)，但此项检查有一定创伤性，需要经特殊培训的专业技术人员，价格较昂贵，存在 0.5% ～ 1.0% 严重并发症的发生率，所以应掌握好适应证。

(四) 超声检查

(1) 颈动脉彩色超声：可显示动脉粥样硬化斑块，是最基本检查手段，对轻、中度狭窄或者完全性血管阻塞患者价值较低。

(2) 经颅多普勒超声 (TCD)：对发现颅内大血管的狭窄、进行栓子监测、血管造影前的评估及判断侧支循环的建立等方面有帮助。

(3) 超声心动图：可以判断心功能，发现房室间隔异常、附壁血栓、赘生物等病变，判定心源性栓子的来源。

二、临床表现

通常将短暂性脑缺血发作分为颈动脉系统和椎－基底动脉系统两大类，前者约占90%，后者占10%。流行病学资料表明，好发于55岁以上中老年人，男性多于女性。正常人群中每年发病为0.31%～0.64%。随着年龄的增长发病率呈指数递增，75岁以上人群年发病率可达2.93。由于缺血部位不同，症状表现也不尽相同，一般高峰在2～5分钟，持续约数分钟，多在1小时内缓解；若持续超过1小时，则24小时内缓解率仅有14%。

(一) 颈动脉系统短暂性脑缺血发作

颈动脉系统短暂性脑缺血发作持续时间较短，但容易引起完全性卒中。颈内动脉起始处或虹吸部是动脉狭窄好发部位，当Willis环发育不全导致一侧大脑中、前动脉侧支循环建立不充分，或当局部动脉堵塞同时侧支血流减少时，都可能引发短暂性脑缺血发作。这种发作具有重复性、刻板性特点，发作频率从每日几次到每年几次不等。常见单侧视觉和大脑半球症状异常，表现为一过性失明、黑朦、视物不清、视野中黑点、闪光或者一侧面部麻木、肢体无力、失语、认知能力下降等。

依照栓子的大小，堵塞动脉的不同部位，表现出不同的临床症状。堵塞大脑中动脉主干时，会产生深部白质、基底节及内囊对侧支配区偏瘫；软脑膜侧支循环障碍可产生皮质症状，优势半球失语、非优势半球感觉缺失。小栓子堵塞大脑中、前动脉分支，出现对侧运动或感觉系统缺血症状，手、上肢麻木或力弱。颈内动脉近端分支－眼动脉堵塞，会出现单侧视觉障碍。

(二) 椎－基底动脉系统短暂性脑缺血发作

主要表现为脑干、小脑、枕叶、颞叶及脊髓近端缺血性神经功能障碍。椎动脉远端或椎－基底动脉结合处血流不足会出现头晕伴有或不伴有眩晕，特别是内听动脉供血受到影响；一侧身体麻木感、构音障碍或复视；单肢无力、笨拙或姿势调节能力丧失；短暂性全面性遗忘。基底动脉中段或近段狭窄会致脑桥缺血，引起四肢无力、麻木，头晕或头沉重感。基底动脉尖或大脑后动脉近端缺血可表现出明显困倦、眼睑下垂、眼球麻痹、复视、偏盲等，少数可有意识障碍或猝倒发作。

栓塞性短暂性脑缺血发作持续时间相对较长，可以持续几个小时，常以突发性、不连续性、单发性为特点，常伴有糖尿病、高血压、心脏病和高脂血症等疾病。全面搜寻栓子来源，对预防再次发作或卒中加重意义重大。同时，需与其他急性脑血管病和其他病因相鉴别。

三、诊断

(1) 患有高血压、糖尿病、动脉粥样硬化、心脏病、高脂血症等卒中危险因素的中老年患者。

(2) 典型的颈动脉或椎动脉系统供血不足的症状或两组以上症状合并出现。

(3) 特点为症状的突发性、反复性、短暂性和刻板性。尽快完善以下检查：

1) 颅脑 CT 检查和无创伤性颅脑血管检查，为了解血管情况和排除脑出血、脑肿瘤等疾病。

2) 血液系统的检测，如凝血指标、血液黏度、D- 二聚体、血细胞压积等，为了解血液成分情况对疾病的影响程度。

3) 心脏超声和心电图检查，目的是确定患者有无心肌梗死、心律失常和心脏功能、结构改变。

4) 进一步可行脑 MRI、MRA/CTA 或 DSA 检查，协助诊断。

四、治疗

短暂性脑缺血发作是公认的缺血性卒中最重要的独立危险因素，要抓住时机、正确地治疗短暂性脑缺血发作，有效地预防脑卒中的发生。重点在于积极治疗已发现的病因；减少并预防复发，保护脑功能；动脉斑块或血栓严重者行血管内介入治疗或动脉内膜剥离术。可采取以下措施：

(一) 降低危险因素

纠正低血压或血容量不足等血流动力学异常；积极治疗冠心病、心瓣膜病、心律失常等心脏疾病；控制高血压、血糖水平、高脂血症；稳定颈动脉动脉硬化斑块或改善血管狭窄；改变不良生活习惯，不吸烟、酗酒等。这些危险因素是短暂性脑缺血发作发病的基础。因此，防治短暂性脑缺血发作的关键在于控制病因，治疗也应强调个体化。

(二) 内科治疗

1. 抗血小板聚集治疗

发生短暂性脑缺血发作后行抗血小板治疗可以明显降低复发率，对反复发作的患者能有效防止其进展为完全性卒中。

(1) 阿司匹林。国内推荐单药治疗为主，除少数心源性短暂性脑缺血发作、冠脉疾病或冠状动脉支架置入术后早期患者外，大多数患者首选阿司匹林，此药属于环氧酶抑制剂，起效迅速，长期服用对胃肠道有刺激症状甚至可引发胃肠道出血，所以有严重消化道溃疡和出血倾向者禁用。平均有效剂量为每日 150mg，急性发作期可增加至每日 300mg，2 周后减为每日 75 ～ 100mg。

(2) 氯吡格雷。不能耐受阿司匹林患者可以选择氯吡格雷，作用机制是抑制二磷腺苷 (ADP) 诱导的血小板聚集，数天才能起效，安全性强于阿司匹林，最常见的不良反应是腹泻和皮疹。常用剂量为每日 75mg。

(3) 阿司匹林与缓释双嘧达莫联合制剂。在欧美，推荐首选阿司匹林与缓释双嘧达莫联合制剂，双嘧达莫是磷酸二酯酶抑制剂，药效是两种单剂单独使用的 2 倍，卒中率分别比阿司匹林和双嘧达莫减少 23.1% 和 24.7%。

2. 抗凝治疗

目前国内多数学者不推荐抗凝作为常规治疗，但对于伴有心房纤颤或心脏瓣膜病的患者 (风湿性心脏病瓣膜病除外) 推荐使用抗凝治疗，发作频繁或椎 - 基底动脉系统短暂性脑缺血发作也应考虑抗凝。

(1) 华法林。为常用口服抗凝药物，监测国际标准化比值 (INR) 维持在 2.0 ～ 3.0，凝血酶原时间为正常值的 1.5 倍，首次每日 6 ～ 12mg，3 日后维持量为每日 2 ～ 6mg。有严重出血倾向、重度高血压病或严重肝肾疾病者禁用。

(2) 低分子肝素钠。如病情需要可选择皮下注射低分子肝素钠 200IU/kg，每日 1 次；或每次 100IU/kg，每日 2 次。治疗深静脉血栓形成可皮下注射低分子肝素钙 100IU(0.01ml)/kg，每日 2 次；6 ～ 10 日为 1 个疗程。

3. 脑血管扩张药或扩容药

对于脑血管狭窄、痉挛，低血压或血容量不足导致低灌注而引发短暂性脑缺血发作患者，可以考虑使用脑血管扩张药及扩容药。常用血管扩张药有尼莫地平、盐酸氟桂利嗪，两者均属钙拮抗药，阻止 Ca^{2+} 内流，防止血管痉挛、改善微循环的作用；扩容剂有低分子右旋糖酐、倍他司汀、前列地尔、羟乙基淀粉等，对增加血容量有所帮助。扩张血管时应注意监测血压，调控血压保持稳定或保持平时血压稍高的水平。

4. 脑保护药

脑保护药的临床效果并显著。可选用吡拉西坦、胞磷胆碱、依达拉奉、丁基苯酞等。

(三) 外科治疗

若反复发作短暂性脑缺血发作、经抗血小板、抗凝治疗效果不佳，且动脉狭窄 ＞ 70%，为防止进展成完全性卒中建议行手术治疗。包括：颈动脉内膜切除术：慢性颈内动脉完全闭塞超过 2 周及有严重全身疾病不能耐受手术者禁用；颅外 - 颅内动脉吻合术，对血管中度狭窄或闭塞者为最佳适应证；神经介入治疗：狭窄血管成形术和支架置入术，对无症状性脑动脉狭窄＞ 70%，或者狭窄＞ 50% 合并卒中者，优点是出血少、定位精确、疗效显著、恢复快、并发症低，其远期疗效尚待观察。术中使用脑保护装置 (EPD) 可降低颈动脉血管成形和支架置入术相关卒中风险到 2% 以下。

四、预后

不同病因短暂性脑缺血发作其预后也有所不同。70% 的患者表现为大脑半球的短暂性脑缺血发作症状，伴有颈动脉狭窄的患者中 40% 在 2 年内会再次发作；椎 - 基底动脉系统短暂性脑缺血发作发生完全性梗死的概率低于颈内动脉系统；短暂性脑缺血发作单眼症状发作的患者预后较理想。未经治疗的短暂性脑缺血发作患者，约 1/3 发生完全性脑梗死，1/3 反复发作后有不同程度的脑功能损害，1/3 可完全缓解。

第六节　大脑大静脉瘤

大脑大静脉瘤 (GVA) 属于先天性血管畸形，占儿童血管畸形的 30%，在全部儿童先天性畸形中约占 1%。由于发育异常，动脉血分流至胚胎残留的 Markowski 中位前脑静脉 (MPV)，从而导致后者扩张。从胚胎发育角度，MPV 实际上是大脑大静脉的前体，但是此类疾病通常命名为 GVA。GVA 主要为 Galen 静脉的瘤样扩张而非真正意义上的动脉瘤，故也称 Galen 静脉动脉瘤样血管畸形。此类疾病较为罕见，加之在发育学、临床表现、血管构建以及对全身系统影响的不同，其治疗仍然是神经外科所面临的难题。

一、历史回顾

1895 年，Steinheil 首先提出 GVA 这一命名，但实际上他描述的病例是向 Galen 静脉引流的 AVM。1949 年，Boldrey 和 Miller 通过颈动脉结扎的方法治疗了两例“Galen 静脉动静脉瘘”，其中一例是真正的 GVA。1955 年，Silverman 等报道了 2 例新生儿 GVA 死于心衰，认为无心血管疾病的新生儿可因脑血管畸形死亡。1964 年，Gold 等根据年龄、临床表现、血流动力学特点和血管构建的不同，首次将 GVA 分为 3 种类型。

GVA 早期多通过外科手术治疗，但致死率和致残率都很高。1982 年，Hoffman 等报道了 29 例 GVA 患者，其中 16 例进行了外科手术，死亡率高达 56%。通过总结自己和前人的经验，Hoffman 提出相对于病灶切除，单纯闭塞瘘口效果更好，这与 AVM 切除术有所不同。近来，随着神经影像、微导管技术和血管造影技术的发展，对于 GVA 内部血管结构有了更清楚的认识，而且对于之前外科手术难以治疗、深在的病灶，可以通过血管内治疗注入栓塞剂进行治疗，可明显降低致残率和致死率。1989 年，Lasjaunias 等对 VGAMS 进行了详细的分类，并报道了 36 例通过血管内介入治疗的 GVA 患者，致死率为 13%，无致残。现在，血管内介入治疗成为 GVA 的首选治疗方式。

二、解剖及胚胎学

妊娠 6 ～ 10 周时，前、后神经孔闭合，脉络膜形成以负责神经管内脑脊液循环。在这段时期，端脑由多根脉络膜动脉供血。Markowski 中位前脑静脉 (MPV) 在间脑顶端生成，负责静脉引流。妊娠期 10 ～ 11 周时，端脑皮质的动脉网逐渐形成，脉络膜动脉的作用逐步减弱，同时双侧大脑内静脉生成，负责脉络膜的静脉引流。大脑内静脉终止于 MPV 的尾端，后者逐渐退化消失。MPV 的残余部分最后汇入大脑内静脉，形成大脑大静脉，即 Galen 静脉。在胚胎发育 6 ～ 11 周期间，由于某些特定原因，导致脉络膜循环和MPV之间形成通路，此类通路的存在造成MPV无法正常退化闭塞，并进行性扩张，从而形成GVA，同时阻碍Galen静脉的正常发育。

GVA的动脉供血可来自于脉络膜前动脉、脉络膜后动脉、大脑前动脉。此外，间脑和脑膜以及很少量的室管膜下来源动脉亦可参与供血。GVA深部静脉引流系统争议颇多。GVA可通过正常的直窦和镰状窦引流，镰状窦属于未退化的胚胎性静脉窦，汇入上矢状窦的后1/3段。部分患者直窦发育不良或缺如，或存在多条未退化的镰状窦。但是，不论发育如何变异、直窦存在与否，GVA始终与大脑大静脉系统相通。

必须指出，过去把脑实质内AVM引起的Galen静脉动脉瘤样扩张与GVA混为一谈，导致对GVA的解剖特点和自然病程报道不准确。

GVA有多种分类方法，目前较为常用的有下列两种。

(一) Lasjaunias 分类 (1989)

1. 原发性大脑大静脉瘤

粗大供应动脉，直接汇入大脑大静脉，静脉扩大成囊状。在出生时即有症状的患儿中，囊壁前下方可见无数细小供应动脉。阻断供应动脉可使静脉瘤缩小，无须切除病灶。原发性GVA又分为两个亚类，壁型和脉络膜型。壁型GVA有1根以上的动脉直接与GVA的静脉壁相通，而脉络膜型由多根脉络膜动脉形成巢样结构并回流至GVA。

2. 继发性大脑大静脉瘤

因邻近部位血管畸形的引流静脉回流，血流大量进入Galen静脉系统，引起Galen静脉代偿性扩大。血管畸形可位于脑干、脑深部结构、小脑上部或半球后正中部。常同时伴有下矢状窦和直窦扩张。治疗原则以切除或阻塞血管畸形为主。

(二) Yasargil 分类 (1988)

1. Ⅰ型

由单根或多根胼周动脉及大脑后动脉与Galen静脉直接相连。畸形血管为呈壶状的Galen静脉。

2. Ⅱ型

丘脑穿通动脉与Galen静脉间的动静脉瘘。

3. Ⅲ型

最常见。为Ⅰ型和Ⅱ型的混合型。

以上3型相当于Lasjaunias中的原发性GVA。

4. Ⅳ型

纯蔓状动静脉畸形。有一个或多个畸形血管团位于中脑或丘脑畸形血管引流至大脑内静脉基底静脉等。此型相当于继发性Galen静脉瘤。

由于继发性Galen静脉瘤属AVM范围，本文主要讨论原发性Galen静脉瘤。

三、临床特点和病理生理学

GVA 患者主要表现为心脏和神经系统症状。具体临床表现因发病年龄不同而异：新生儿期主要表现为高搏出量性心脏衰竭和肺动脉高压，严重患者可出现全身多器官功能衰竭；婴幼儿期通常伴有脑积水、癫痫发作或者神经认知功能障碍；青少年或成年期，临床症状多表现为头痛或者是颅内出血。需要指出的是，非婴儿期出现的 GVA 相关性心力衰竭多呈轻到中度，而且可以通过药物得到控制。

(一) 心脏症状及相关并发症

GVA 由于高流量、低阻力动静脉瘘口的存在，导致血容量和心输出量代偿性增加。在此类患者中，脑血流量可占到整个心输出量的 80% 左右。胚胎发育期，胎盘同样属于低阻力系统，可与 GVA 竞争从而减少其血流量，但是分娩后随着这一竞争机制的消失，GVA 内血流量会有一个急速、剧烈的增加。

诱发心力衰竭的因素有：静脉回心血量的增加导致肺动脉高压；动脉导管和卵圆孔未闭导致静脉回心血量进一步增加，从而加重肺动脉高压；心脏右向左的分流引起冠状动脉血流量降低，诱发心肌缺血。同时降主动脉内舒张期可发生血液逆流，肝脏、肾脏等血流灌注减低，诱发器官功能不全。

(二) 神经系统症状

脑功能的正常发育有赖于细胞内、细胞外以及血管腔内稳定的体液平衡。GVA 患者中由于静脉瘀血以及颅内静脉高压的存在，导致颅内体液环境调节失衡，从而影响脑及其功能的正常发育。

静脉瘀血可造成脑萎缩以及不可逆性脑损伤，若在分娩期或新生儿期出现，多提示预后不佳。在严重患者中，脑实质组织快速破坏而消失。婴儿期或儿童期患者，起初通常无特异表现，但随着时间的推移会出现神经功能和认知功能进行性减退，表现为颅内钙化、室管膜下组织萎缩以及癫痫发作。一般认为，神经功能障碍是由于 GVA 瘘口盗血造成的脑供血不足，而发育迟滞则归结于静脉瘀血。

脑积水和“巨颅”征是 GVA 婴儿期的典型表现。虽然扩张的 Galen 静脉压迫中脑导水管可导致梗阻性脑积水，但更多的患者出现交通性脑积水，发病机制通常认为是颅内静脉高压引起脑脊液重吸收障碍。

青少年和成人 GVA 患者多出现头痛和癫痫等症状。此外，还可出现蛛网膜下腔出血和脑实质内出血。虽然青少年和成人时期 GVA 多较小、瘘口少，但在供血的动脉网中可有小动脉瘤形成。

四、诊断

大部分 GVA 患者是在新生儿期检出的。对于高度怀疑患有 GVA 的患儿，应进行全面、详尽的检查与评估，作为制定临床治疗方案的依据。临床评估包括患儿一般状况，如体重、头围等；心脏超声检查以评估有无心衰及其严重程度；必要的实验室检查以发现有无肝脏、肾脏功能不全，特别是对于有心功能不全的患儿尤其重要；对于颅囟未闭者，可经前囟行超声检查来判断颅内血流动力学改变和病灶内血流形态、有无脑实质萎缩，以及估计脑室扩张程度。有条件者行床旁脑电图监测，可有效明确癫痫发作情况。

CT 和 MRI 检查是目前诊断 Galen 静脉瘤的有效手段，同时能有效评价静脉瘤伴随的脑结构改变，如脑积水、脑缺血、动静脉畸形和静脉窦情况，增强 CT 扫描能显示明显强化的病灶。MRI 显示脑缺血、Galen 静脉瘤的 3D 解剖关系及供应动脉、回流静脉等方面优于 CT。CTA 和 MRA 检查作为无创性血管成像方法可清晰显示 GVA 的供血动脉和静脉引流情况，相对于 MRA，CTA 成像速度更快、空间分辨率更高。

全脑血管造影 (DSA) 是确诊本病的标准方法，可显示畸形血管的类型和部位，有利于血管内治疗和外科治疗方案设计。Galen 静脉瘤的供血动脉可单根或多根。按胚胎来源，它们可分为下列两组：

(一) 前脑来源组

有大脑前动脉、胼周后动脉、脉络膜后外侧动脉。

(二) 中脑来源组

包括脉络膜后内侧动脉、丘脑穿通动脉和小脑上动脉等。此外，大脑中动脉的分支、豆纹动脉也可参与供血。静脉回流一般为直窦 (常成双)、横窦和乙状窦，最后到达颈静脉球。由于直窦常有局限狭窄点，迫使静脉回流部分经前方，通过翼腭静脉丛、海绵窦、眶静脉、蝶顶窦、大脑中静脉等回流。但应指出的是，单凭 MRI/MRA 等无创检查即可做出 GVA 的诊断。因此，DSA 检查应该是作为血管内介入治疗的前期规划来进行，而不应该单纯为了明确诊断。

五、鉴别诊断

Galen 静脉扩大也见于其他情况或病变，应注意识别，因为它们在治疗上有别于原发 Galen 静脉瘤。

(一) Galen 静脉扩大

见于 AVM 引起的继发 Galen 静脉瘤或硬脑膜 AVF 引起的 Galen 静脉代偿扩大。显然这两种病变的治疗应处理原发病变，而非 Galen 静脉瘤本身。

(二) Galen 静脉曲张

正常变异，不伴动静脉短路。

六、治疗

GVA 的治疗方法包括药物治疗、血管内介入治疗和开放性颅脑手术。应根据患者的年龄和临床特点来制定个体化的治疗策略。除此之外，GVA 的治疗讲究多学科协作，一个完备方案的确定要有神经内科、神经外科、介入放射科、心脏科以及新生儿重症医学科等相关科室的参与和审核。

（一）药物治疗

药物治疗的目的是控制心脏和其他系统并发症，为后续血管内介入治疗做准备。在新生儿期，GVA 患者由于高搏出量性心脏衰竭常伴有肝、肾功能不全和心肌缺血症状，而且心脏搏出量过高亦会阻碍动脉导管的闭锁，从而加重低氧血症。降低 GVA 瘘口血流量有助于恢复全身各脏器的血液灌注，并改善由于静脉高压引起的肺循环高压，同时也有利于心脏右向左分流的闭合，能够降低瘘口血流量的药物有利尿剂、正性肌力药物和血管扩张剂，但是，到目前为止还没有一个最佳的药物使用规范。判断药物治疗有效的标准就是看临床症状有无缓解。新生儿期心脏衰竭多较严重，药物治疗效果差；而对于婴儿期和儿童期出现的中度心衰，药物控制效果要好很多。

（二）血管内介入治疗

近些年，随着血管内介入治疗的发展，GVA 的预后已经得到了极大的改观。介入治疗的目的是重新恢复血流动力学平衡，追求生理功能而不是解剖意义上的治愈，以期改善患者神经功能、缓解临床症状。颅内血流动力学改变过快，容易因灌注压突破引起脑实质内出血或因静脉血栓形成造成占位效应。因此，血管内介入治疗应采取阶梯式方案。部分栓塞可有效降低 GVA 瘘口血流量，从而缓解心衰症状，同时可将治疗并发症发生率控制在最低水平，而且阶梯式栓塞有利于血流动力学逐步达到稳定，有助于神经功能的发育。

介入治疗的时间窗也是影响治疗效果的关键因素。Lasjaunias 等认为初次介入治疗的最佳时机在出生后 4 ～ 5 个月，此时治疗效果最佳，有助于脑功能的正常发育。错过这一治疗时机，可能会导致不可逆性脑积水以及神经、认知功能障碍。对于复杂性 GVA 需多次栓塞者，后续治疗距初次治疗间隔通常在 6 ～ 8 周，根据具体病情也可缩短到 4 周。对于部分新生儿患者，有时需急诊行血管内介入治疗，治疗目标是降低瘘口血流量、维持机体生理功能的稳态。在新生儿期，瘘口流量降低后可为颅内静脉系统的发育重新创造有利的环境。

从技术角度，动脉入路和静脉入路均可。部分学者提倡初次治疗采用经动脉入路，待该入路耗尽后再采用静脉入路。GVA 的分型对于入路的选择也有指导意义。一般认为，对 Yasargil Ⅰ型、Ⅱ型、Ⅲ型大脑大静脉瘤，经动脉血管内介入治疗是最适合的介入治疗途径；而对 Yasargil Ⅳ型静脉瘤，经动脉介入治疗和经静脉介入治疗均可采用。从技术难度角度，虽然静脉入路更加简单，但是对于阶段式栓塞患者中难以控制血流动力学变化。而且经静脉入路行弹簧圈栓塞时要十分慎重，尽量避免深部静脉血栓形成。

患者年龄也是我们在选择入路方式时必须考虑的问题。对于出生 3 天之内的新生儿，若需行介入治疗可选择脐动脉入路；3 天之后脐动脉多闭塞，这时候通常选择股动脉入路。

当采用静脉入路时，多选择股静脉穿刺置管，少数特定情况下也可以考虑经颈静脉球甚至经窦汇入路。

目前常用的液体栓塞剂有 NBCA 和 Onyx(聚乙烯乙烯醇)。由于 NBCA 的可靠性和安全性更高，因此为更多的临床医师所接受。液体栓塞剂既可以单独使用也可以配合弹簧圈使用，而弹簧圈由于对供血动脉的渗透性不够一般不推荐单独使用。

(三) 手术治疗

目前开放性手术对于 GVA 已经不作为一线方案了，但在某些特定情况下可起到辅助性治疗作用。伴有脑积水者，可行脑脊液转流术或神经内镜下第 3 脑室造瘘术。但应注意，有效的血管内栓塞治疗亦可以明显缓解脑积水症状。因此，若条件允许，在行上述手术前，应尝试血管内介入栓塞治疗。少数经窦汇入路栓塞者，需通过手术暴露窦汇；患者出现颅内血肿时可以通过开放手术清除；当栓塞治疗失败后，手术治疗也可作为最后的选择。

七、临床表现和治疗时机

(一) 分娩前期

常规产前超声筛查即可发现有无 GVA。近些年来，胎儿 MRI 的应用日趋普及，为我们判断病情提供了更详细的资料，可以明确患儿有无 GVA 相关性脑积水、脑损伤、心脏衰竭等并发症。通过产前检查明确 GVA 诊断后，我们要对患儿可能出现的后遗症做出充分的评估和判断，然后再咨询患儿父母的意见。需要指出的是，目前胎儿患有 GVA 并不能作为终止妊娠的指征。但是，分娩前出现心衰表现的 GVA 患儿其死亡率高达 80%，分娩前出现严重脑损伤者出生后将出现不可逆性多器官功能衰竭。部分学者曾尝试用放射外科的方法来闭塞胎儿期 GVA 的异常血管，但并不能改善其预后。因此当胎儿期便出现心衰、严重脑损伤时，应建议及时终止妊娠，出生后也应及时行相应治疗。

(二) 新生儿期

新生儿期 GVA 患者，有 3 种可能的治疗时机选择：

(1) 患儿不适合行血管内介入治疗。

(2) 患儿血管内治疗时间窗可适当延后。

(3) 需急诊行血管内治疗。

患儿的全身状况是我们做出判断的依据。对于有轻、中度心脏过负荷的患儿，应当给予药物控制、调整，待产后 4 ～ 5 个月时行介入治疗；伴有严重心源性休克、多器官功能衰竭和不可逆性脑损伤患儿，由于预后极差，不建议行血管内治疗；部分患儿则需要急诊行血管内介入栓塞。Lasjaunias 等制定了一份评分量表 (BicStre 新生儿评分量表)，以指导新生儿期 GVA 的临床治疗。评分指标包括心脏功能、脑功能、呼吸功能、肝脏功能和肾功能。评分 8 分以下者不建议治疗；8 ～ 12 分者建议行急诊血管内栓塞治疗；12 分以上者建议先行药物治疗以缓解临床症状，5 个月后再行血管内治疗。

临床工作中，Bicstre 新生儿评分量表可以作为处理新生儿期 GVA 的参考与指南，但并不是临床规范或准则。例如，McSweeneg(2010) 报道 Bicstre6 分者，经血管内介入治疗，随访 2 年半后神经系统检查正常，相反，2 例 21 分者在血管内介入治疗前病情迅速恶化而死亡。因此，还应根据实际情况采取个体化治疗方案。

（三）婴儿期

婴儿期治疗方案的选择取决于患儿年龄、症状严重程度以及病灶的血管造影情况。如果患儿在 6 个月龄前发病，可依照之前所述的原则制定最佳的血管内治疗方案。

婴儿期临床表现包括癫痫发作、脑积水和神经认知功能发育迟缓。虽然患儿亦经常伴有心衰症状，但相对新生儿期多较轻微。对于伴有明显心衰症状的幼儿期 GVA 患者，在对治疗指征、时机和方案的选择上应慎重。治疗目标仍然是通过降低瘘口血流量、增加瘘口阻力来重建静脉压力平衡。GVA 瘘口不全闭塞可以逆转神经系统症状、改善患儿生活质量。

婴儿期 GVA 伴有脑积水，在进行治疗前一定要明确产生脑积水的病理基础。如果脑积水属于继发性改变，那治疗应着重于引起脑积水的病因，如果先行脑脊液分流手术，其结果往往是有害的。Zerah 等曾报道过 43 例 GVA 患者，非分流组神经认知功能的恢复率可达 66%，而在分流组这一比例只有 33%；在非分流组 5% 的患者出现严重智力发育迟钝，而在分流组这一比例可达 15%。而且，分流手术有加重癫痫发作、引起颅内出血的可能。

（四）青少年期和成年期

青少年和成年 GVA 患者多表现为头痛和颅内出血，治疗目标在于防止神经功能进一步恶化，以及预防静脉淤滞引起的精神运动性迟滞。有轻度头痛症状的患者，治疗指征、时机和方案的选择就更具有挑战性，因为该症状与 GVA 没有必然联系。相对于治疗可能带来的益处，我们更应权衡治疗可能带来的风险。传统观念认为，对于无症状性或症状不明显性 GVA，可先采取保守治疗，因为该疾病有闭合、自愈的可能，但是这一比例太低，大概只有 2.5% 的 GVA 患者会有自主血栓形成然后闭合，而且 GVA 最终会对神经认知功能产生不良影响。因此在决定治疗方案前，应对患者进行详尽的神经认知功能评估。对于确实无症状性 GVA，应反复和家属沟通，告知手术的必要性和风险。对随访者，应密切观察，一旦出现症状，应积极行血管内治疗。

八、预后

大脑大静脉瘤未经治疗，预后差。统计文献 92 例未经治疗患者中，有 77.2% 的患者死亡，3.3% 的患者残废，12% 的患者维持原状，另有 7.5% 的患者失访。死亡原因主要为心脑缺血性损害。未经治疗的新生儿死亡率更高达 96%。伴有高输出量心力衰竭的新生儿与出现蛛网膜下腔出血的儿童和青少年，无论采用何种治疗方法，预后都不理想。

但因脑积水出现头围增大而就诊的婴儿或只闻及颅内杂音而无其他临床症状的患者，采用手术治疗可比其他治疗预后佳，但手术难度大，死亡率仍较高。自从血管内介入治疗的出现和应用，本病手术死亡率和病残率有显著改观。Lasjaunuas(2006) 报告迄今最大血管内介入治疗病例，在 133 例患者中总死亡率为 10.6%，其中新生儿仍较高，为 52%，婴儿 7.2%，儿童 0%。存活者平均随访 4.4 年，74% 的患者神经系统功能正常，精神发育中度障碍 15.6%，重度 10.4%。

参考文献

[1] 刘静 . 神经内科疾病临床诊治与康复 [M]. 青岛：中国海洋大学出版社，2023.

[2] 王淑娟 . 精编护理学基础与临床应用 [M]. 青岛：中国海洋大学出版社，2023.

[3] 袁颖嘉 . 现代临床护理与康复应用 [M]. 上海：上海科学普及出版社，2023.

[4] 赵继宗 . 神经外科 [M]. 北京：中国医药科技出版社，2014.

[5] 李晓兵 . 神经外科疾病诊疗新进展 [M]. 西安：西安交通大学出版社，2014.

[6] 周良辅 . 现代神经外科学 [M]. 上海：复旦大学出版社，2012.

[7] 刘智明 . 神经外科疾病并发症鉴别诊断与治疗 [M]. 北京：科技文献出版社，2013.

[8] 赵庆玲 . 神经内科常见病鉴别诊断与治疗 [M]. 哈尔滨：黑龙江科学技术出版社，2023.

[9] 耿艳娜 . 内科学临床治疗思维与康复 [M]. 上海：上海科学技术文献出版社，2023.

[10] 王玮玮 . 临床内科疾病诊断思维与实践 [M]. 哈尔滨：黑龙江科学技术出版社，2023.